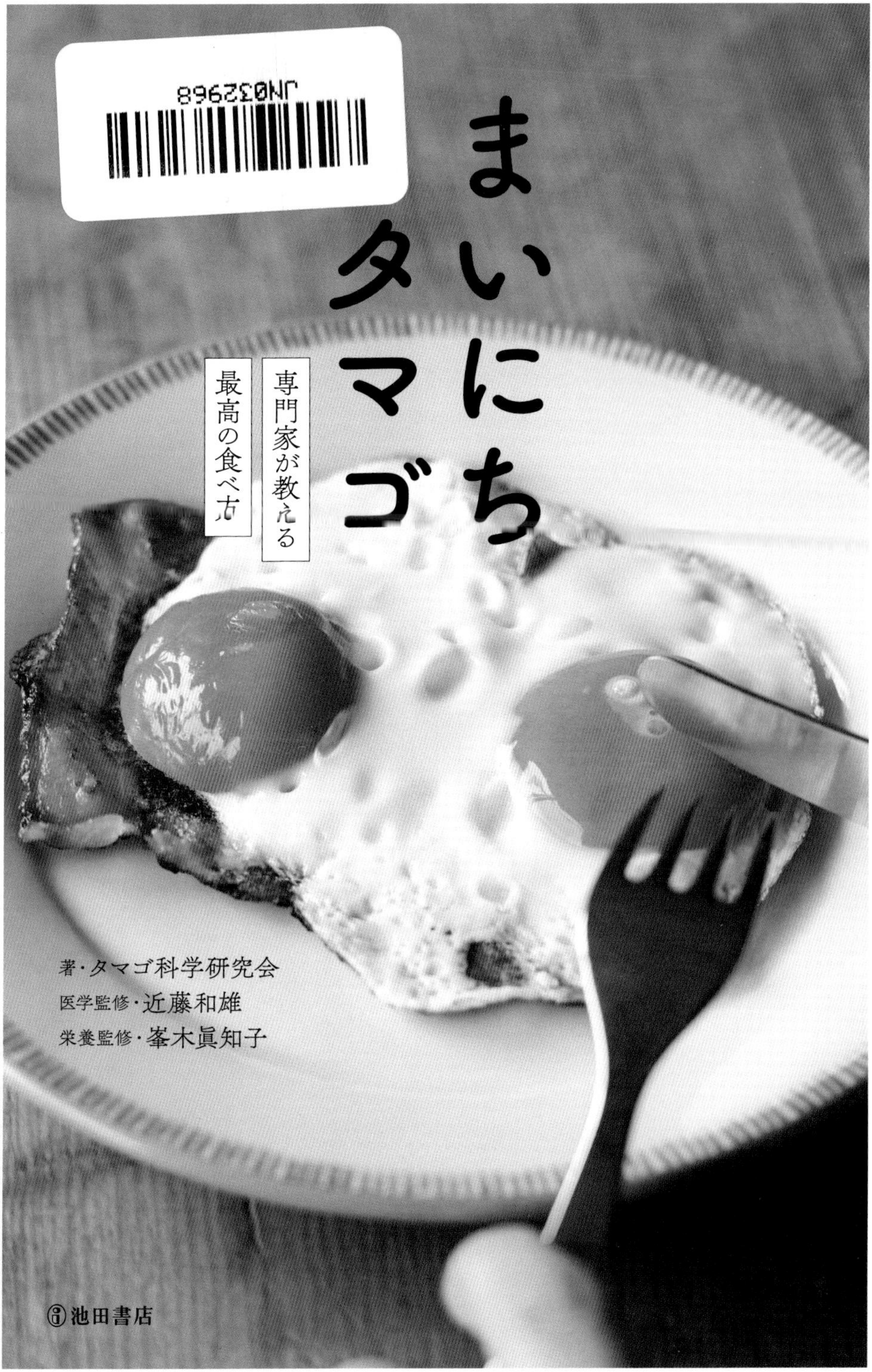

まいにちタマゴ

専門家が教える
最高の食べ方

著・タマゴ科学研究会
医学監修・近藤和雄
栄養監修・峯木眞知子

池田書店

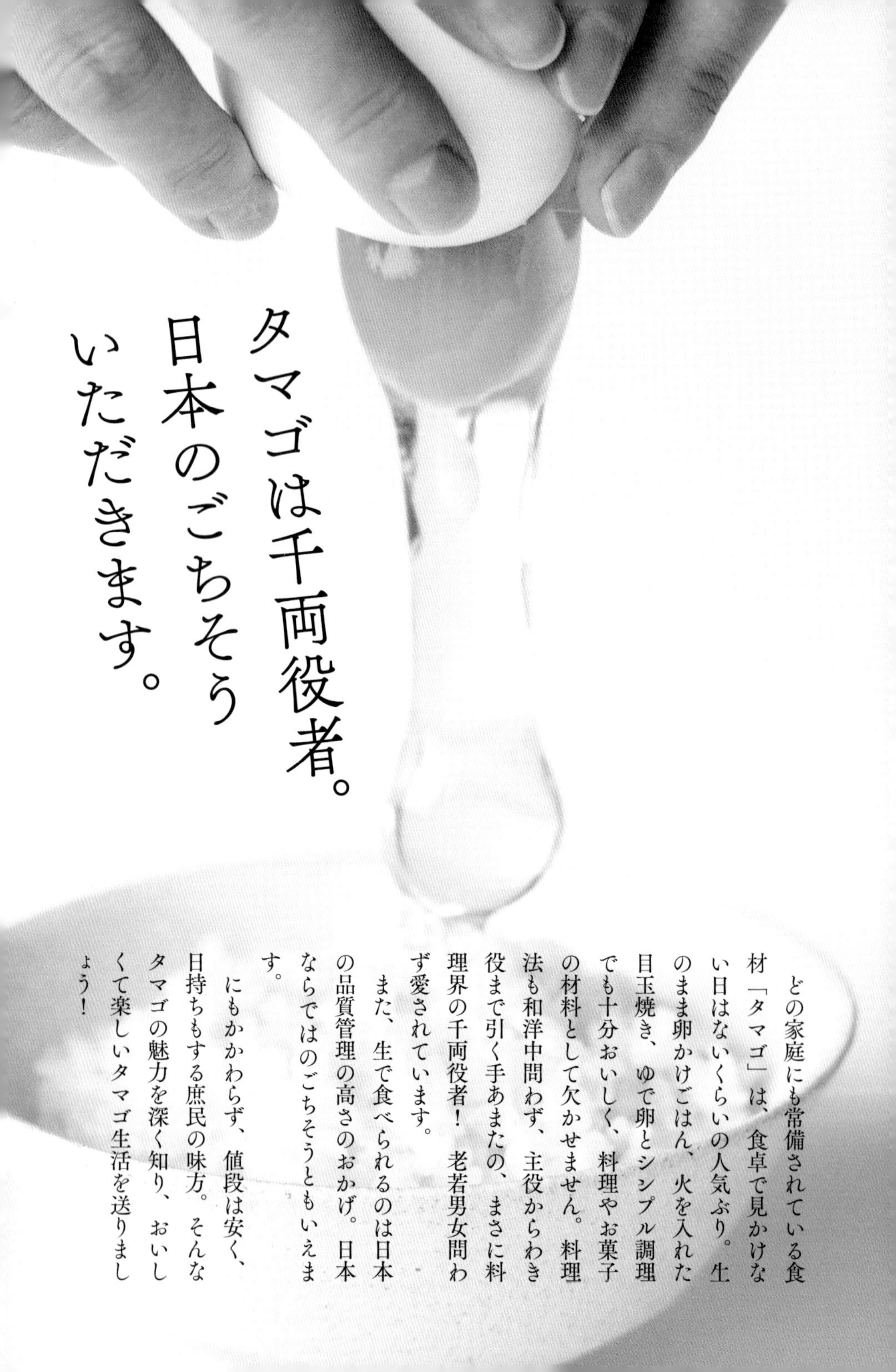

タマゴは千両役者。日本のごちそういただきます。

どの家庭にも常備されている食材「タマゴ」は、食卓で見かけない日はないくらいの人気ぶり。生のまま卵かけごはん、火を入れた目玉焼き、ゆで卵とシンプル調理でも十分おいしく、料理やお菓子の材料として欠かせません。料理法も和洋中問わず、主役からわき役まで引く手あまたの、まさに料理界の千両役者！　老若男女問わず愛されています。

また、生で食べられるのは日本の品質管理の高さのおかげ。日本ならではのごちそうともいえます。

にもかかわらず、値段は安く、日持ちもする庶民の味方。そんなタマゴの魅力を深く知り、おいしくて楽しいタマゴ生活を送りましょう！

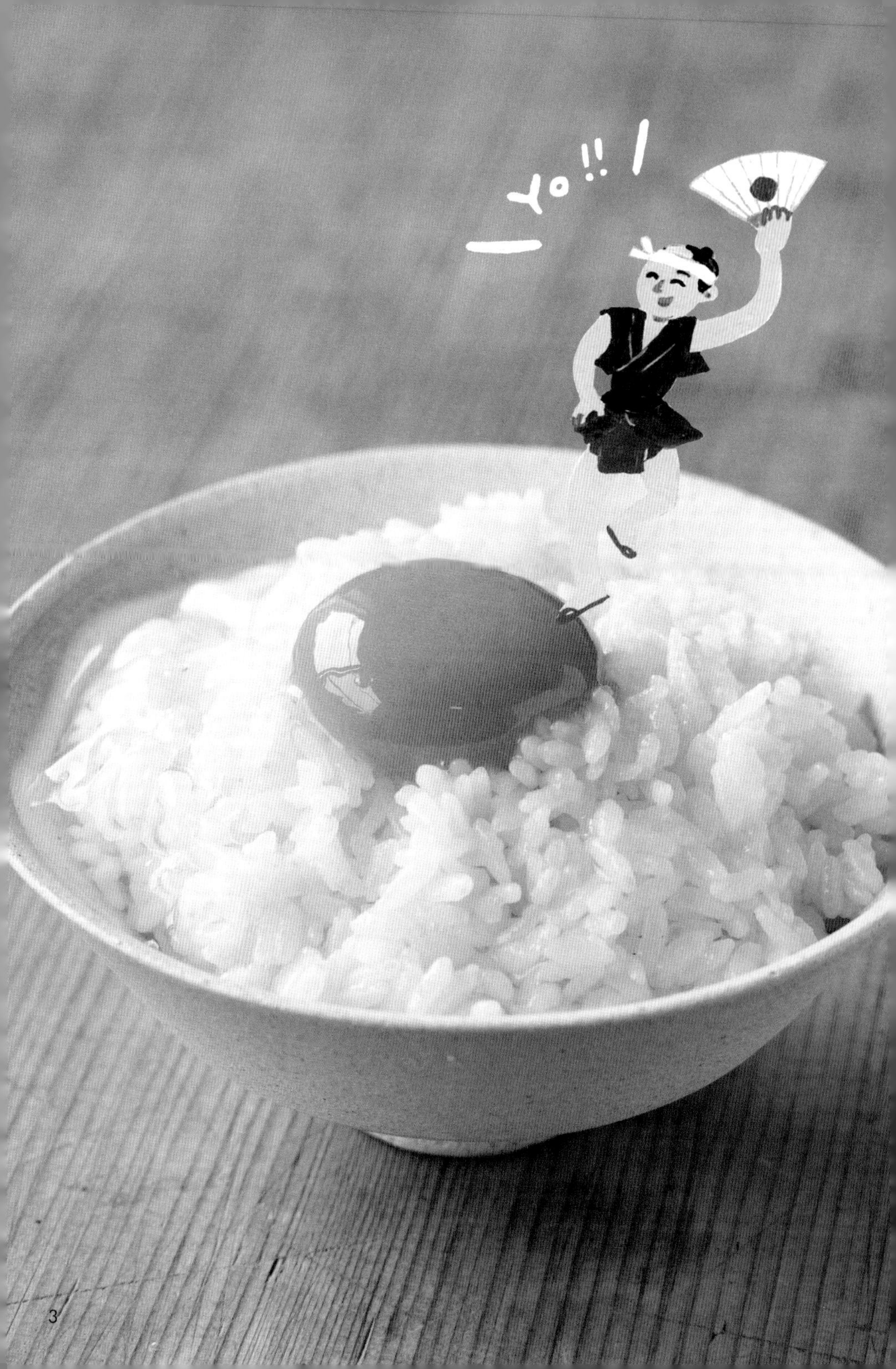
ーYo!!

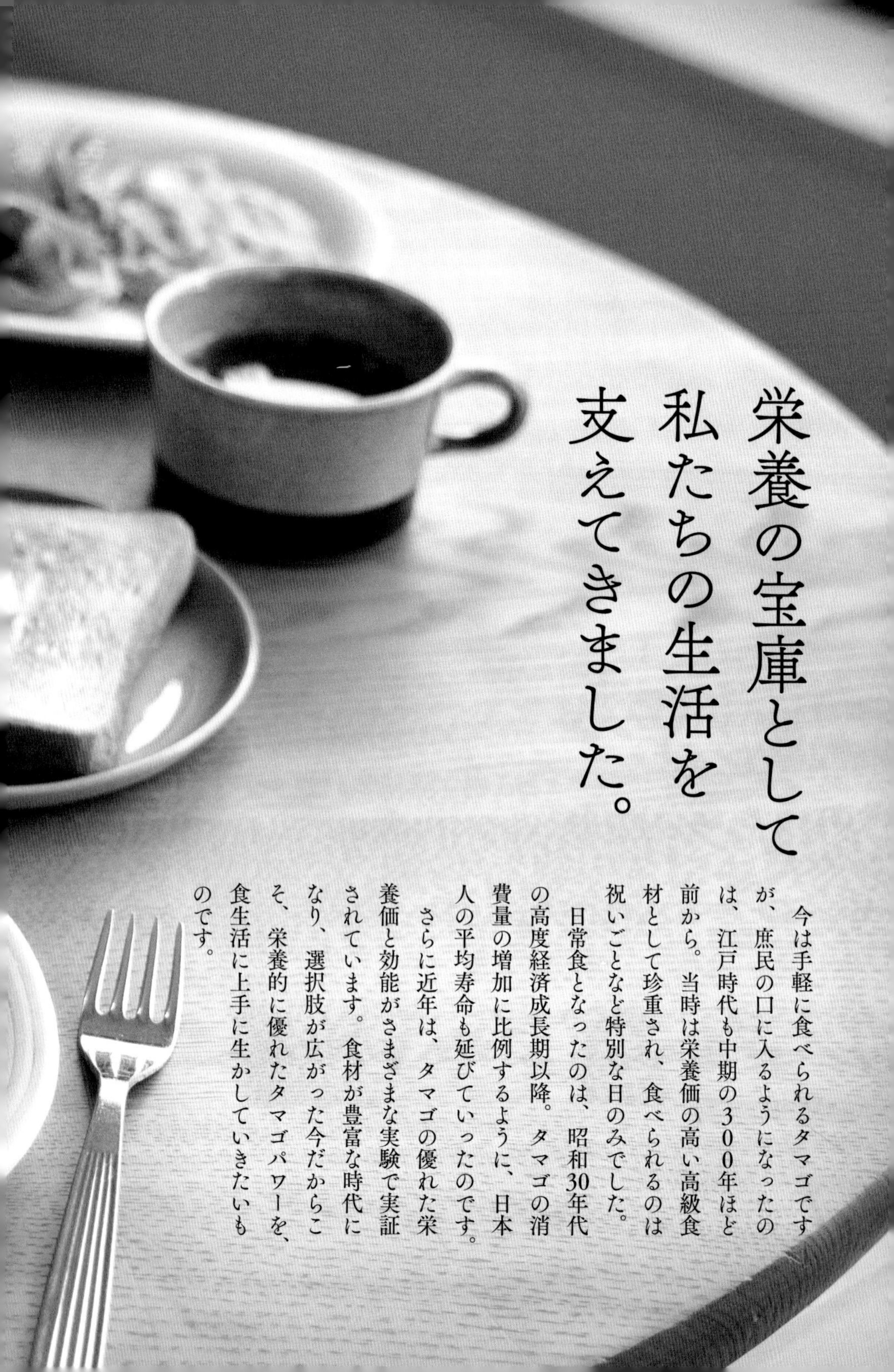

栄養の宝庫として私たちの生活を支えてきました。

今は手軽に食べられるタマゴですが、庶民の口に入るようになったのは、江戸時代も中期の３００年ほど前から。当時は栄養価の高い高級食材として珍重され、食べられるのは祝いごとなど特別な日のみでした。

日常食となったのは、昭和30年代の高度経済成長期以降。タマゴの消費量の増加に比例するように、日本人の平均寿命も延びていったのです。

さらに近年は、タマゴの優れた栄養価と効能がさまざまな実験で実証されています。食材が豊富な時代になり、選択肢が広がった今だからこそ、栄養的に優れたタマゴパワーを、食生活に上手に生かしていきたいものです。

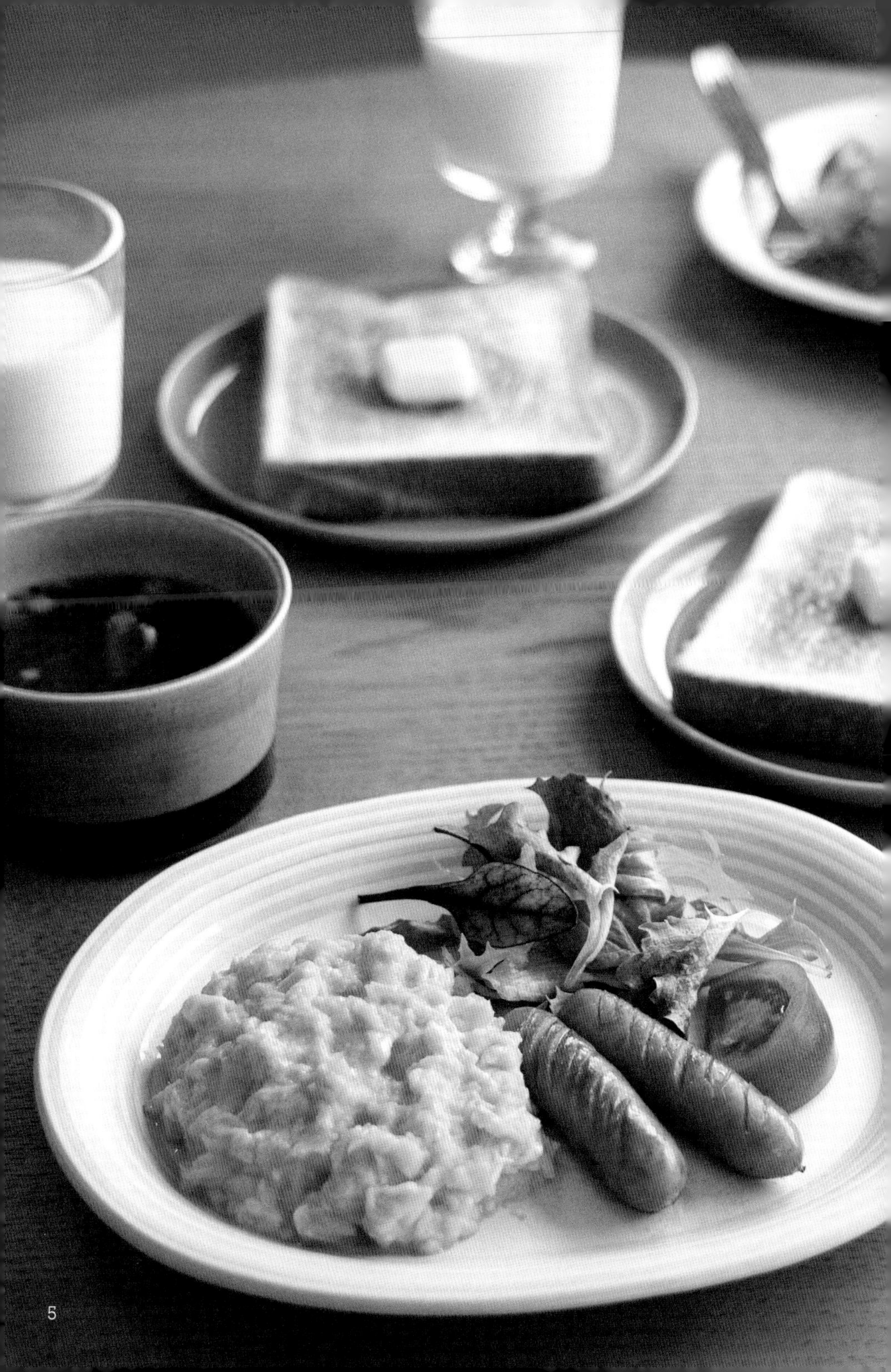

はじめに

タマゴが栄養的に極めて優れた食品であることは、皆さんご存じのことと思います。日本人はタマゴ好きで、1人あたりの摂取個数は世界第2位です（ほぼ毎日1個、2021年現在）。タマゴには、良質のたんぱく質に加えて、種々のビタミンやミネラル、さらには十分期待できる量の抗酸化成分が含まれていて、日本人の健康や身体作りを担ってきた食品の一つです。

一方で、「コレステロール」を心配されている方も多いのではないでしょうか。確かにタマゴ、とくに卵黄はコレステロールをもっとも多く含む食品です。タマゴを食べたいけれど控えている方もいらっしゃるでしょう。

この本では、皆さんに〝まいにちタマゴ〟を召し上がっていただけるよう、科学に基づいた正しい情報をお伝えしていきます。タマゴ科学研究会が設立以来こだわってきたのは、「科学的に正しいかどうか」ということです。

健康であるためには、栄養バランスがとれた食事が大切ですが、生活スタイル全体の視点からの判断が求められます。超高齢社会にあっては、「栄養」に「運動」「社会活動」なども加えて健康を捉えていかなければなりません。

日々の積み重ねが健康につながっていきますので、一食だけで健康になるようなことは到底ありません。巷にあふれるエセ科学に惑わされず、一食一食に一喜一憂しないためにも、本書では科学に基づいたタマゴの健康効果と、それを確実に生かすための、家庭で楽しく簡単にタマゴ料理ができる、きほんと応用のレシピを紹介します。

タマゴ科学研究会の趣旨にご賛同くださった池田書店ならびにヴュー企画と一緒に、本の出版という本会にとっては新しい試みに挑戦しました。池田書店編集部の高橋さんからこの本に寄せる熱い想いの提案があり、よい本にしたい、十年二十年読み継がれる本にしたい、と夢を語り合い、智恵を出し合い完成に至りました。ご尽力いただいた関係者に厚く御礼申し上げます。

この本を1人でも多くの方々にお届けし、タマゴの魅力を共有して、皆さんと毎日タマゴを食べながら「タマゴが創る未来の食生活」につなげていきたいと思っています。皆さんのご期待に沿いうる本と自信をもって送り出します。

タマゴ科学研究会　理事長　菅野道廣

CONTENTS

2章 やっぱり定番！ タマゴレシピ

CONTENTS

本書の使い方

（2章のレシピページ）

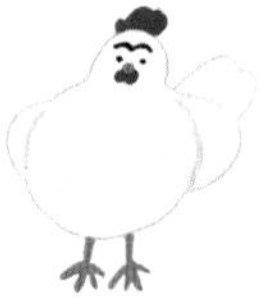

所要時間

調理の工程で加熱時間がポイントとなるところには、所要時間を表示しています。調理器具や火加減によって差があるため、様子を見ながら調整してください。

POINT

おいしいタマゴ料理を作るために大切にしたいポイントです。POINTマークが表示されている工程はぜひその通りに実践してみてください。

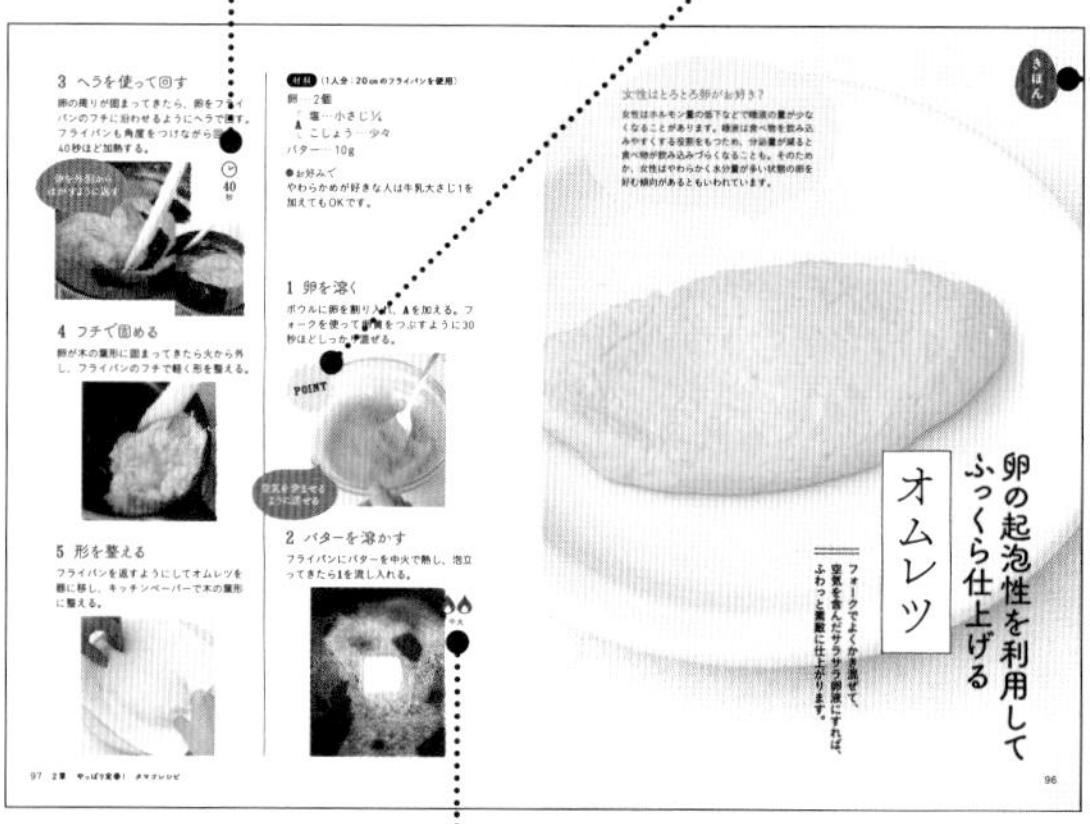

きほんのタマゴ料理

卵のみをきほん材料に使った、シンプルな定番タマゴ料理の作り方を丁寧に紹介しています。

ひと工夫したタマゴ料理

きほんの作り方を応用したバリエーション料理を紹介しています。

火加減

火加減が調理のポイントとなるところには、弱火・中火・強火の3段階で表示しています。

栄養価

1人分あたりのエネルギー量とたんぱく質量を表示しています。

豆知識

卵以外に使われている食材の栄養素がもつ働きを紹介しています。

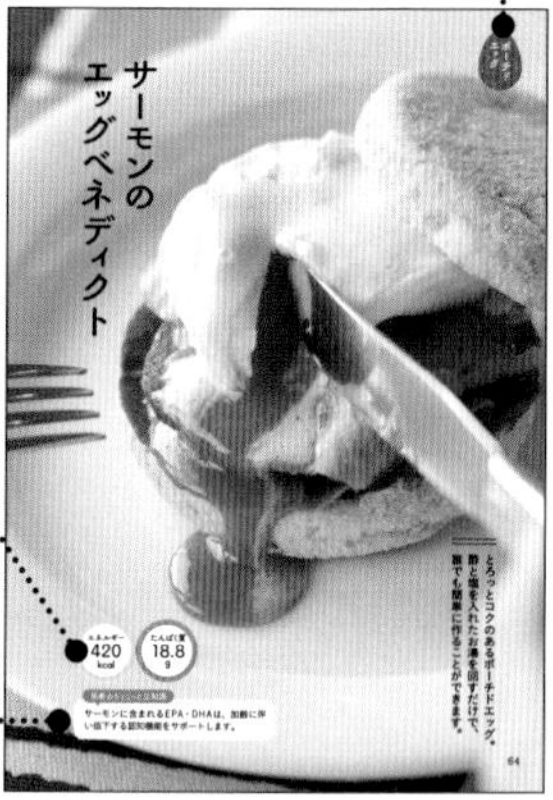

理論説明は「タマゴ」、
レシピは「卵」をきほんに、
料理名の一部を
「玉子」「たまご」としているヨ

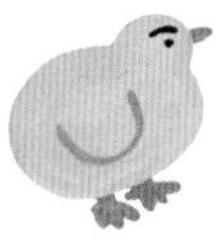

レシピについて

- 卵はMサイズ（約50g、殻除く）、野菜はじゃがいも50g、玉ねぎ200g、にんじん150g、トマト200gを1個の目安としています。
- 調味料はとくに表記がない場合、しょうゆは濃口しょうゆ、砂糖は上白糖、みりんは本みりん、酒は清酒、だし汁はかつおだしを使用しています。
- 大さじ1は15g、小さじ1は5g、カップ1は200㎖、1合は180㎖です。
- ごく少量の調味料は「少々」とし、親指と人差し指でつまんだ分量です。「適量」はちょうどよい分量です。
- 電子レンジの加熱時間は500Wの目安です。600Wなら0.8倍、700Wなら0.6倍の時間で加熱してください。機種によって差があるため、様子を見ながら調整してください。
- とくに断りがない場合、フライパンは直径26cmのものを使用しています。

毎日食べないなんて
もったいない！

序章

栄養の宝庫、それがタマゴ

「タマゴはコレステロール量が多いから1日1個まで」と敬遠されることも少なくありません。ですが実は、タマゴは1日1個以上食べても大丈夫なのです。その理由をタマゴが歩んできた道とともに紹介します。

タマゴの新常識

健康効果盛りだくさんのスーパー食材

タマゴと上手に付き合うことが健康生活のカギ

タマゴはたんぱく質やビタミン&ミネラルの宝庫。たんぱく質はカラダを作り、身体活動の原動力として欠かせません。たんぱく質が不足すると筋肉の減少とともに筋力が低下し、「サルコペニア」と呼ばれる状態になることが問題になっています。若い女性の無理なダイエットによるサルコペニア発症のケースも多く、足腰が弱って運動機能に障害が現れると「ロコモティブシンドローム」に移行します（P.42参照）。高齢者の場合は筋力不足で運動機能が低下すると、「フレイル」※といわれる状態に。認知機能の低下にもつながります。いずれも筋肉不足が引き金となるため、タマゴでたんぱく質を補給しつつ適度に運動するのは理に適った話なのです。

タマゴに豊富なビタミンやミネラルも、ヒトが生きていくためには欠かせない栄養素。不足すると、疲れやすくなったり、貧血になったりします。タマゴと上手に付き合うことが健康生活のカギになるのです。

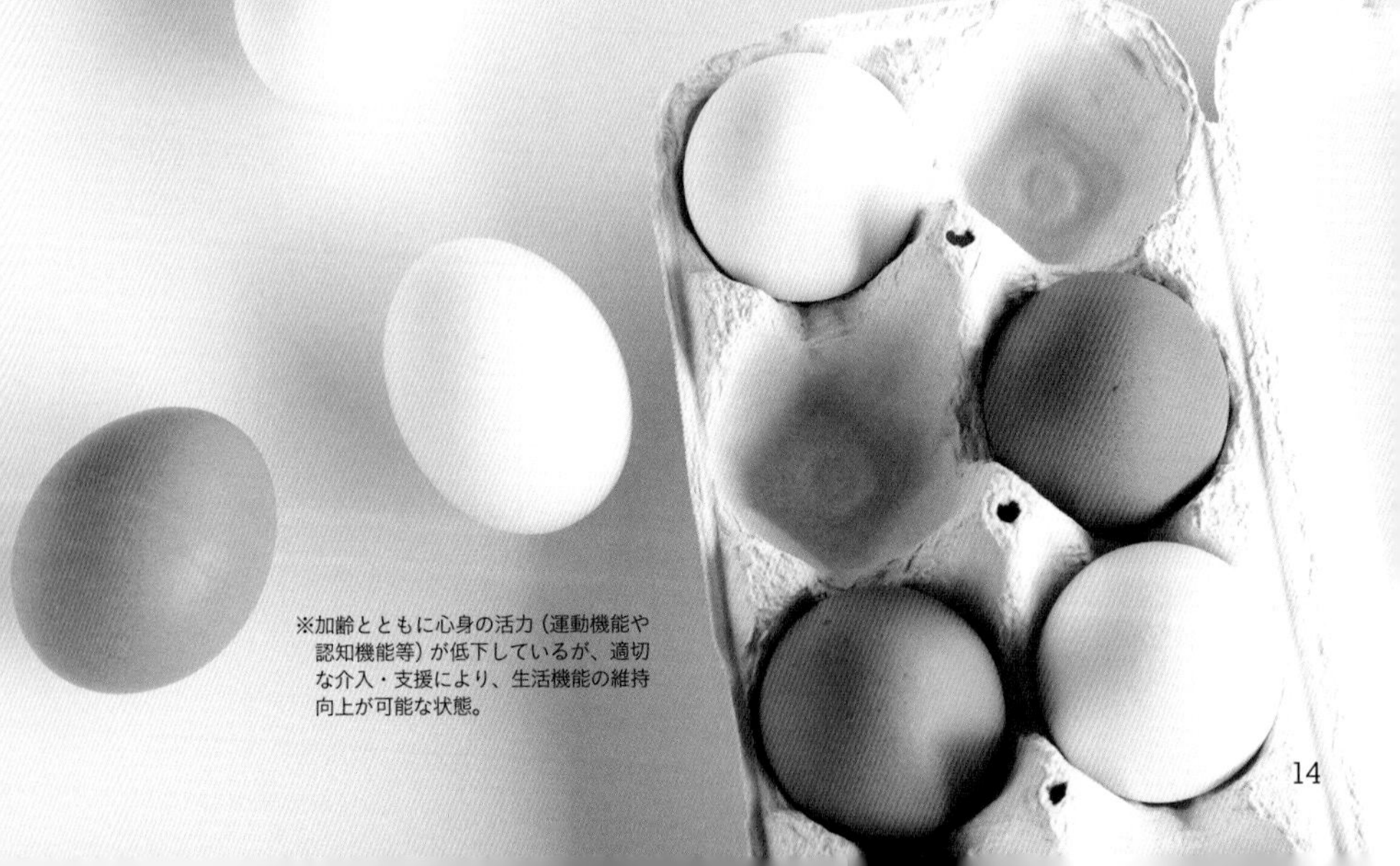

※加齢とともに心身の活力（運動機能や認知機能等）が低下しているが、適切な介入・支援により、生活機能の維持向上が可能な状態。

タマゴのココがすごい！

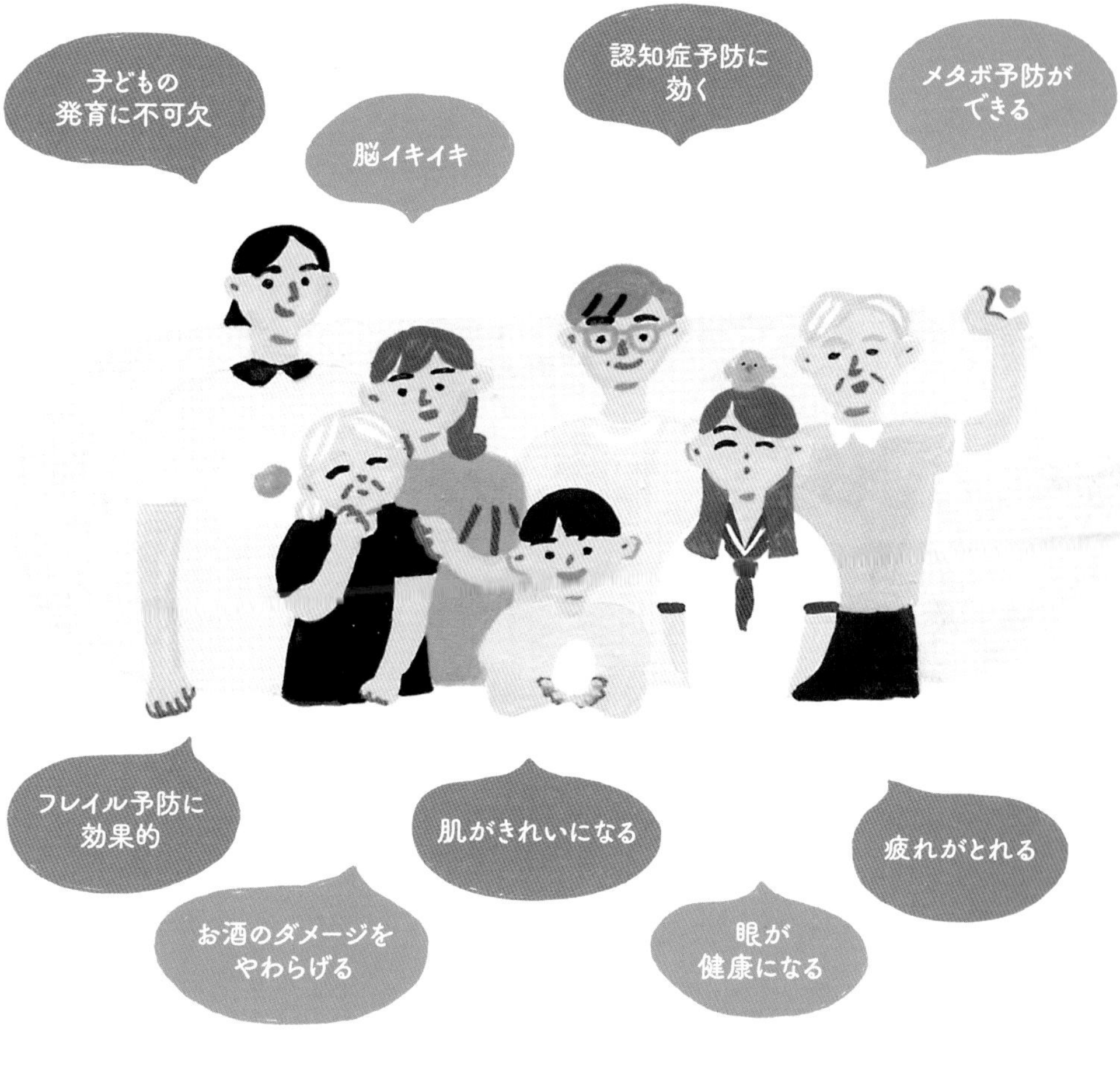
子どもの
発育に不可欠
脳イキイキ
認知症予防に
効く
メタボ予防が
できる
フレイル予防に
効果的
肌がきれいになる
疲れがとれる
お酒のダメージを
やわらげる
眼が
健康になる

ちょっとギモン

タマゴのたんぱく質はお肉より優秀？

タマゴのたんぱく質が良質といわれる理由の一つが、身体での利用効率がよいということ。たんぱく質は牛乳や肉、魚からも摂取できますが、タマゴで食べた場合が一番、体内で吸収されやすいのです（P.37参照）。また、タマゴと野菜を一緒に食べると、野菜のみ食べた場合に比べて栄養素の吸収率がアップすることもわかっています[1]。※

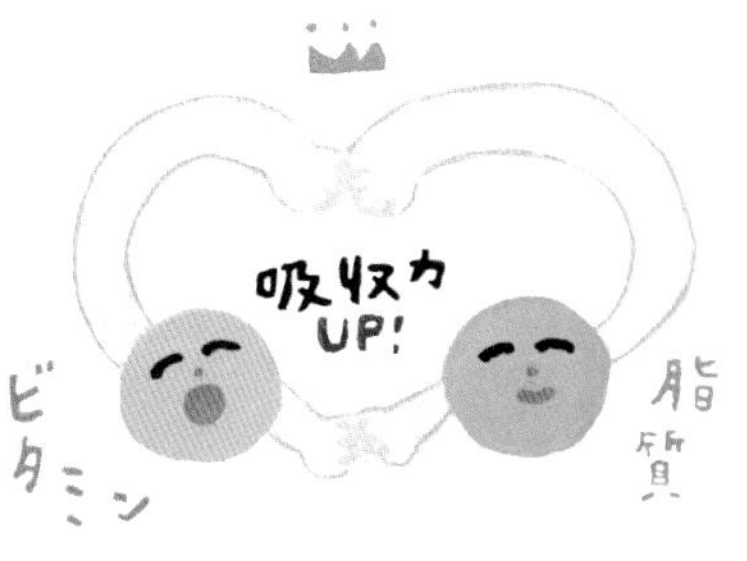
吸収力
UP!
ビタミン
脂質

※127ページに参考文献を記載（以降すべて）。

タマゴの新常識

身体を元気にしてくれる 栄養がいっぱい

たんぱく質は身体の組織作りに必要

✓たんぱく質	12.3g 1日必要量（50～60g）
✓脂質	11.2g
炭水化物	0.3g

✓は1日必要量の15％を超えるもの

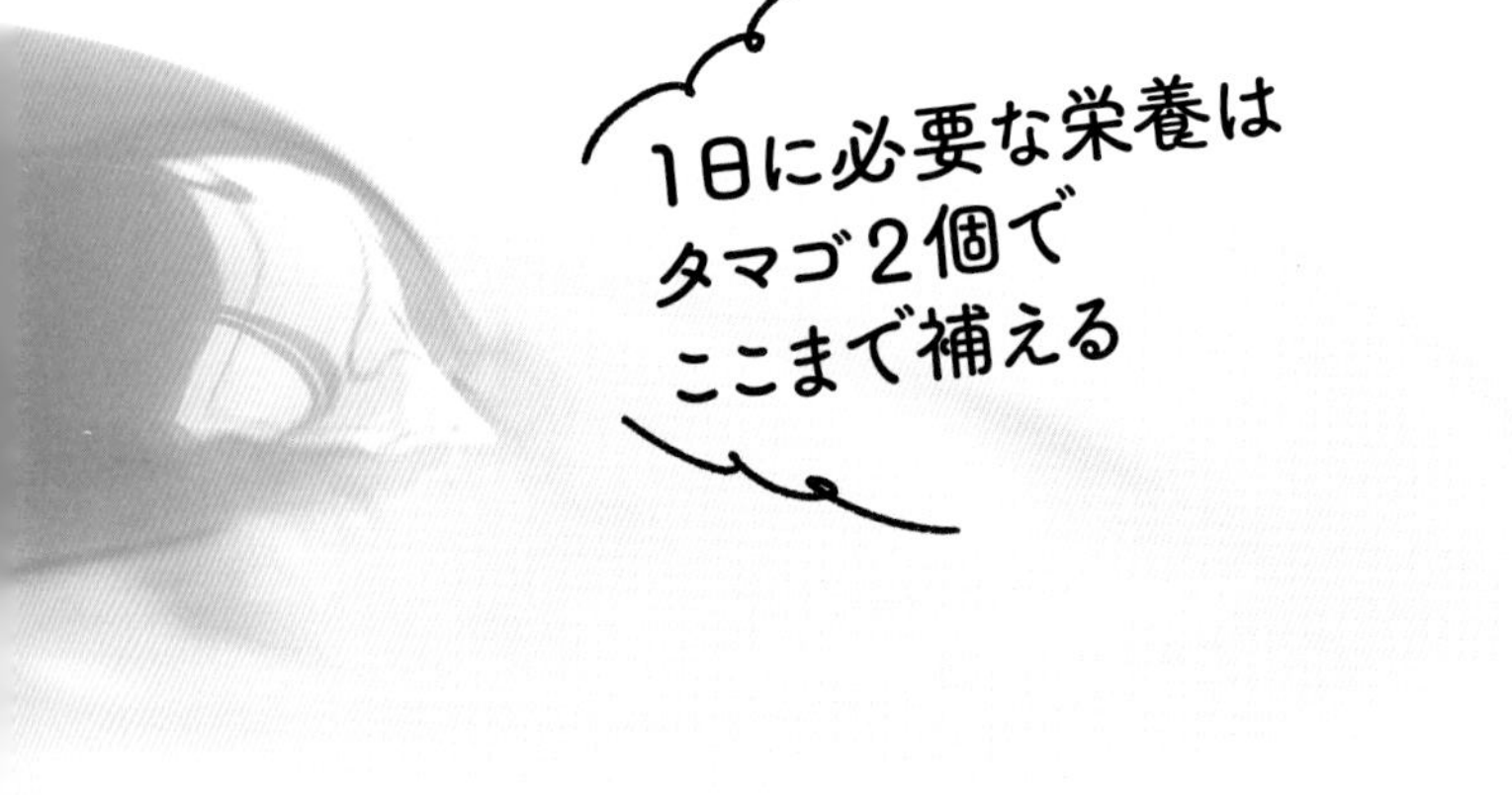

1日に必要な栄養は
タマゴ2個で
ここまで補える

タマゴは驚くほど栄養価が高い

タマゴは本来、ヒヨコの命を育むためのもの。そのため良質な栄養素がたっぷり詰まっており、ビタミンCと食物繊維以外ほとんどの栄養素が含まれています。1日にタマゴを2個（約100ｇ）食べた場合に、1日に必要な栄養素がどれくらい摂取できるかを表したのが上の数値です。

三大栄養素の一つであるたんぱく質は、筋肉や皮膚などの組織を作るだけでなく、種々の代謝機能に関与するなど、生命の根源ともいえる役割を果たしています。また、たんぱく質は1日に50～60ｇ必要とされていますが、タマゴ2個で1日必要量の1/4～1/5を補えます。たんぱく質を構成する20種類のアミノ酸のうち

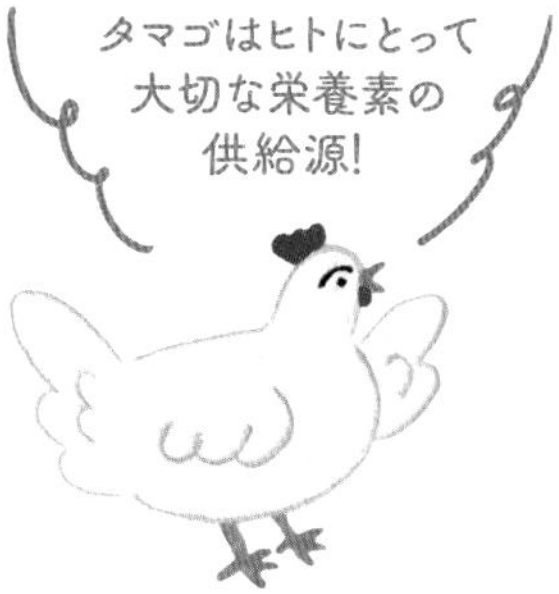
タマゴはヒトにとって
大切な栄養素の
供給源!

ビタミンは代謝を助ける

- ✓ ビタミンA 150μg
- ✓ ビタミンB_2 0.43mg
- ✓ ビタミンB_{12} 0.9μg
- ✓ ビタミンD 3μg
- ✓ ビタミンE 1.1mg
- ✓ ビオチン 25.4μg
- ✓ 葉酸 43μg

ミネラルは骨や歯を作る

- カルシウム 51mg
- マグネシウム 11mg
- ✓ 鉄 1.8mg
- ✓ 亜鉛 1.3mg
- ✓ リン 180mg
- ✓ セレン 17μg
- カリウム 130mg

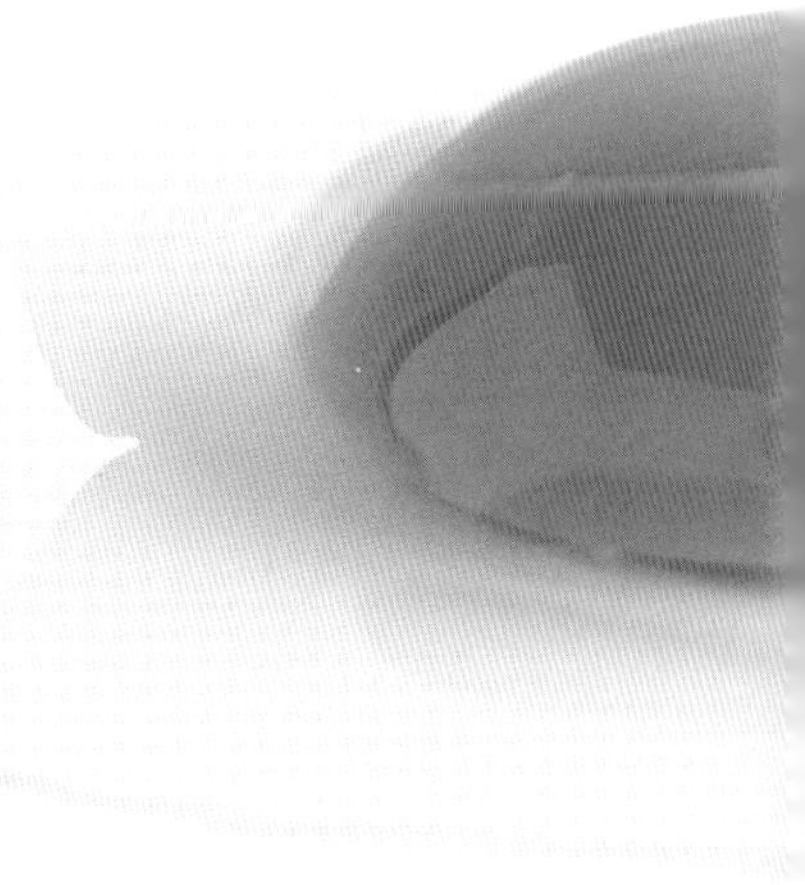

9種類は必須アミノ酸と呼ばれ、体内で合成できないため食事からとる必要があります。そのために最適なのが、良質なたんぱく質を含むタマゴです。良質とは、必須アミノ酸がバランスよく含まれていること。その指標となるアミノ酸スコアが、タマゴは100点満点。身体に必要なアミノ酸の含有量の割合を表したプロテインスコアも100点満点。それだけ、タマゴのたんぱく質は質も量も優れているのです。

その他、身体の機能を調節、維持するビタミン類や、骨や歯を作るミネラルもタマゴで補えます。たんぱく質や脂質、ビタミンB類や鉄などは1日必要量の15%を超えており、重要な栄養摂取源であることがわかります。タマゴは気づかないうちに、私たちの元気を支えているのです。

タマゴの新常識

コレステロールが心配？ 健康な人なら タマゴは1日2個食べても大丈夫？

コレステロール量は体内で調整できる

「タマゴはコレステロール値が高くなるから」と敬遠する人も少なくありません。しかし、タマゴを食べる→コレステロール値上昇→動脈硬化症につながるという因果関係を証明する研究結果は、実は存在していません。厚生労働省も「日本人の食事摂取基準」2015年版からコレステロールの目標量を撤廃し、上限がなくなりました。ただ依然として食事中のコレステロールが血液中のコレステロール濃度と結びつくと考えている人たちがいることも現実です。

コレステロールは、身体全体の細胞膜を形成・修復し、性ホルモンや副腎皮質《ふくじんひしつ》ホルモン、胆汁酸《たんじゅうさん》などの原料となりますが、食事由来のものは約20%。約80%は肝臓で作られます。たとえ食事でとり過ぎても、肝臓で合成量が抑制され、体内のコレステロールは一定量を保ちます。そのため、1日1個は食べても問題なく、2個食べても大丈夫な可能性も高いはずです。ところがこれまで個々の研究で、タマゴと動脈硬化症の関連が認められないなか、米国の6件の研究の再解析をさまざまな疫学的手法を駆使して、コレステロール摂取量・タマゴの消費量と冠動脈疾患発症率に正の相関※があるとする結果が出されています。[2)]

高コレステロール血症の診断を受けた人は、食事からのコレステロールのとり過ぎには注意が必要です。

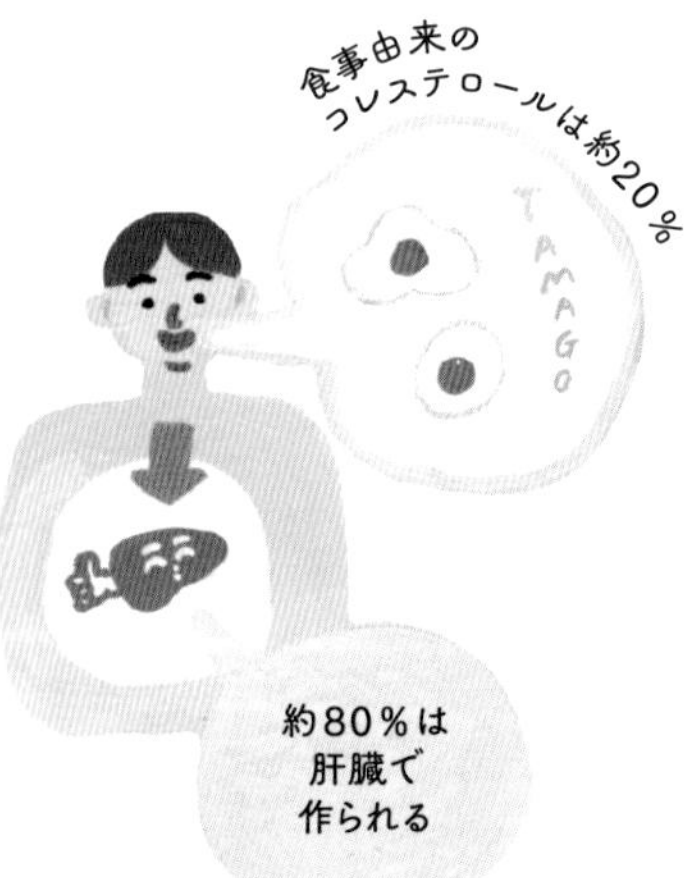
食事由来のコレステロールは約20%
TAMAGO
約80%は肝臓で作られる

※2つの異なるデータのうち、一方の値が高ければ、もう一方も高くなる傾向にあること。

コレステロールは身体に必須 不足すると思わぬ弊害も

コレステロールは、細胞膜の形成・修復に必要不可欠な成分であり、脳神経系の発達にも必須の成分です。

血中コレステロール濃度の低い、低βリポ蛋白血症《たんぱくけっしょう》では、赤血球が正常な形を保てず突起状の有棘赤血《ゆうきょくせっけっ》球《きゅう》が現れます。神経では小脳、末梢神経に変化が出て、歩行障害の出現がみられたりします。

また、高齢になると肝臓でコレステロールを作る力が低下してきます。コレステロールは前述のように細胞膜を形成・修復する機能をもち、生理学的に正当な機能を回復させるため、高齢者においてはとくにコレステロール摂取が健康のためにも重要となることもあるのです。

コレステロールの役割

＼生きるのに欠かせない！／

細胞膜を作る
ヒトの身体の全身の細胞膜を構成する。とくに脳と神経細胞に多い

胆汁酸の原料
肝臓で胆汁酸に合成され、脂肪の消化吸収を助ける働きをする

ホルモンの原料
性ホルモンや副腎皮質ホルモンの原料となり、生体機能を調節する

ビタミンDの原料
ビタミンDのもととなり、カルシウムの吸収を助けて骨を丈夫にする

むしろ飽和脂肪酸に注意して

コレステロール濃度の増加にもっとも影響を及ぼす成分は、食品中のコレステロールではなく飽和脂肪酸とされています。飽和脂肪酸は肉などの動物性脂肪に多く含まれます。多量摂取するとＬＤＬ受容体活性を低下させるためＬＤＬ（悪玉）コレステロール濃度が上がり、摂取量を減らすと低下します。また、タマゴ１個（５０ｇ）にはコレステロールが２１０㎎含まれますが、飽和脂肪酸量は１・４ｇでコレステロール濃度への影響はほとんどないとされています。

＼こんなに違う！／

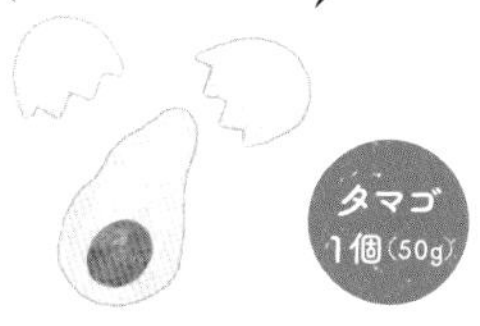

コレステロール210mg
飽和脂肪酸 1.4g

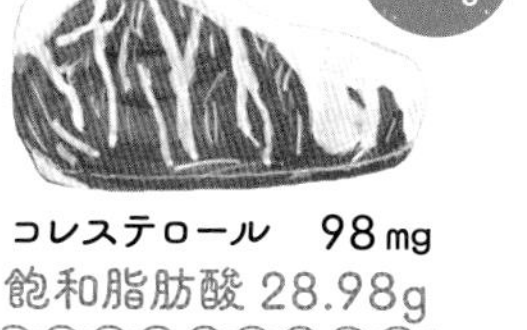

コレステロール 98mg
飽和脂肪酸 28.98g

タマゴの新常識

タマゴの摂取とコレステロール値の変化に関係はない

タマゴの摂取量と心疾患の発症する危険性は関係ない

タマゴとコレステロール値の研究は、厚生労働省研究班によって、男女約10万人（40〜69歳）を対象に10年間の追跡調査が行われました。図1、図2は、1週間にタマゴを食べる頻度ごとに4つのグループに分け、血液中のコレステロール値と心筋梗《しんきんこう》塞《そく》などの冠動脈心疾患《かんどうみゃくしんしっかん》が発症する危険性を調べたものです。

結果は左図の通り。タマゴを食べる頻度と冠動脈心疾患が発症する危険性に関連性はありませんでした。

タマゴの摂取量は糖尿病の発症する危険性とも無関係

別の研究では、男女約6万3000人（40〜69歳）を対象に、タマゴの1日の摂取量と、糖尿病が発症する危険性を調べました。毎日少ししか食べないグループと、1日1個以上食べるグループでは、糖尿病の発症する危険性にあまり差がなく、むしろ女性の場合は摂取量が増えるほど、糖尿病を発症する危険性の低下傾向がみられたのです。

毎日食べることに抵抗があった方の心配を払拭させる結果でした。

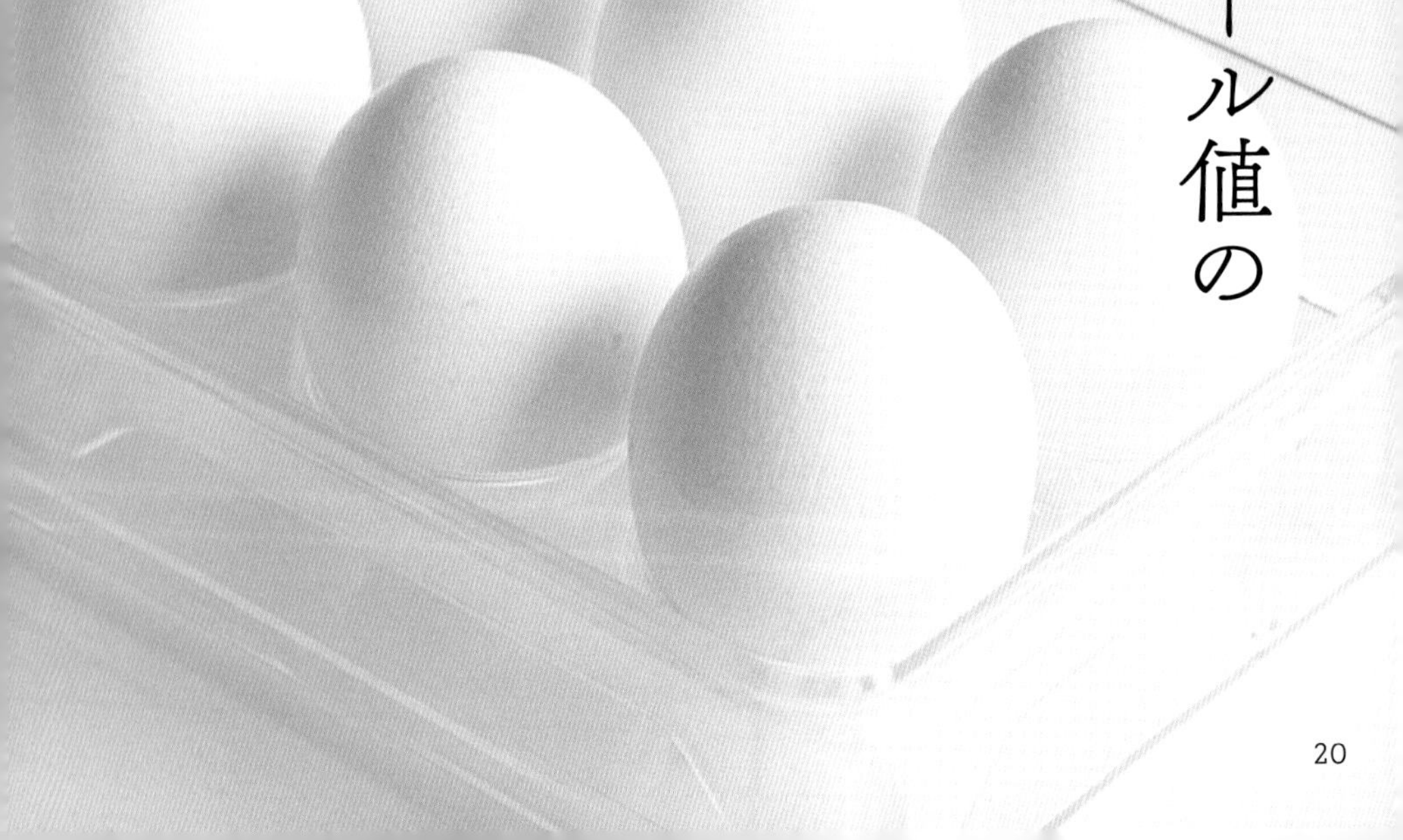

図1 タマゴを食べたときのコレステロール量の変化

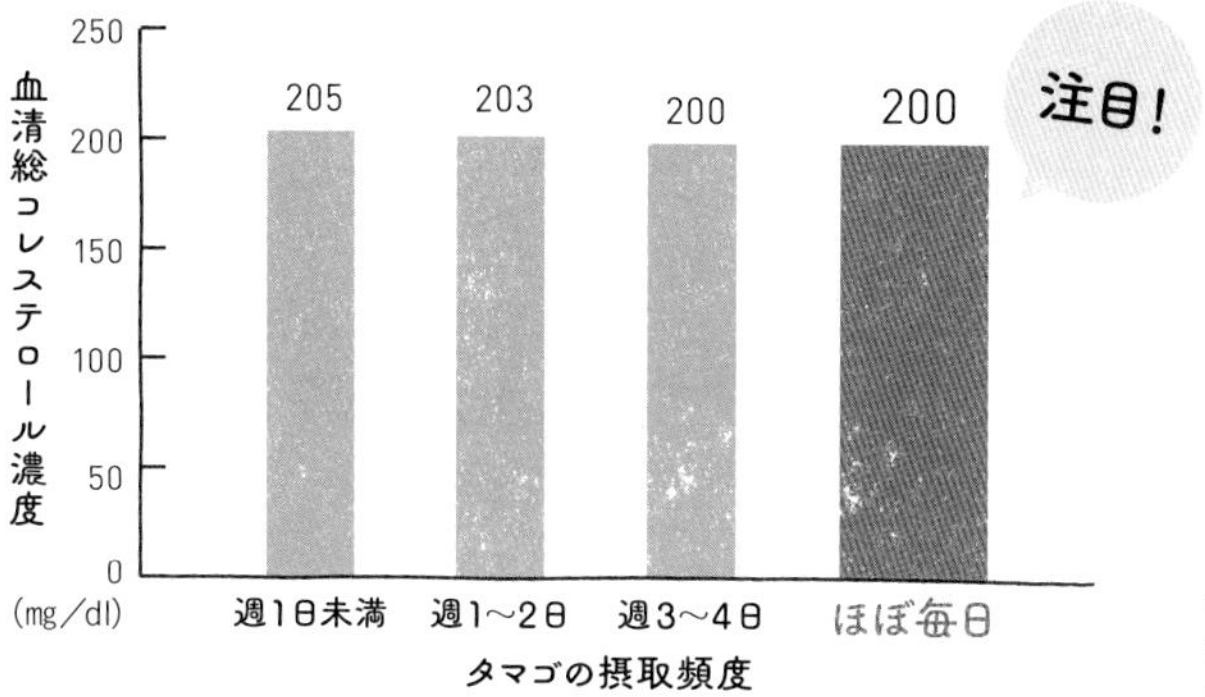

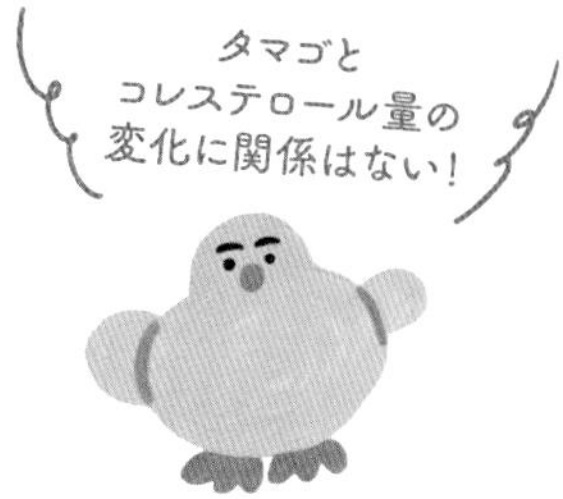
タマゴと
コレステロール量の
変化に関係はない!

タマゴを週1日未満食べる人もほぼ毎日食べる人も、血液中のコレステロール値にほとんど差はない。

出典：Nakamura Y et al.,Br. J. Nutr.,2006, 96：921-928.

図2 タマゴの摂取量によって冠動脈心疾患が発症する危険性

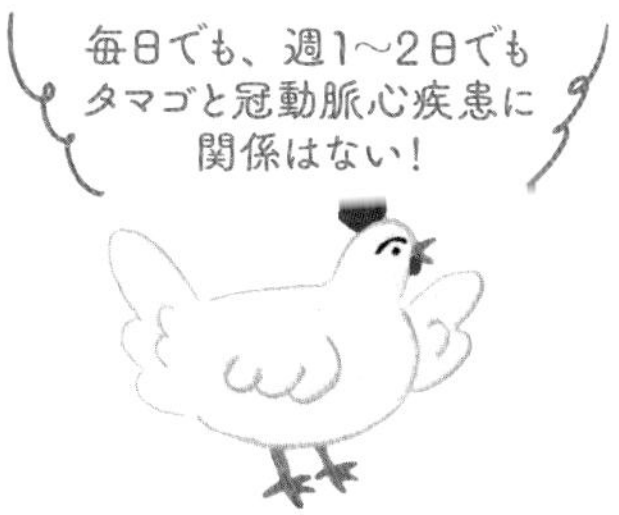
毎日でも、週1～2日でも
タマゴと冠動脈心疾患に
関係はない!

冠動脈疾患とは、「狭心症」や「心筋梗塞」など心臓病の総称。

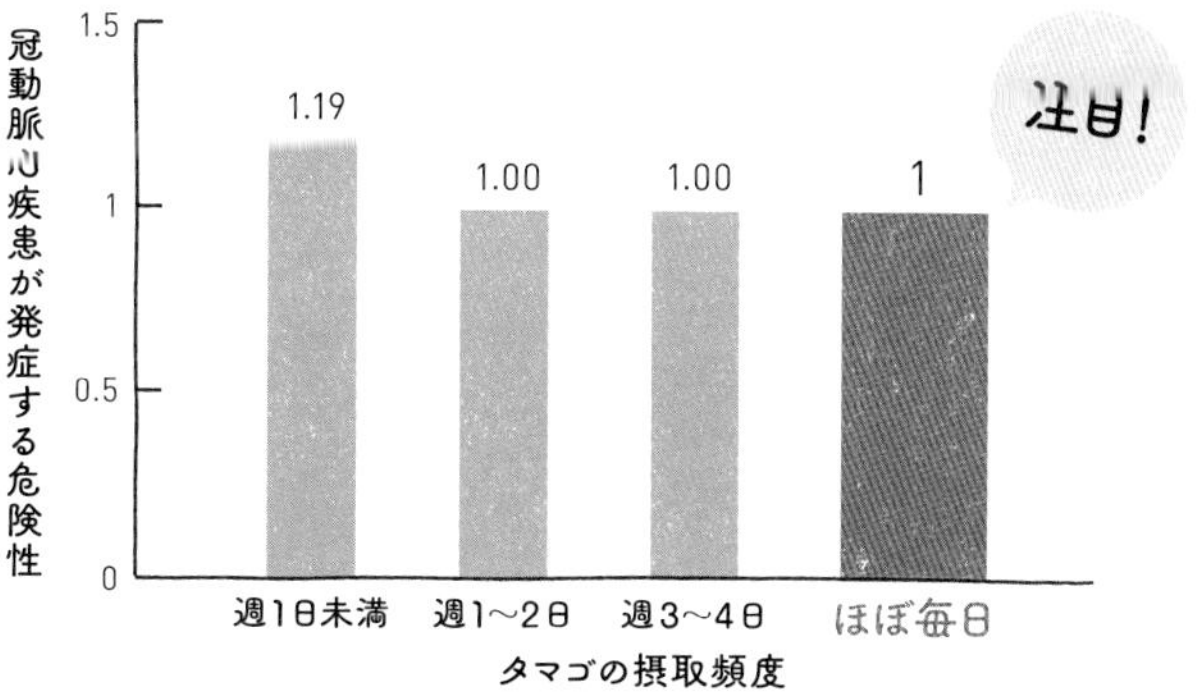

出典：Nakamura Y et al.,Br. J. Nutr.,2006, 96：921-928.

図3 タマゴの摂取量によって糖尿病が発症する危険性

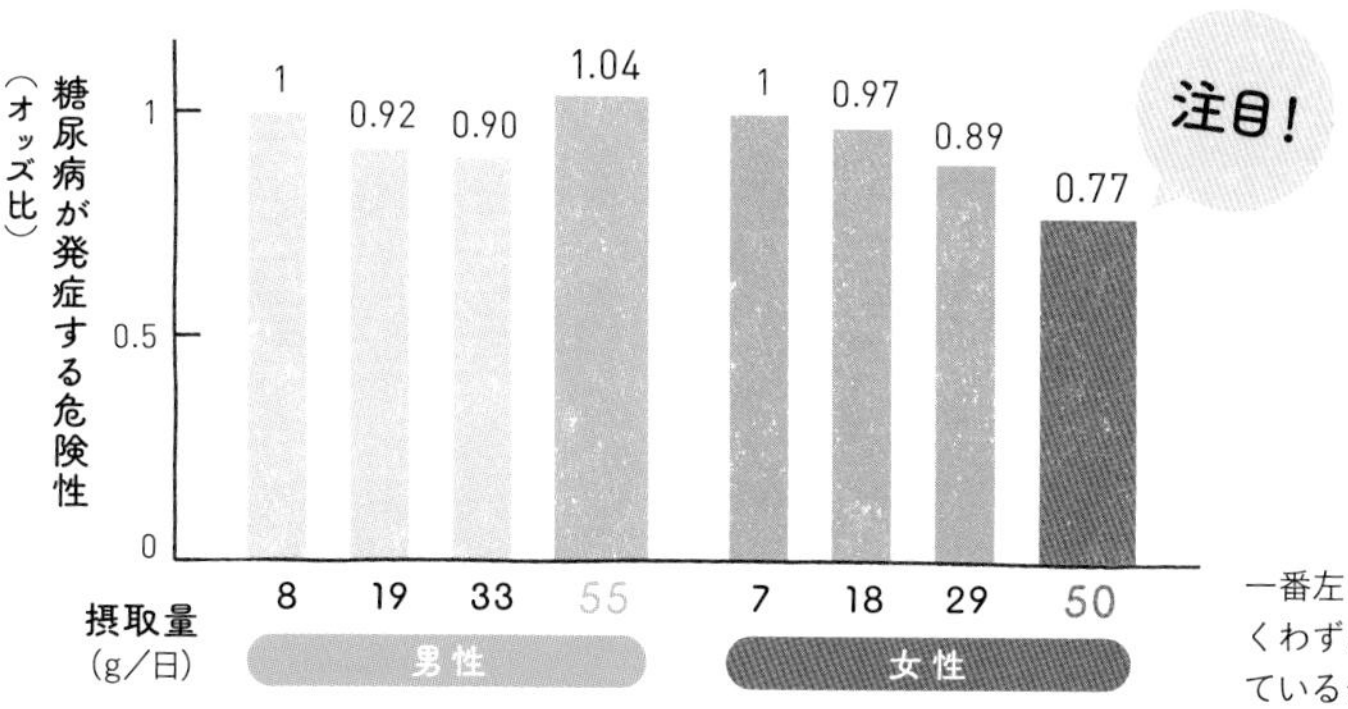

糖尿病とも
関係はない!

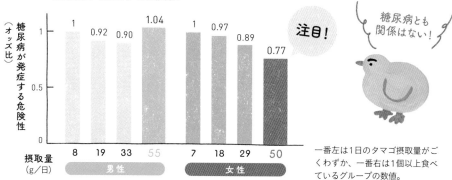

一番左は1日のタマゴ摂取量がごくわずか、一番右は1個以上食べているグループの数値。

出典：Kurotani K et al.,Br. J. Nutr.,2014, 112：1636-1643.

1週間

タマゴは調理しやすく、毎日の生活に取り入れやすい食材です。疲労回復や生活習慣病を予防する効果もあります。タマゴ生活で元気に暮らしましょう。

月曜日

週始め、頑張りたいときの朝タマゴ

タマゴ量

健康効果
- 体内時計をリセット
- 気力と体力が充実

朝はたんぱく質で体内時計をリセット。ベーコンの脂質、パンの炭水化物を加えれば、三大栄養素でエネルギーもしっかり補給。気力も体力もみなぎって気持ちよく1日をスタートできます。

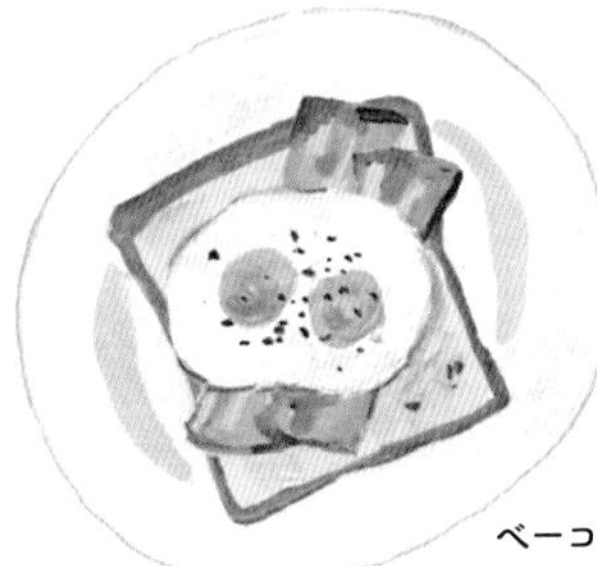

ベーコンエッグ&パン

火曜日

忙しく、時間がない日の昼タマゴ

タマゴ量

健康効果
- 栄養バランスアップ
- 疲労回復効果

忙しくてランチがゆっくりとれない日も、ゆで卵を加えるだけで、栄養バランスがアップ。ゆで卵は腹もちもよく、午後も元気に過ごすために大活躍の一品です。

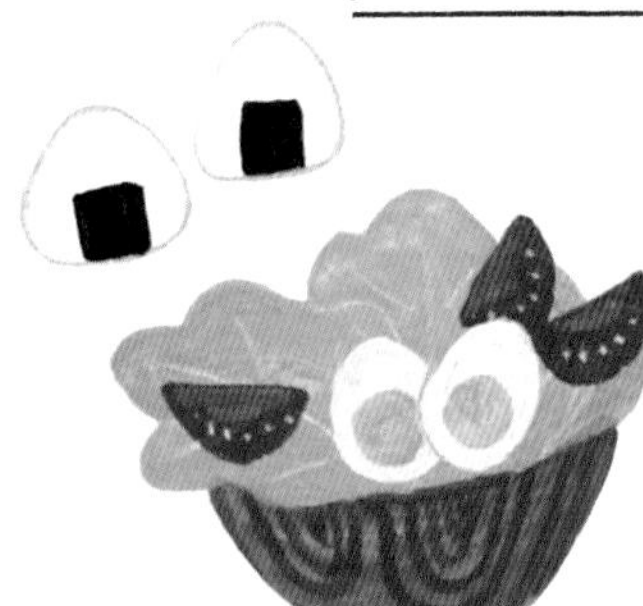

サラダとおにぎり

水曜日

週中日！　早めに帰れた日の夜タマゴ

タマゴ量

健康効果
- スタミナアップ
- 眼精疲労の解消

週の半ばには、タマゴにニラとレバーをプラスしてスタミナUP。タマゴのセレン、カロテノイドやルテイン、ニラのカロテノイドやビタミンEが活性酸素を抑制して、生活習慣病の予防に。眼の疲れも癒してくれます。

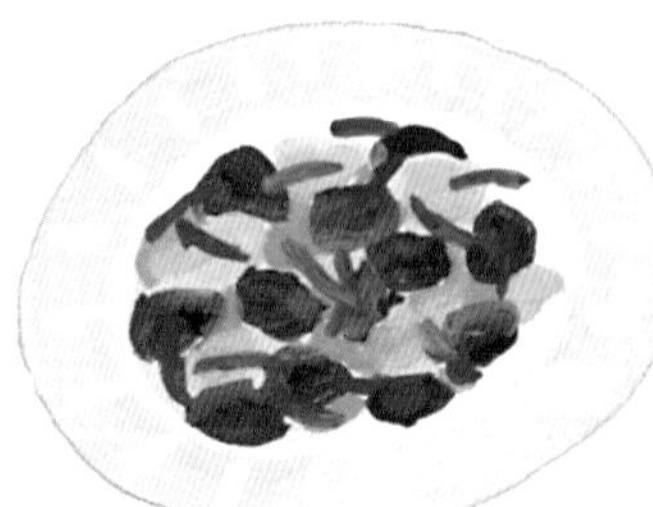

ニラたま

気分に合わせて
簡単にとれる！

タマゴ生活

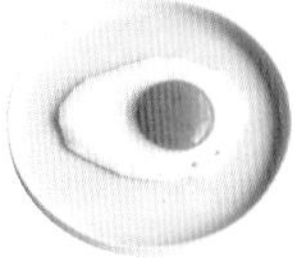

木曜日

仕事で胃も身体も疲れ気味の日の夜タマゴ

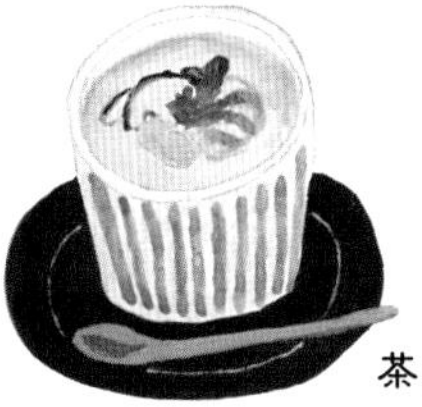

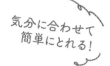

茶わん蒸し

タマゴ量

健康効果

- 疲労回復
- ストレス解消

疲れがたまりがちな週の後半。遅い食事でも胃に負担が少なく吸収率の高い茶わん蒸しで、タマゴパワーをチャージ。疲労回復やストレス解消を図りましょう。

金曜日

週終わり！　今日は飲み会でタマゴ

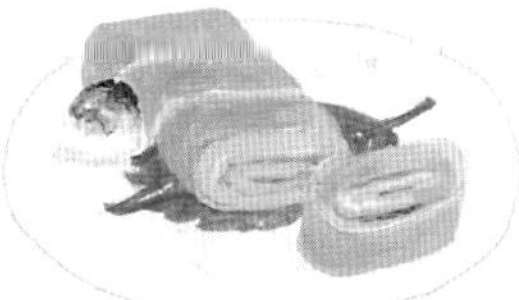

だし巻き玉子

タマゴ量

健康効果

- 肝機能アップ
- 二日酔い予防

1週間を無事乗り切り、楽しみにしていた飲み会へ。二日酔い予防には、タマゴ＋だしのコンビで必須アミノ酸も旨味もたっぷりのだし巻き玉子がおすすめです。

土曜日

飲んだ翌日は朝タマゴで肝臓回復

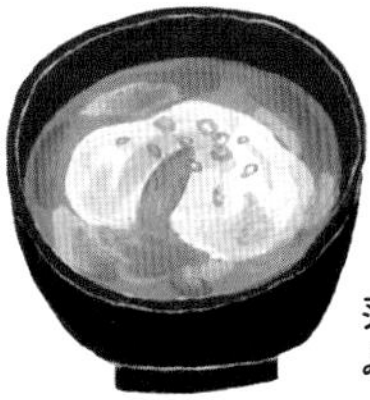

落とし玉子のみそ汁

タマゴ量

健康効果

- アルコールの分解促進
- 肝機能の向上

昨夜の飲み会で酷使してしまった肝臓は、二日酔いの薬と同じ成分を含むタマゴたっぷりのみそ汁でいたわって。アルコールで荒れた胃の粘膜も改善してくれます。

日曜日

自宅でゆっくり、ごろごろする日の昼タマゴ

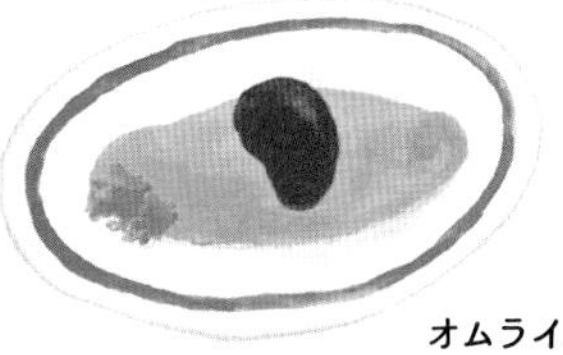

オムライス

タマゴ量

健康効果

- 満腹効果
- 睡眠の質アップ

のんびりしたい休日。タマゴは消化に時間がかかるため満腹効果が長く続き、間食なしでゆったり過ごせます。睡眠の質もアップするので、夜はしっかりエネルギーを充電。

タマゴと私たち

愛してやまない ごちそう、卵かけごはん

生卵食は江戸時代に始まった

日本では人気の高い卵かけごはんですが、新鮮な卵が手に入りやすく、衛生管理に対する意識が高かったからこそ生まれた日本のごちそうです。

卵を食べるようになったのは、江戸時代になってから。当時は、新鮮な魚介類が江戸前の海で獲れ、刺身として生で食べられていました。そのため、卵も生で食べることに抵抗がなく、食文化として根付いていったと考えられます。

卵かけごはんを広めた明治時代の岸田吟香

江戸時代の中期、炊き立てのごはんに生卵を溶いてかける卵かけごはんが生まれました。料理書『素人包丁』（１８０５年）には、すでに卵かけごはんに近い献立が紹介されています。

卵かけごはんが世の中に広まるきっかけを作ったのは、明治時代に新聞記者や実業家として活躍した岸田吟香《ぎんこう》といわれています。卵かけごはんが大好きだった彼は周囲の人にも薦めていました。

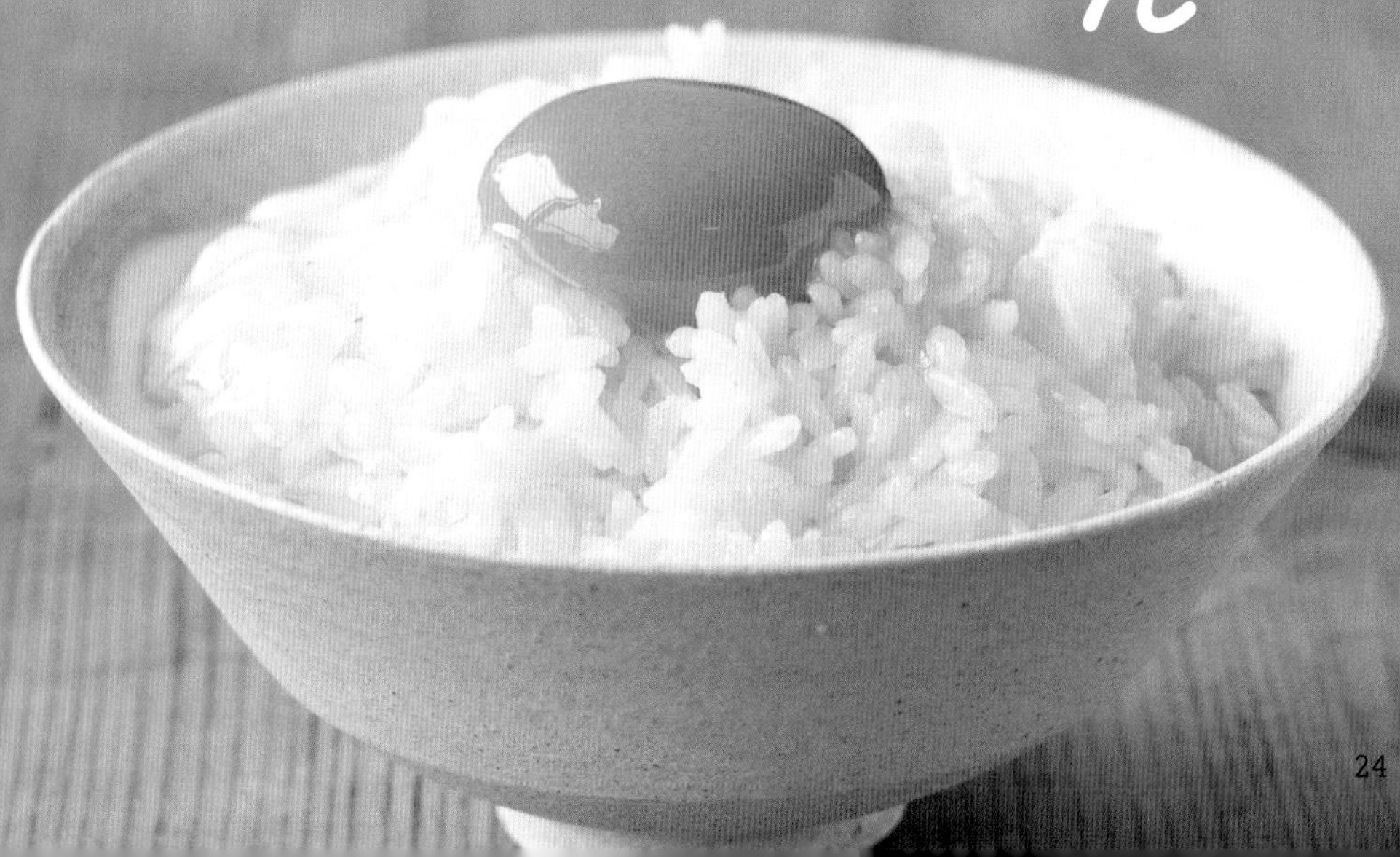

〜日本人と卵の歴史〜

- **弥生時代**（紀元前2世紀ごろ）　地鶏が中国から伝来
- **平安時代**　卵は神様へのお供え物、庶民は禁忌の食べ物として伝播
- **室町時代**　キリスト教伝来で西洋の卵を食べる習慣が広まる。南蛮菓子をヒントにカステラが誕生
- **江戸時代**　水戸光圀らが養鶏の普及に努める
  - 1697　『本朝食鑑』に「卵は万病に効く」と記載。病気治療に卵が珍重されるように
  - 中期　養鶏農家が増え、玉子屋が登場
  - 1805　料理書『素人包丁』に卵かけごはんに近い献立が掲載
- **明治時代**
  - 1871　肉食禁止令の撤廃で、食生活の西洋化が進む
- **昭和時代**　高度成長期に入り、30年代から40年代にかけ、卵の生産量と消費量が急増

出典：渡邊乾二（2019）『まるごとわかる－タマゴ読本』農山漁村文化協会．

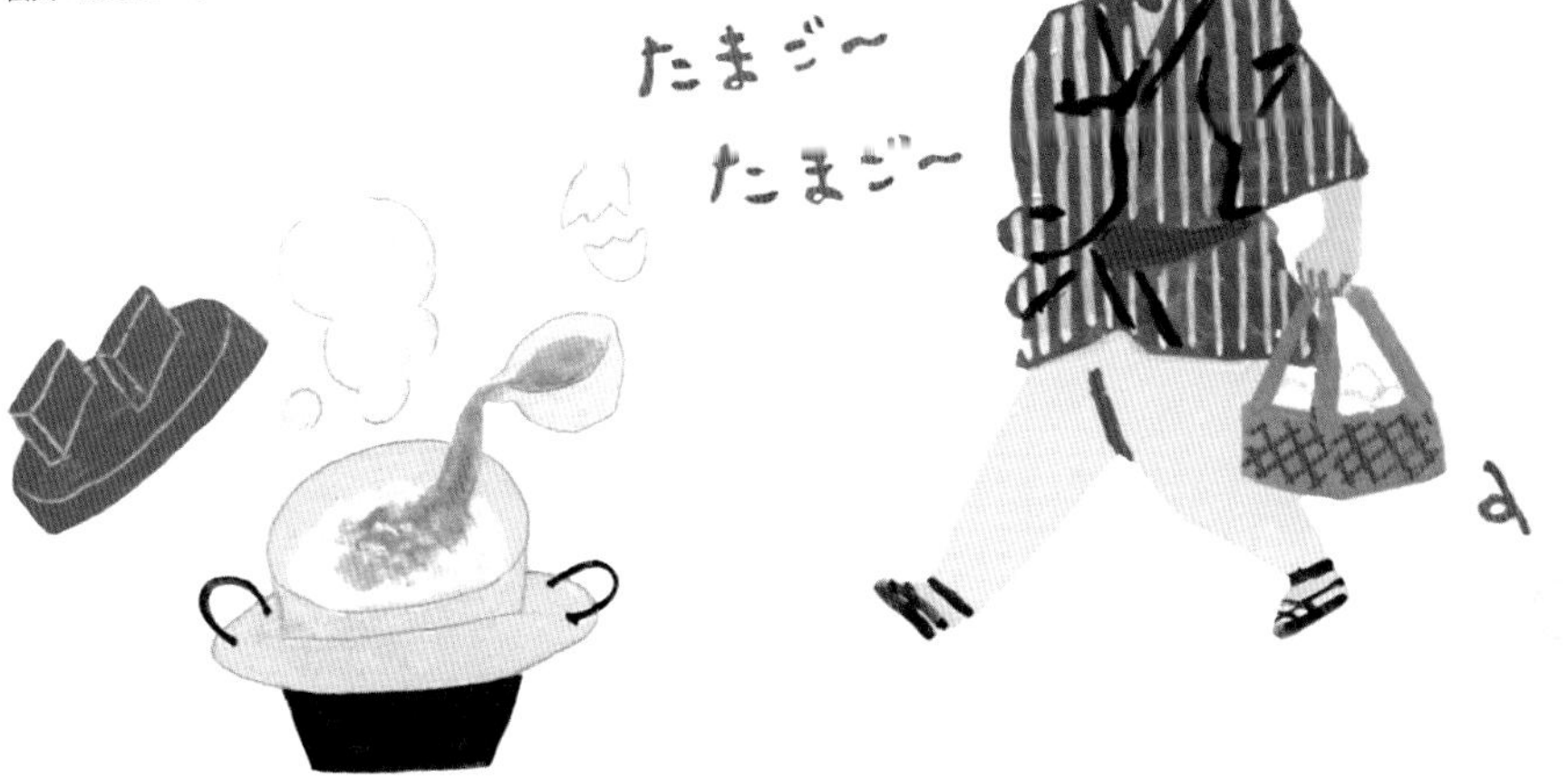

米の消費量が増え 鶏卵消費量も増加

卵かけごはんには白飯と卵が必須ですが、白飯が国民の主食となったのは、戦後の食糧難の時代を経て、昭和20年代になってからです。

昭和30年代の高度成長期に入ると電気炊飯器が普及し、白米ごはんが庶民の日々の食卓にのぼるようになりました。

同じころ、卵の生産量と消費量は飛躍的に伸び、昭和30年に1人あたり年間76個だった消費量は、15年後には290個にまで増えました。ここにきてようやく、日本全体に卵かけごはんが広まり、ごちそうとして愛されるようになったといえます。

あの人が食べた思い出の卵かけごはん

元祖卵かけごはん

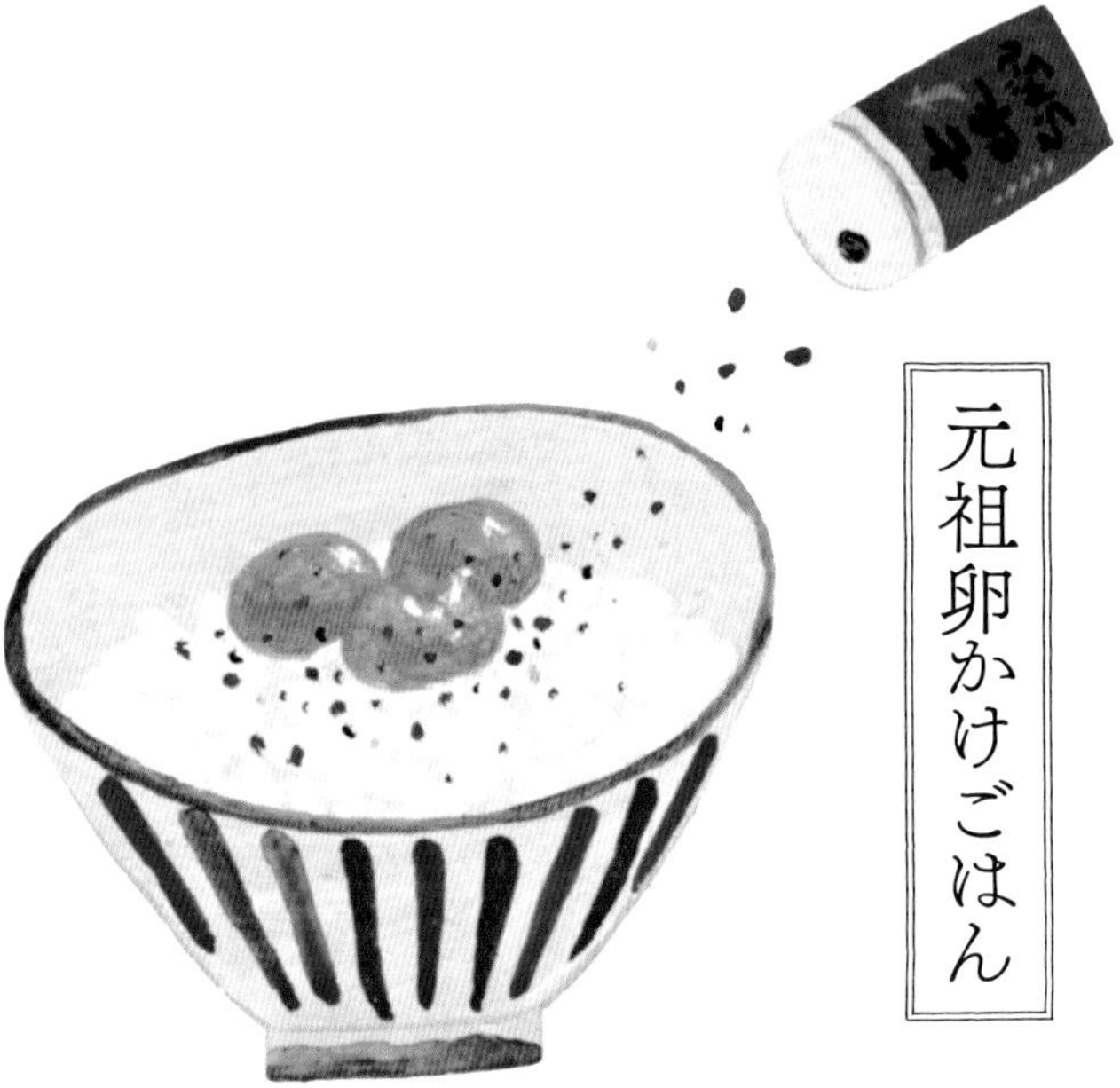

材料（1人分）

温かいごはん…茶碗1杯分
卵…3〜4個
焼き塩…ひとつまみ
唐辛子…少々

作り方

1. 炊き立てのごはんを茶碗に盛る。
2. 卵を乗せる。
3. 焼き塩と唐辛子を振る。

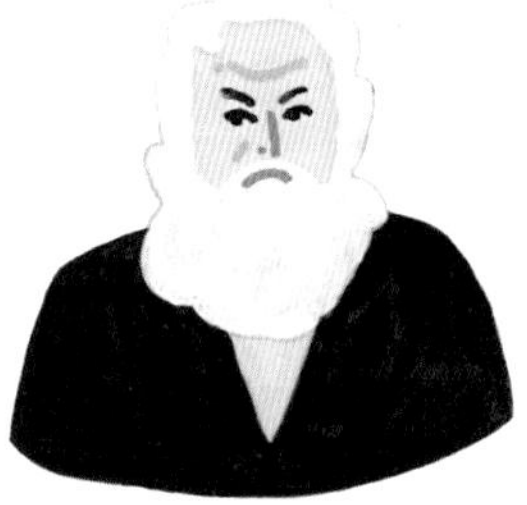

卵かけごはんの開拓者
岸田吟香

文化人・著名人にも愛され小説にも登場

明治時代、卵かけごはんの普及に貢献したのは岸田吟香です。岸田吟香の出身地である岡山県美咲町は「卵かけごはんの聖地」として全国からファンが集まってきます。

戦後、時代小説家として活躍した池波正太郎も、卵かけごはんには思い入れの強かった1人。大石内蔵助を主人公にした小説『おれの足音』には、温かいごはんに生卵をかけて食べる場面が描かれています。

また、作家の向田邦子も食エッセイ集『海苔と卵と朝めし』の中で、卵入りのだし汁を炊き立てのごはんにかけた料理がおいしかったと述べており、タマゴ料理が多くの人から愛されていたことがわかります。

鴨卵かけごはん

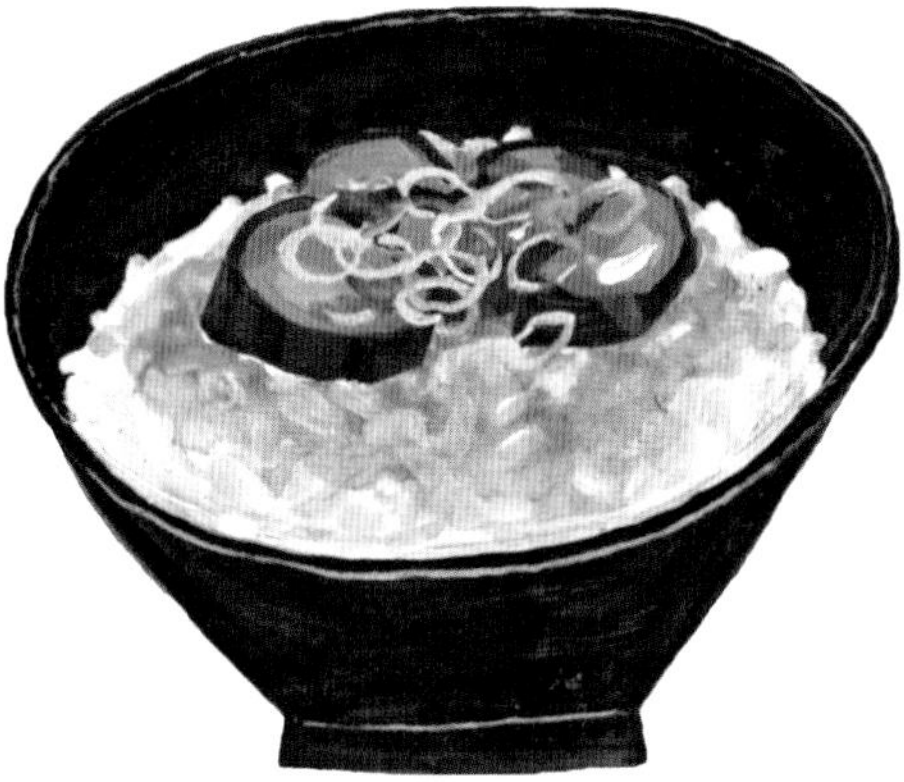

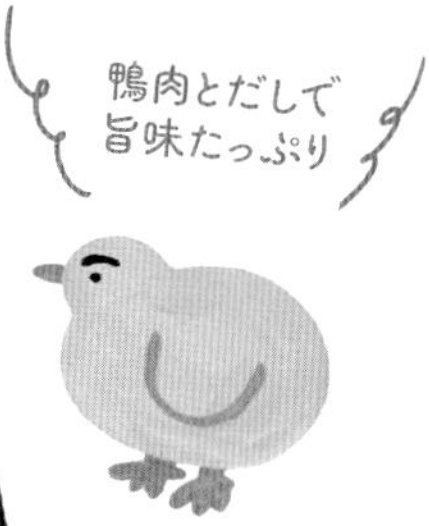
鴨肉とだしで
旨味たっぷり

材料（1人分）

温かいごはん…茶碗1杯分
鴨肉…80g
長ねぎ…適量
卵…1個

A
しょうゆ…大さじ1と1/2
合わせだし…大さじ1と1/2
みりん…大さじ1と1/2
砂糖…大さじ1と1/2

作り方

1 表面に焼き色がつくまで鴨肉を焼く。
2 鴨肉をひと口大に切り、**A**と合わせて弱火にかけ、1〜2分煮る。
3 卵を溶き、鴨肉だけを入れて混ぜ、ごはんにかける。
4 **2**の煮汁を適量かけ、長ねぎを小口切りにして散らす。

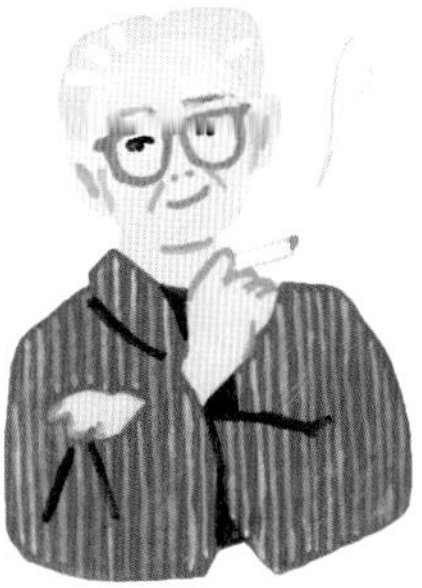

時代小説の名手
池波正太郎

進化し続けている卵かけごはん

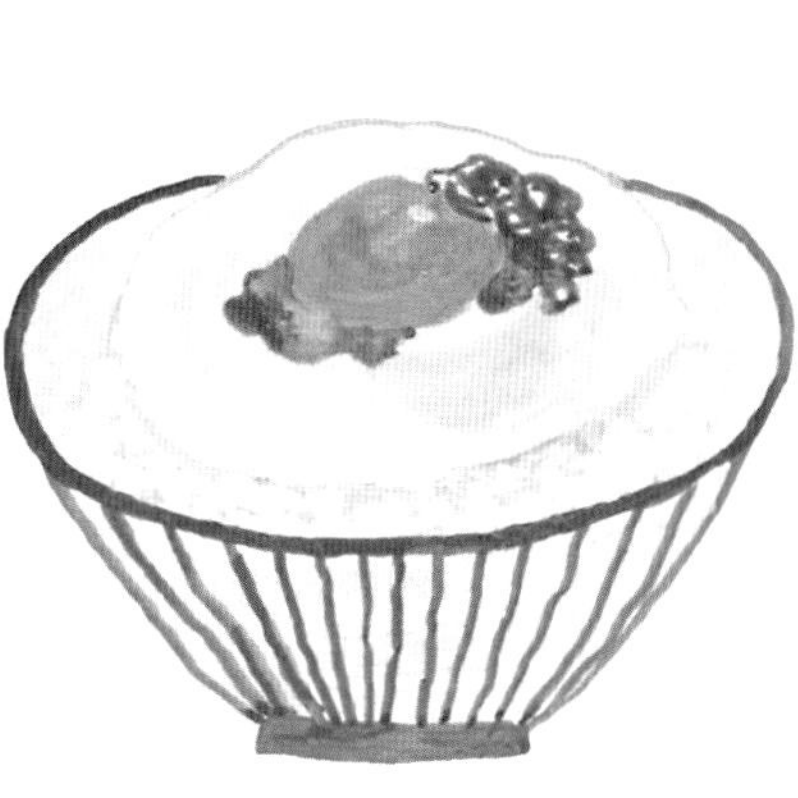

江戸中期ごろは、釜で炊いたごはんに溶き卵をかけて食べるのがきほんでした。最近は、みりんやだしを加えた卵かけごはん専用しょうゆが登場。食べ方も、卵黄だけをしょうゆとみりんを混ぜた液に数日漬けてごはんに乗せる「しょうゆ漬け卵黄」や、ごはんの上に泡立てた卵白、その上に卵黄を乗せて食べるメレンゲ風など、見た目も味も進化しています。

タマゴと私たち

日本のご当地卵めし

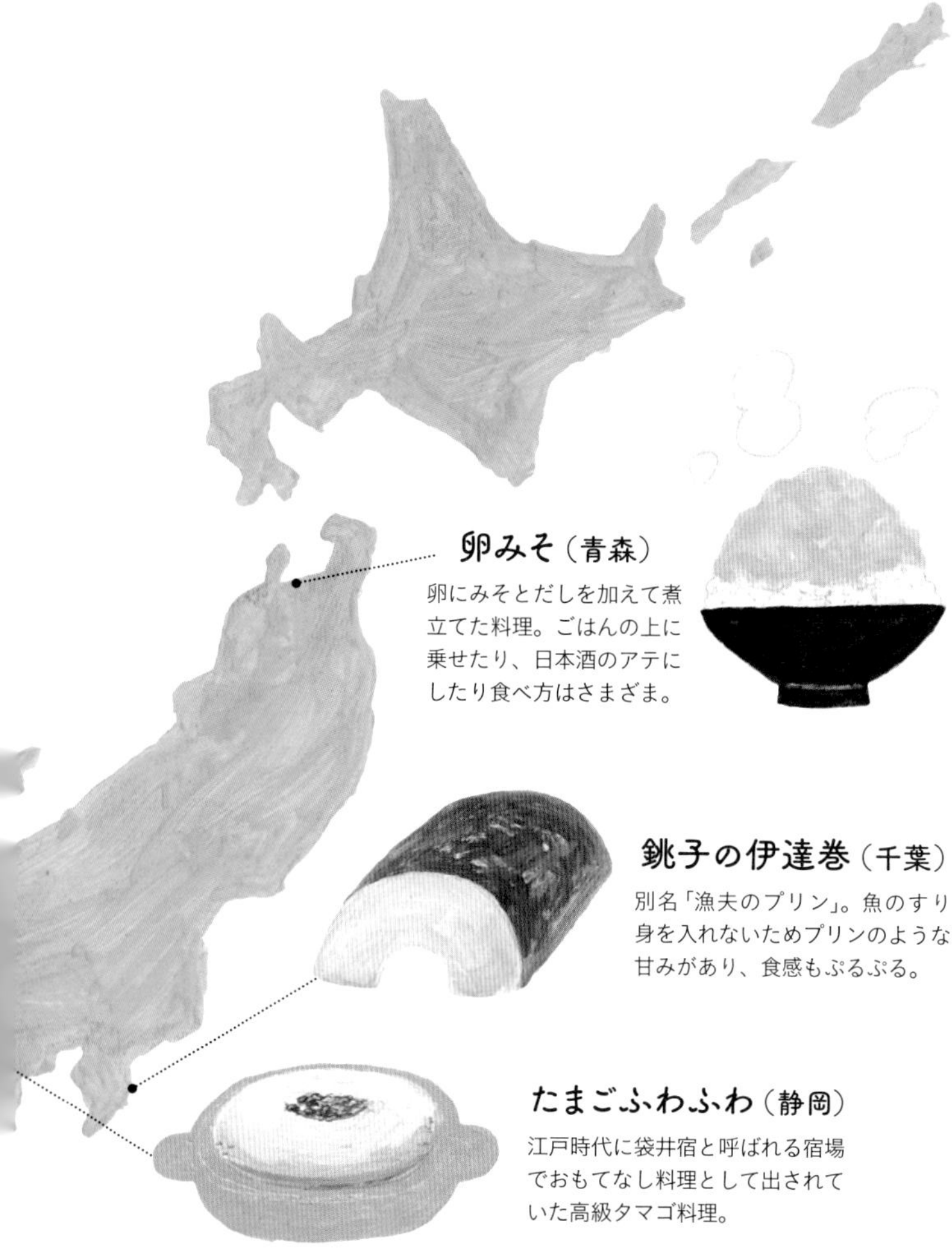
卵みそ（青森）
卵にみそとだしを加えて煮立てた料理。ごはんの上に乗せたり、日本酒のアテにしたり食べ方はさまざま。
銚子の伊達巻（千葉）
別名「漁夫のプリン」。魚のすり身を入れないためプリンのような甘みがあり、食感もぷるぷる。
たまごふわふわ（静岡）
江戸時代に袋井宿と呼ばれる宿場でおもてなし料理として出されていた高級タマゴ料理。

滋養強壮の薬から人気の食べ物へ

江戸時代の初め、卵は主に滋養強壮や病気治療のための食べ物として珍重されていました。温めた酒に生卵を入れ、箸でよくかき混ぜて飲む「卵酒」は薬酒として、卵黄を真っ黒になるまで炒って抽出する「卵油」は、家庭で作れる健康食品として全国に広まっていきました。

江戸の末期、日本に抑留されていたロシア船の船長ゴローニンの日記には、「日本人は鶏卵好きで、固くゆでて果実のように丸のままかじっていた」と書かれています。このころには、卵はおいしい食べ物としても人気が高まっていたようです。

宗教に翻弄されてきたタマゴ食文化

日本では、殺生を禁じる仏教が伝来する前まで、卵を食べる習慣があったようで、『日本書紀』には5世紀ごろ、養鶏を行う鳥飼部《とりかいべ》と呼ばれる民がいたことが記されています。

仏教伝来後の平安時代の仏法説話集には、「鶏の卵を食べると地獄に落ちる」という記述があり、公には卵を食べることがタブーとなっていったようです。ただし神道では、一部の神社を除いて神事のお供え物に卵が使われ、儀式後にみんなでお供え物をいただく「直会《なおらい》」では、卵も密かに食べられていたようです。

タブーでなくなったのはキリスト教の伝来がきっかけ。卵の食文化は宗教と大きく関わってきたのです。

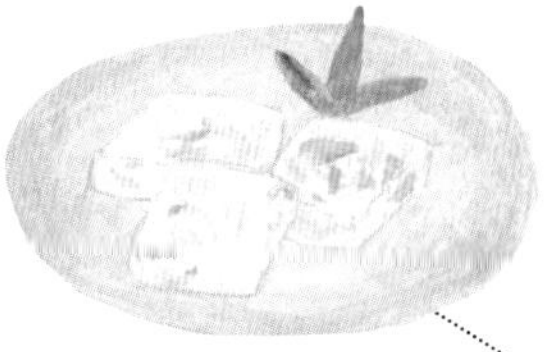

べろべろ（石川）

江戸時代の料理書『料理百珍』にある「たまご寒天」をルーツにもつ正月料理。卵の入った甘い寒天で、おやつとしても楽しまれている。

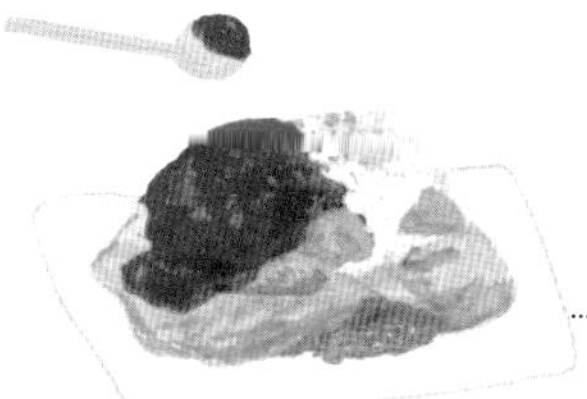

ハントンライス
（石川）

金沢の喫茶店や洋食店で楽しめる名物料理。卵の上には白身魚のフライとタルタルソース＆ケチャップ。ボリュームも満点。

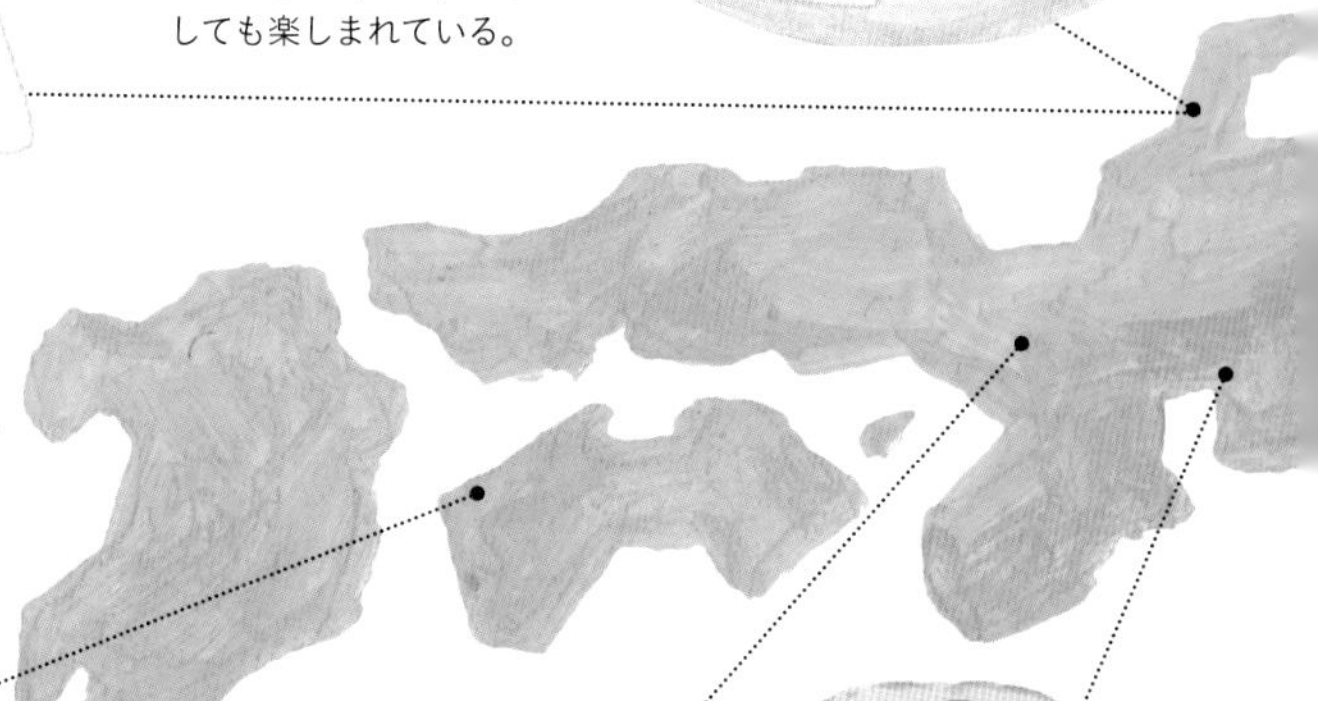

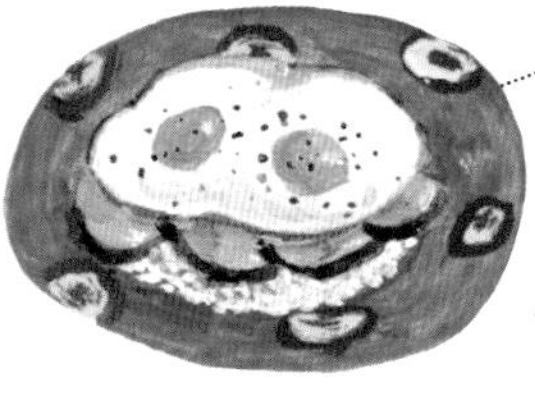

焼豚卵飯
（愛媛）

今治市民のソウルフード。半熟の大きな目玉焼きの下には焼豚がぎっしり。

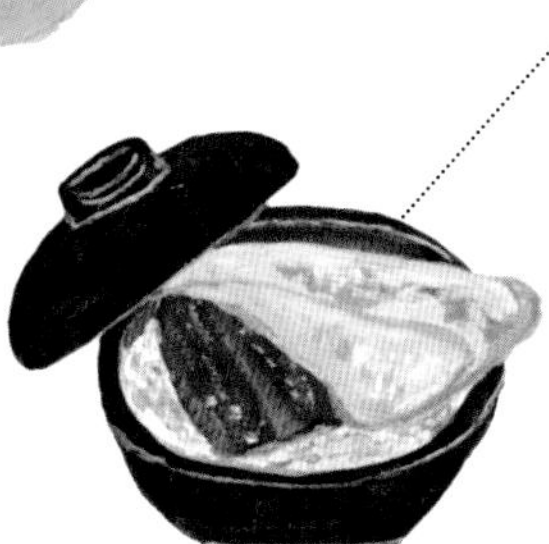

きんし丼（京都）

丼からはみ出す大きなだし巻き玉子。玉子をめくればそこには鰻の蒲焼が。

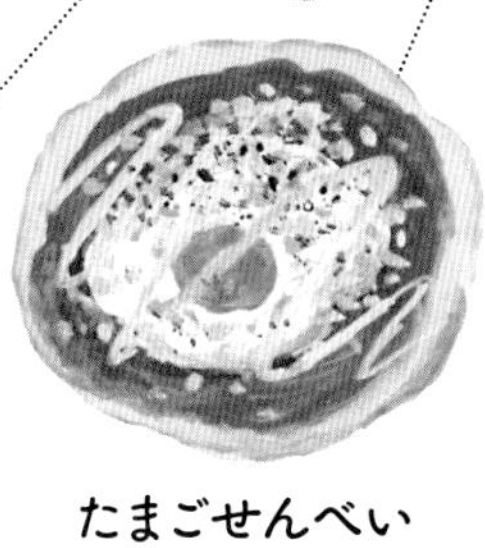

たまごせんべい
（愛知）

お祭りの屋台名物。せんべいの上に目玉焼き、天かす、ねぎが乗っており、マヨネーズとソースがたっぷりかかっている。

タマゴと私たち

世界の卵めし

日本のタマゴ文化は中国にルーツあり!?

中国では、日本の古墳時代や飛鳥時代にはすでに、卵炒飯などのさまざまなタマゴ料理が考案され書物にまとめられていました。その書物が奈良時代には日本に伝わっていたことから、卵文化のルーツは中国にあるといえます。

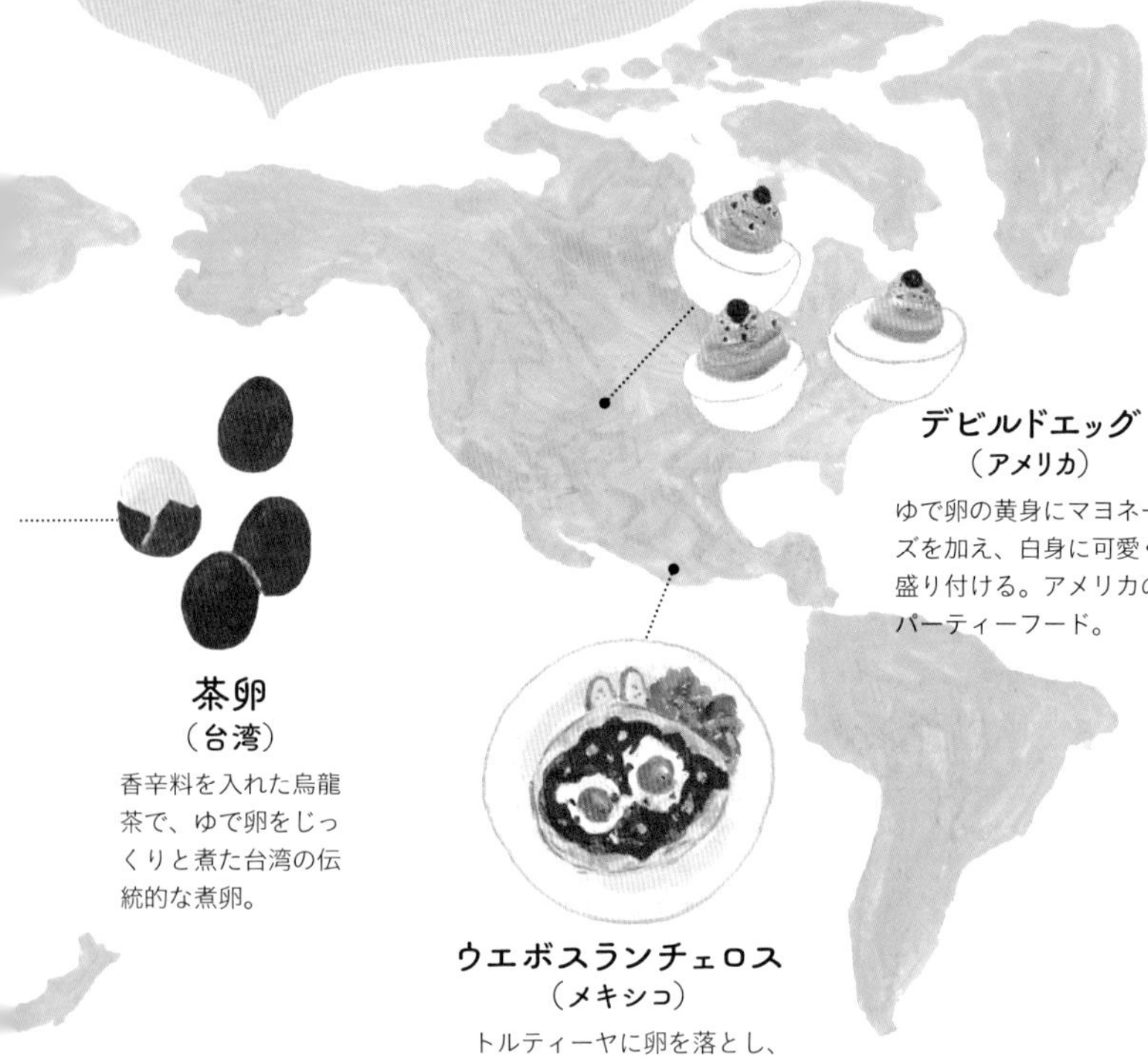

デビルドエッグ
（アメリカ）
ゆで卵の黄身にマヨネーズを加え、白身に可愛く盛り付ける。アメリカのパーティーフード。

茶卵
（台湾）
香辛料を入れた烏龍茶で、ゆで卵をじっくりと煮た台湾の伝統的な煮卵。

ウエボスランチェロス
（メキシコ）
トルティーヤに卵を落とし、サルサで煮込んだメキシコの定番料理。

海外でも栄養源として愛されてきたタマゴ

タマゴの優れた栄養価は、世界的にも古くから知られていました。医食同源の考え方が根付いていた中国では、16世紀の薬学書『本草綱目《ほんぞうこうもく》』に生卵の薬効が記述されています。ただし日常的には、加工して食べられることが多かったようです。

タマゴを栄養源とする習慣は、西洋にもありました。ドイツの「アイアープンシュ」は、白ワインに卵白と砂糖、バニラなどを加えたホットドリンク。身体を温める効果が高く、今でもクリスマスの時期に飲まれています。イギリス生まれの卵酒「エッグ・ノック」はアメリカ大陸にも広がり、広く愛されています。

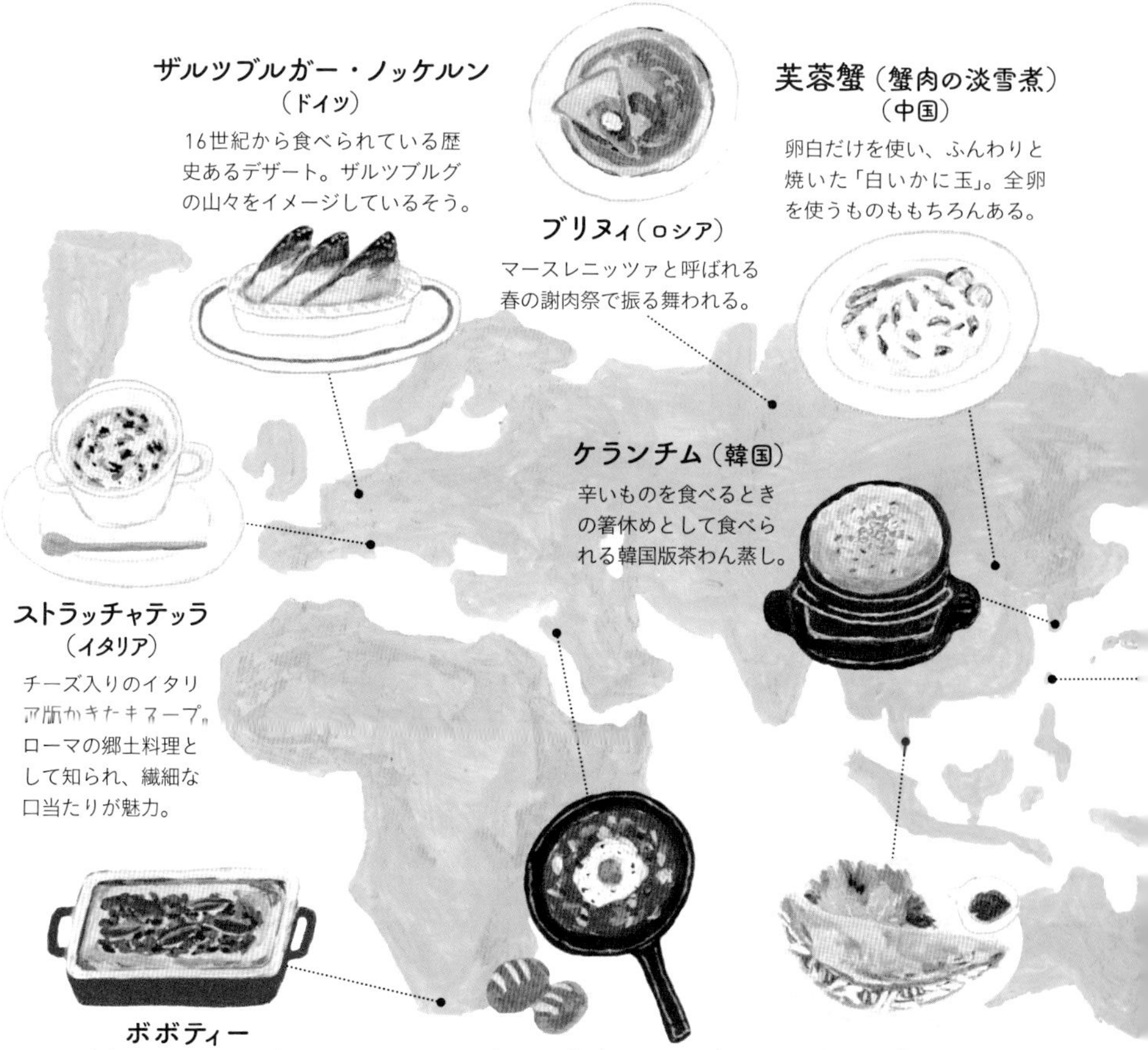

ザルツブルガー・ノッケルン
（ドイツ）
16世紀から食べられている歴史あるデザート。ザルツブルグの山々をイメージしているそう。

ブリヌィ（ロシア）
マースレニッツァと呼ばれる春の謝肉祭で振る舞われる。

芙蓉蟹（蟹肉の淡雪煮）
（中国）
卵白だけを使い、ふんわりと焼いた「白いかに玉」。全卵を使うものももちろんある。

ケランチム（韓国）
辛いものを食べるときの箸休めとして食べられる韓国版茶わん蒸し。

ストラッチャテッラ
（イタリア）
チーズ入りのイタリア版かきたまスープ。ローマの郷土料理として知られ、繊細な口当たりが魅力。

ボボティー
（南アフリカ共和国）
発祥はケープタウン。ミートローフが原形といわれ、お肉の詰まったグラタンのような仕上がり。

シャクシュカ（イスラエル）
とろっとした半熟玉子とトマトベースのソースをパンに絡めて食べる、イスラエル版目玉焼き。

バインセオ（ベトナム）
西欧では「ベトナム風クレープ」とも呼ばれるベトナムの名物料理。

タマゴ料理が花開いた古代ローマ

ローマでは4世紀ごろ、美食家として有名だったアピキウスの名前を冠した料理本『アピキウス』が編纂されました。そこには玉子焼きやスフレ、オムレツなどバラエティに富んだタマゴ料理が紹介されています。

古代ローマで花開いたタマゴ料理が、ローマ帝国の拡大とともにヨーロッパ各地に広まり、地域の特色に合わせて変化していきました。

マヨネーズの発祥はスペインのメノルカ島とされています。18世紀半ば、メノルカ島マオン港にある料理屋に立ち寄ったフランス軍公爵が、そこで出合ったソースのレシピをフランスに持ち帰りました。ソースは「マオンのソース」と呼ばれ、その後マヨネーズに呼称が変わりました。

タマちゃんCOLUMN

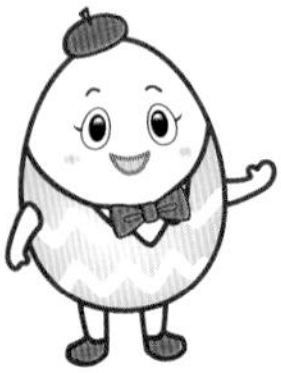

日本人は やっぱりタマゴが大好き

卵がどれくらい好きか、キユーピー株式会社・キユーピータマゴ株式会社が全国20〜69歳の男女に調査した「たまご白書2020」によると、「とても好き」が全体の43.9％、「やや好き」の43.2％と合わせると、約87％の日本人は卵が好きと回答。専業主婦は「とても好き」が51.0％と、前年の43.2％よりアップしていました。

世界的にみても、日本における卵人気は高く、1人あたりの年間消費量は、なんとメキシコについで第2位。タマゴの年間消費量の調査では、2016年には1人あたり331個でしたが、その後微増し、2019年には338個に。日本人の卵好きの度合いは、年々高まっているといえます。

日本はタマゴをよく食べる国
世界第2位

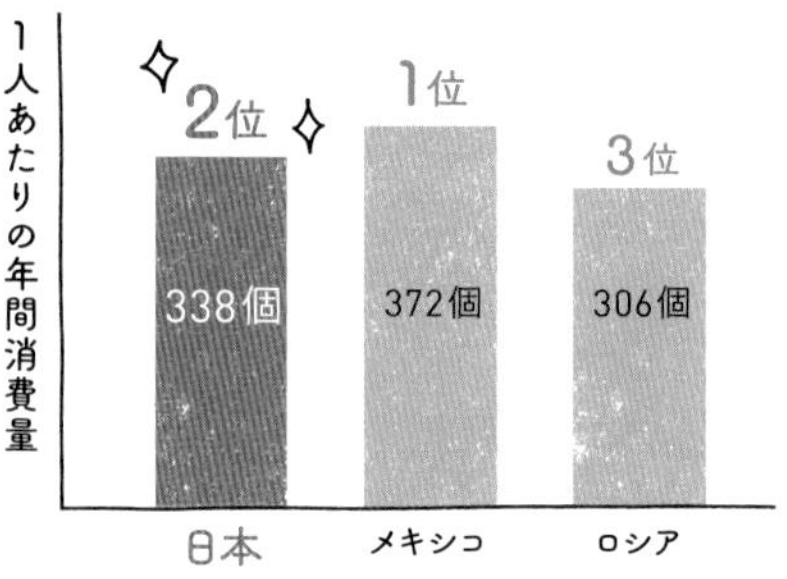

※データのない国もある

日本人1人あたりの
年間消費量

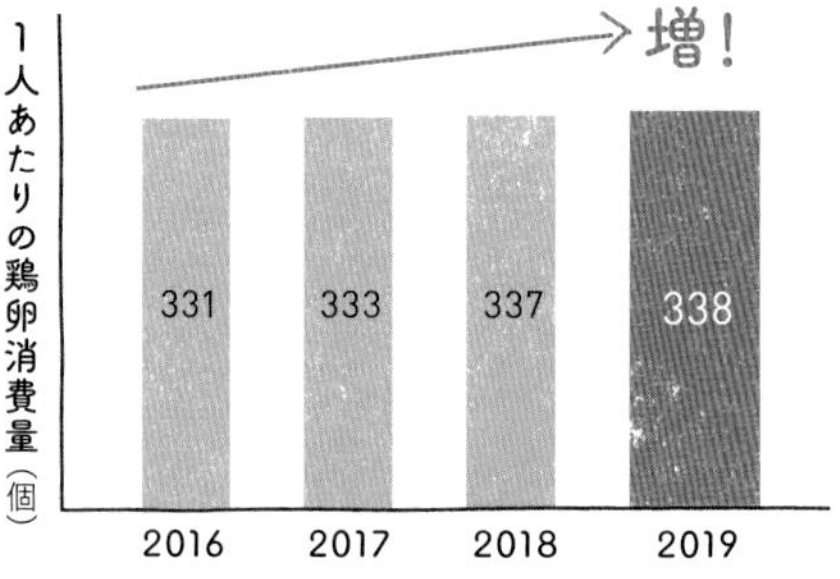

出典：International Egg Commission, Annual Review 2020.

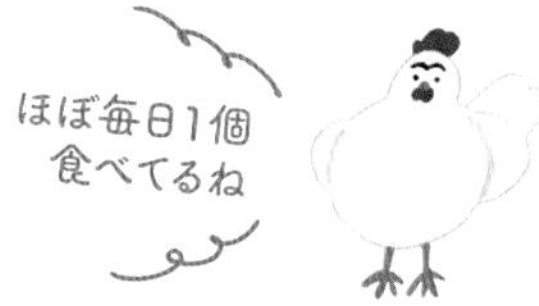

好きな理由はやっぱり「おいしいから」

「たまご白書2020」によれば卵を好きな理由は、「おいしいから」が全体で67.9％とトップに。「さまざまな料理に使えて便利」53.7％、「調理が簡単だから」45.6％と続き、いずれも調理をする機会が多い女性の比率が高くなっています。「栄養価が高いから」も、男性36.8％、女性47.7％で、女性のほうが栄養に対する意識が高いことがわかります。

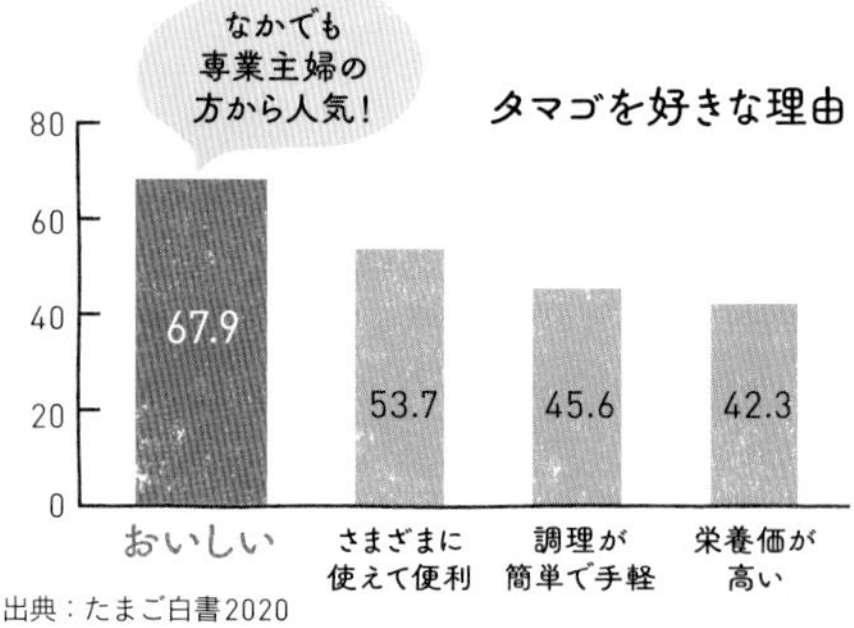

出典：たまご白書2020

1章 タマゴの底力

ダイエット、筋力アップを促進し、糖尿病も予防。
肝臓も守り、疲労も回復してくれる。
さらには認知症の予防や貧血の改善まで。
これらはすべてタマゴの栄養がもたらす健康効果です。
タマゴのことをよく理解した上で食べれば、一層健康的に。
そんなタマゴの底力を詳しくご紹介します。

タマゴの底力

一生食べたい！タマゴのすごい効果・効能

タマゴは殻まで栄養がいっぱい

タマゴは卵白、卵黄、卵殻から構成され、比率はそれぞれ61%、26%、13%となっています。

卵白のたんぱく質は、乳製品や大豆に比べると低脂肪・高たんぱく質です。最近の研究では、内臓脂肪やコレステロールを低減させる作用があることもわかってきました。[3),4)]

卵黄には、ビタミンAやE、B_{12}のほか、鉄、亜鉛など微量元素が多く含まれ、身体の機能を正常に保つ働きをします。レシチンは細胞の新陳代謝に必須の成分で、血管の老化を防ぎます。神経伝達物質アセチルコリンの材料にもなり、脳の働きを活発にして記憶力を高め、脳の健康にも欠かせない成分です。

卵殻はカルシウムの宝庫。しかも体内への吸収率が高く、骨粗しょう症予防の栄養補助剤として商品化されています。農業用には土壌改良剤や肥料としての利用も盛んです。殻の内側の薄い膜（卵殻膜《らんかくまく》）は、コラーゲンを増やす成分を含み、化粧品の原料としても使われています。

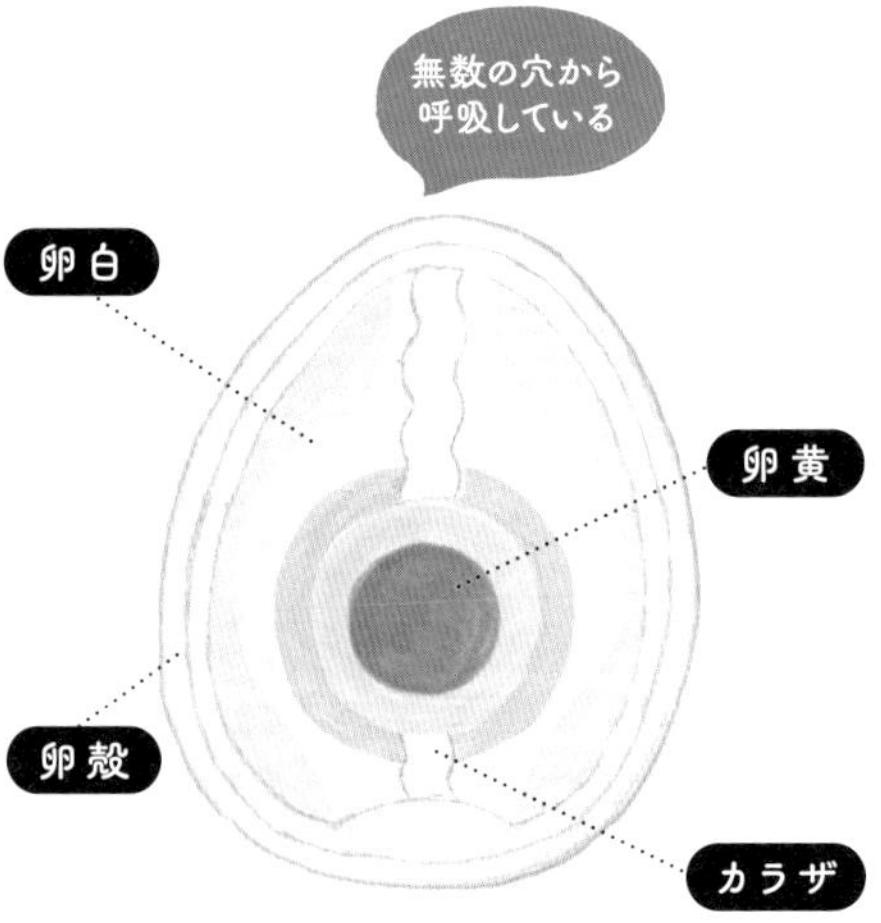

タマゴの白いかたまりは食べても大丈夫

卵黄についている白いひも状のかたまりをカラザ（chalaza：卵帯）と呼び、卵黄の位置を常に一定に保つ役割をもちます。たんぱく質でできており、リゾチームという酵素を多く含みます。リゾチームは細菌を死滅させる作用があり、食品保存にも利用されています。また、免疫力を高める効果をもつシアル酸も含まれています。

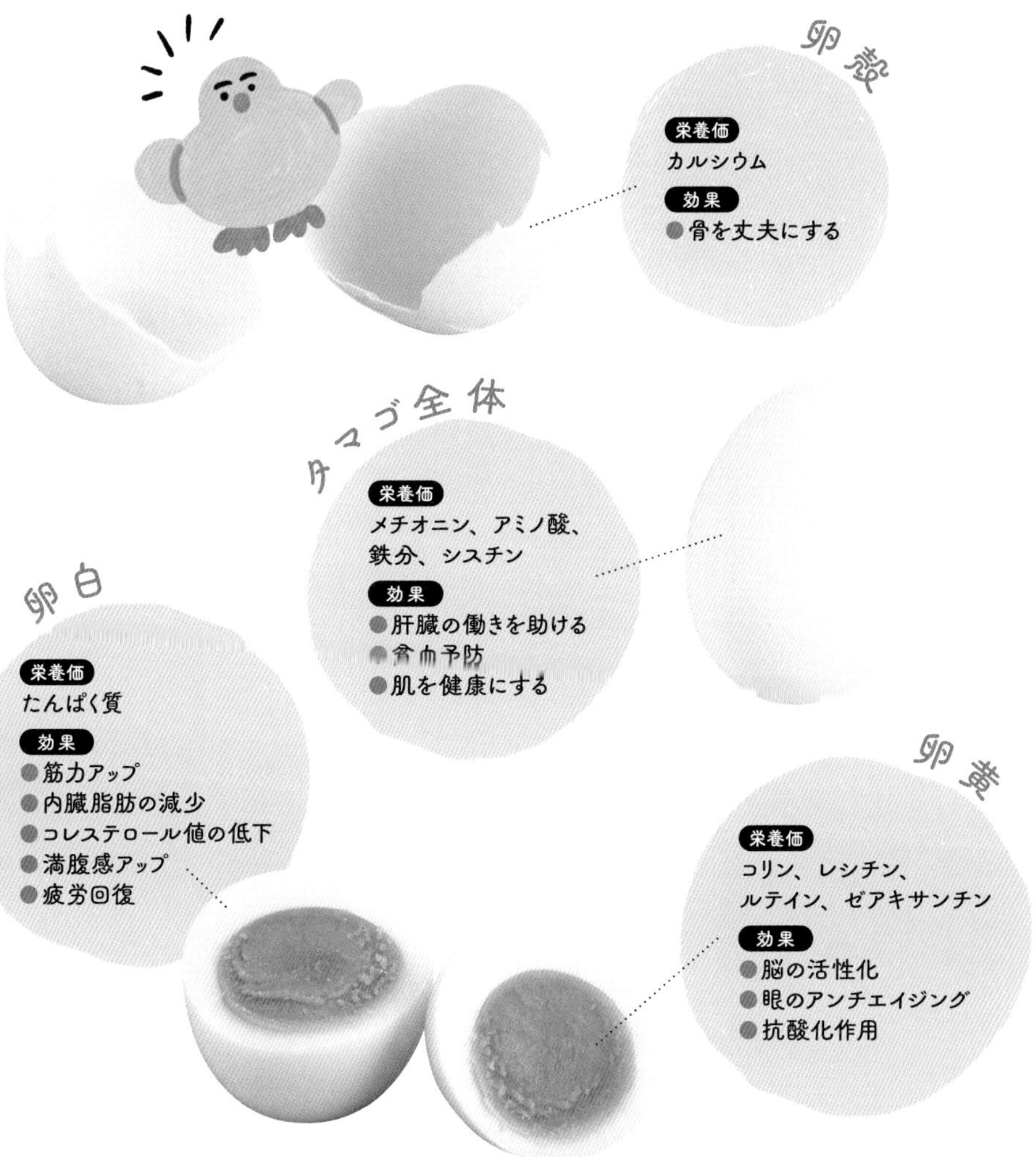

タマゴのフシギ

タマゴは多面体の集合体!?

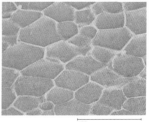

卵黄を顕微鏡で見ると、多面体でできているのがわかります。目玉焼きを作るとき、タマゴを低い位置からそっと落として焼くと、この構造が維持され高さと厚みのある仕上がりに。高い位置から落とすと、形状が崩れて薄い目玉焼きになります。

タマゴをかき混ぜると多面体が球状になり、その後形状は消滅します。この形状の変化が、タマゴ料理の見た目や食感に影響を及ぼしています。(峯木眞知子)

タマゴの底力

ダイエット・筋力アップに効果的

タマゴは健康的なダイエットに最適な食材

タマゴには、身体の筋肉や皮膚、内臓などを作るために欠かせない良質なたんぱく質が豊富に含まれています。

ダイエットのために食事制限をする人がいますが、たんぱく質が不足すると、筋力が衰え、肌はカサカサになり、不健康にやせて病気になりやすくなるため要注意です。

健康的にダイエットするには、たんぱく質をしっかりとって筋力をつけ、脂肪を燃焼させて体脂肪率を下げるのが確実な方法です。タマゴは2個でたんぱく質を12・3g含むので、ダイエットにもってこいの食材なのです。

たんぱく質は、肉や魚、大豆にも含まれますが、体内での利用効率が94％ともっとも高いのがタマゴです。とくに、卵白に含まれるたんぱく質は吸収率が高く、卵白を食べたあとに運動すると、食べなかったときより明らかに腕や足の筋力がアップしたという研究結果もあります。また、内臓脂肪やコレステロール量を減少させる効果も認められています。[3)4)]

消費量を上回るほどのエネルギーの過剰摂取は肥満につながりますが、タマゴ1個あたりのエネルギー量は76㎉であり、高エネルギー食品でもありません。

健康的にダイエットするなら、タマゴを食べて運動もするのがよいでしょう。

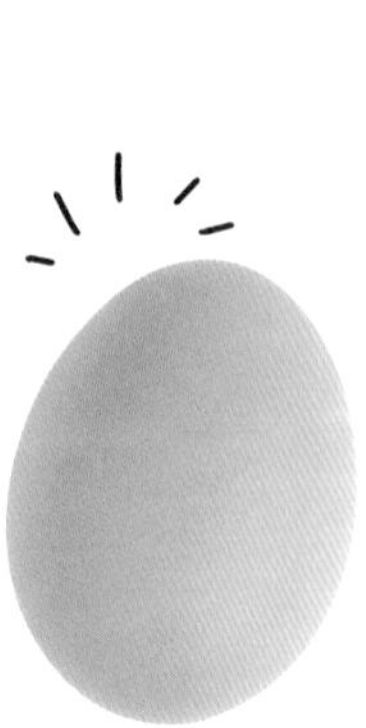

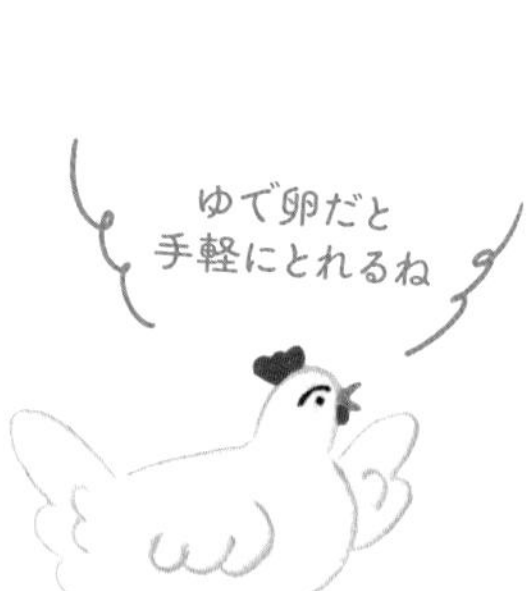
ゆで卵だと
手軽にとれるね

卵白たんぱく質は体内での利用効率がよい

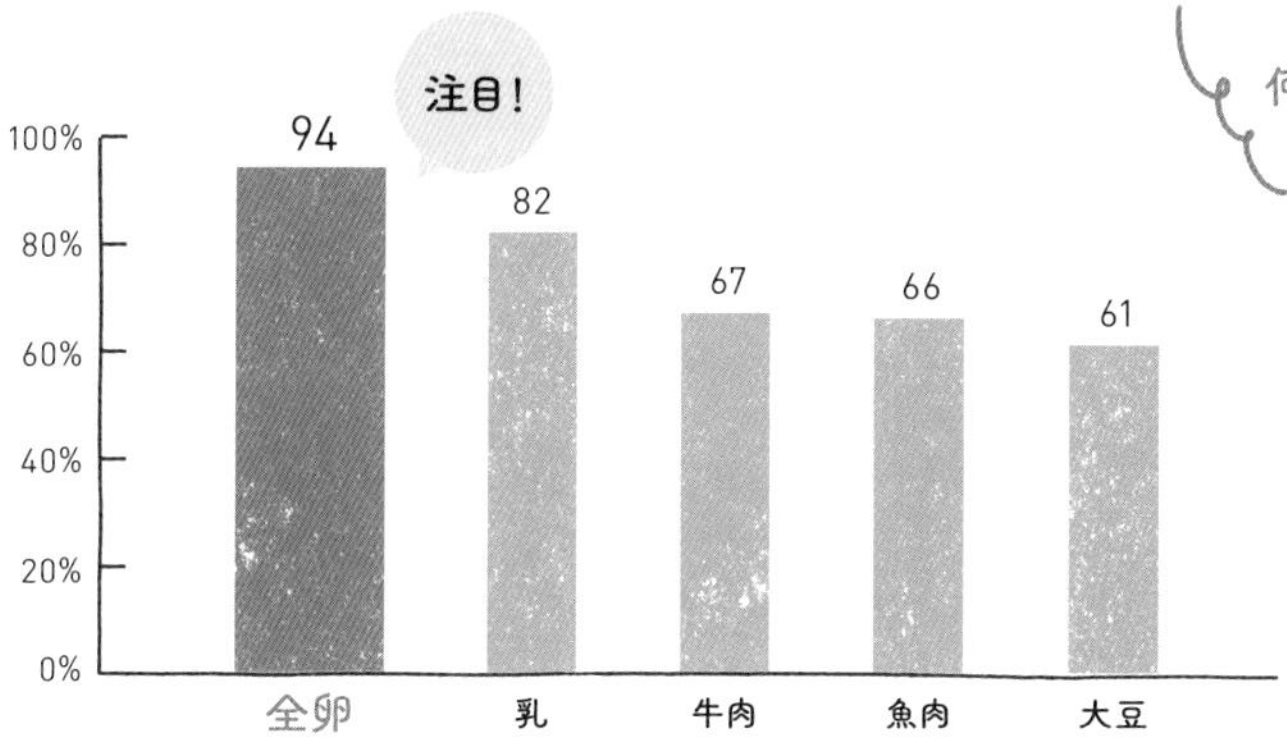

摂取したたんぱく質の何%が体内で利用されているかを示しているヨ

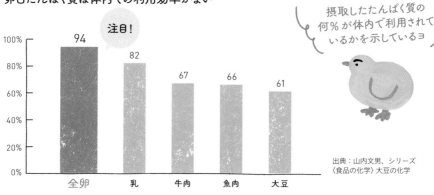

出典：山内文男、シリーズ〈食品の化学〉大豆の化学

食べるなら朝タマゴがおすすめ

たんぱく質が豊富な卵は消化に時間がかかるため、満腹感が長く続き、食べ過ぎを防ぐことができます。

何をいつ食べるとよいかを研究している時間栄養学の観点からは、卵は朝食べることが推奨されています。良質のたんぱく質が体内時計をリセットして代謝をスムーズにし、脂肪を分解しやすくします。

BMI（体格指数）が25以上50以下の肥満の男女を2グループに分け、片方は朝食に卵2個、もう片方は卵なしの食事を週に少なくとも5日間、8週間続けた研究論文では、朝食に卵を2個食べたグループのほうが、体重とウエストサイズが減少する結果となりました。[5)]

巣ごもりキャベツで手軽にたんぱく質摂取

材料（1人分）

卵…1個
キャベツ…2枚
ベーコン…1枚
とろけるチーズ…適量
A オリーブオイル…大さじ1杯
あらびきこしょう…少々
塩…少々

作り方

1 キャベツとベーコンを1cm幅に切る。
2 キャベツ、ベーコンの順に耐熱皿に丸く盛り付け、中央にくぼみを作って卵を落とす。
3 つまようじで卵黄に2～3カ所穴を開ける。
4 **A**を順にかけ、チーズを乗せる。
5 ラップをかけて、電子レンジで2～3分加熱する。

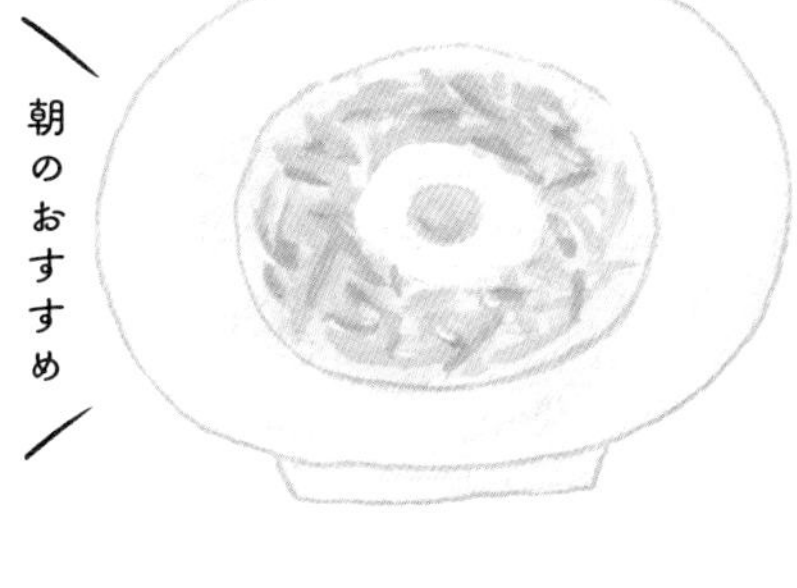

タマゴの底力

糖尿病のリスクを低減 お酒のダメージもやわらげてくれる

糖尿病が疑われる人は全国で1000万人以上

糖尿病は1型と2型に大別されますが、食べ過ぎや運動不足など、生活習慣の乱れが原因で発症することが多いのが2型糖尿病です。糖尿病患者の90％はこの2型が占め、「糖尿病が疑われる人」は全国で推計1000万人以上にのぼり、1997年以降増え続けています（2019年国民健康・栄養調査より）。

糖尿病は、インスリンの作用が低下し、食後に上がった血糖値が下がりにくくなった状態が慢性化すると発症します。放置すると動脈硬化が進み、心筋梗塞や脳梗塞を発症する危険性が高まります。タマゴで糖尿病が発症する危険性を心配する方もいますが、タマゴの摂取量と糖尿病が発症する危険性には関連がないことが報告されています。女性の場合はタマゴを一番多く食べたグループの発症の危険性が低い傾向にあります。なお、食生活が日本とは異なるアメリカ人では、タマゴは糖尿病のリスクを高めるようです。

ちょっとギモン

タマゴで食中毒を起こすことってあるの？

タマゴには、食中毒の原因とされるサルモネラが30,000個に1個の割合で含まれています。食中毒を防ぐために大切なのは温度管理です。たとえば37℃の環境にタマゴを1日置いておくと生食では危険な状態になりますが、10℃で保管すれば50日間置いていても大丈夫です。また、サルモネラは熱に弱く、60℃くらいの温度で死んでしまいます。そのため、タマゴは必ず冷蔵庫で保存し、生食の期限を過ぎたタマゴはしっかり加熱調理して、調理後すぐに食べることが食中毒を防ぐポイントです。

二日酔い予防にはタマゴが効果的

　お酒を飲むと、アルコールは肝臓で分解され、二酸化炭素と水となって汗や尿から排出されます。アルコールが分解されるときに必要なのが、タマゴに含まれるメチオニンという必須アミノ酸で、二日酔いの薬にも使われています。

　タマゴに含まれるアミノ酸のうち、グルタミン酸、システイン、グリシンが結合したグルタチオンは、弱った肝機能を高める働きをします。また、ビタミンB群もアルコール代謝に必須の成分。タマゴを食べることで、多方面から二日酔いを予防し疲れた肝臓をいたわることができるのです。

　ただし、タマゴは調理法によって消化吸収の時間が大きく異なります。半熟玉子なら約1時間半ですが、ゆで卵や目玉焼きは倍の3時間かかるため、二日酔い対策のときは調理法に工夫が必要です。

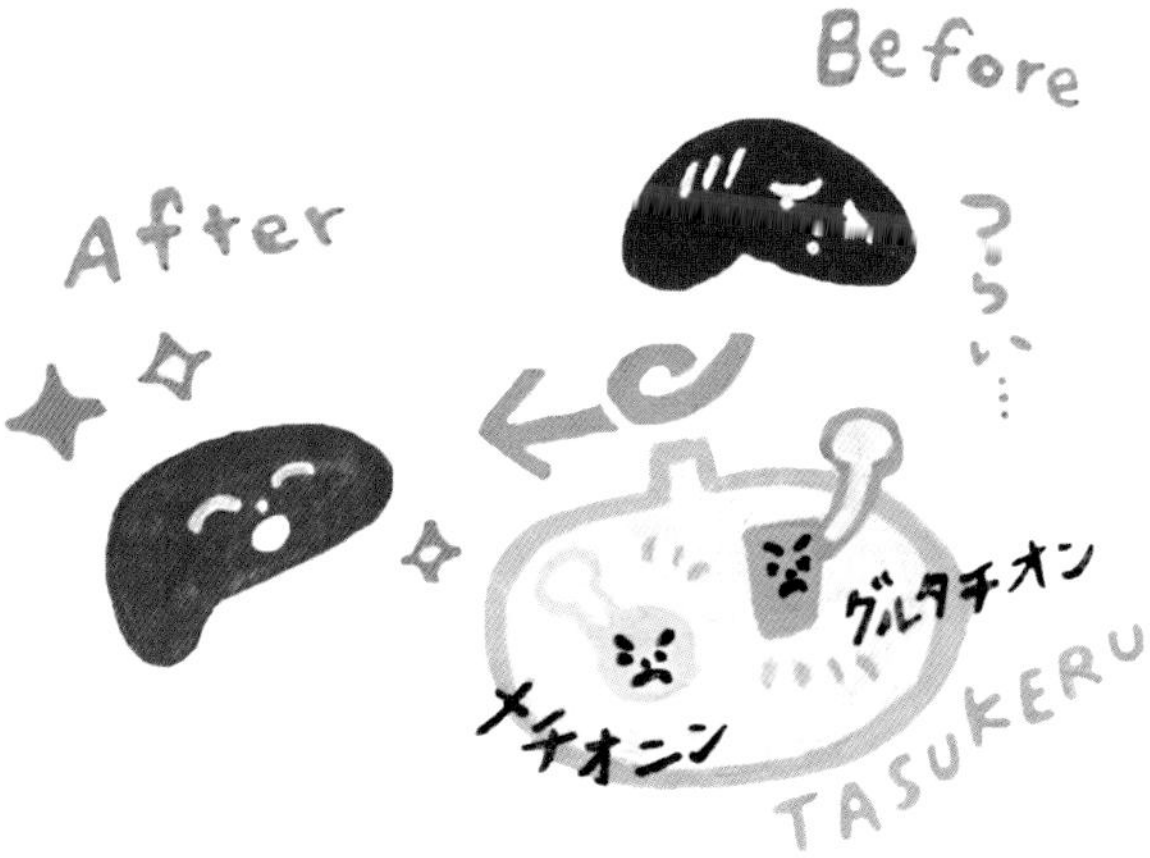

二日酔いにはしじみ入りの玉子雑炊を

材料（1人分）

しじみ…50g
温かいごはん…茶碗1杯分
卵…1個
だし汁…120㎖
しょうゆ…少々
塩…少々
長ねぎ…適量（小口切り）

作り方

1 砂出ししたしじみをだし汁でゆで、身を取り出す。

2 しじみの煮汁にごはんを入れ、しじみの身を戻し、ごはんが好みのやわらかさになるまで煮る。

3 しょうゆと塩で味を調え、溶き卵を流し入れる。鍋にふたをして20秒ほど煮て、長ねぎを散らす。

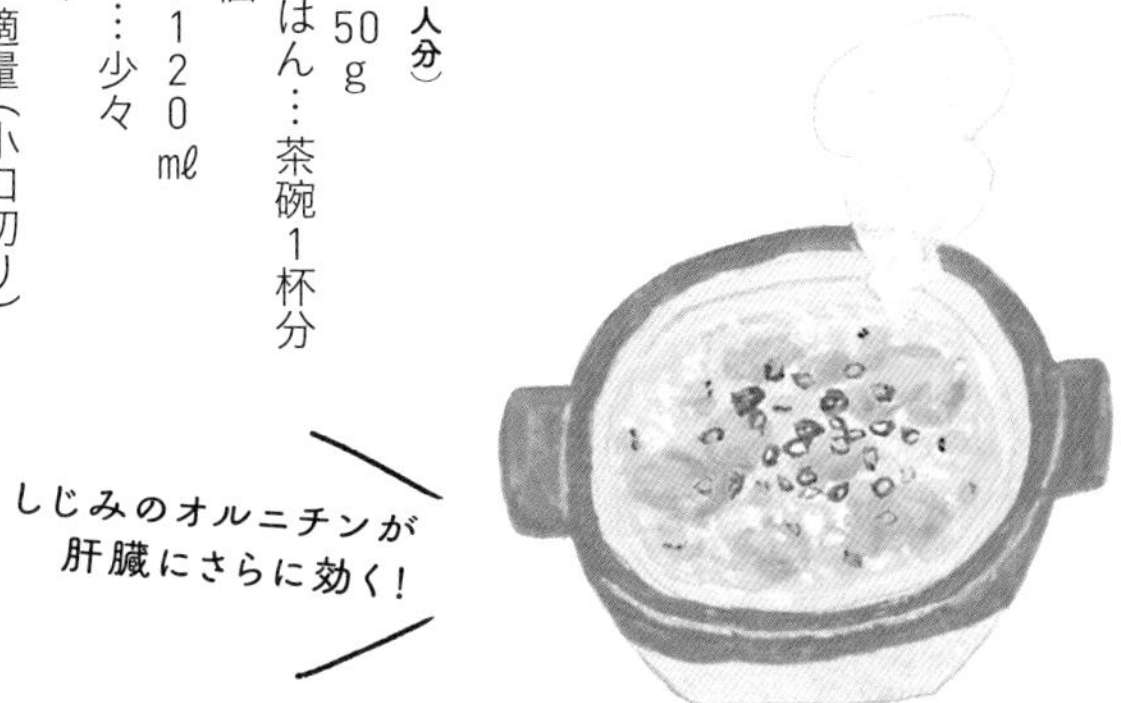

タマゴの底力

疲労回復効果で心も身体もスッキリ

タマゴに豊富なアミノ酸が疲労回復に大活躍

タマゴには、疲労回復効果もあることをご存じでしょうか。

タマゴのたんぱく質を構成するアミノ酸のうち、ＢＣＡＡと呼ばれるバリン、ロイシン、イソロイシン、そしてアルギニンなどが、**筋肉のエネルギー源となり、疲労を回復してくれます。**

また、卵白たんぱく質から分解されたペプチドは、疲労回復効果が高いことが研究で明らかになりました。

ペプチドは、たんぱく質が胃や小腸で分解されてできる、小数のアミノ酸の結合体。たんぱく質より小さいため体内へ素早く吸収されます。

北海道教育大学の杉山喜一教授は、中高年のマラソンランナーを対象に、卵白ペプチドを摂取するグループと摂取しないグループに分け、２ヵ月間にわたって疲労回復効果を調査しました。

その結果、卵白ペプチドを摂取したグループのほうが、主観的な疲労度が低いことがわかりました。

さらに、筋肉のエネルギー代謝に関係するクレアチンキナーゼという酵素の消耗が低く抑えられ、**筋肉のダメージを軽減したり、疲労回復を早めたりする効果も認められました。**

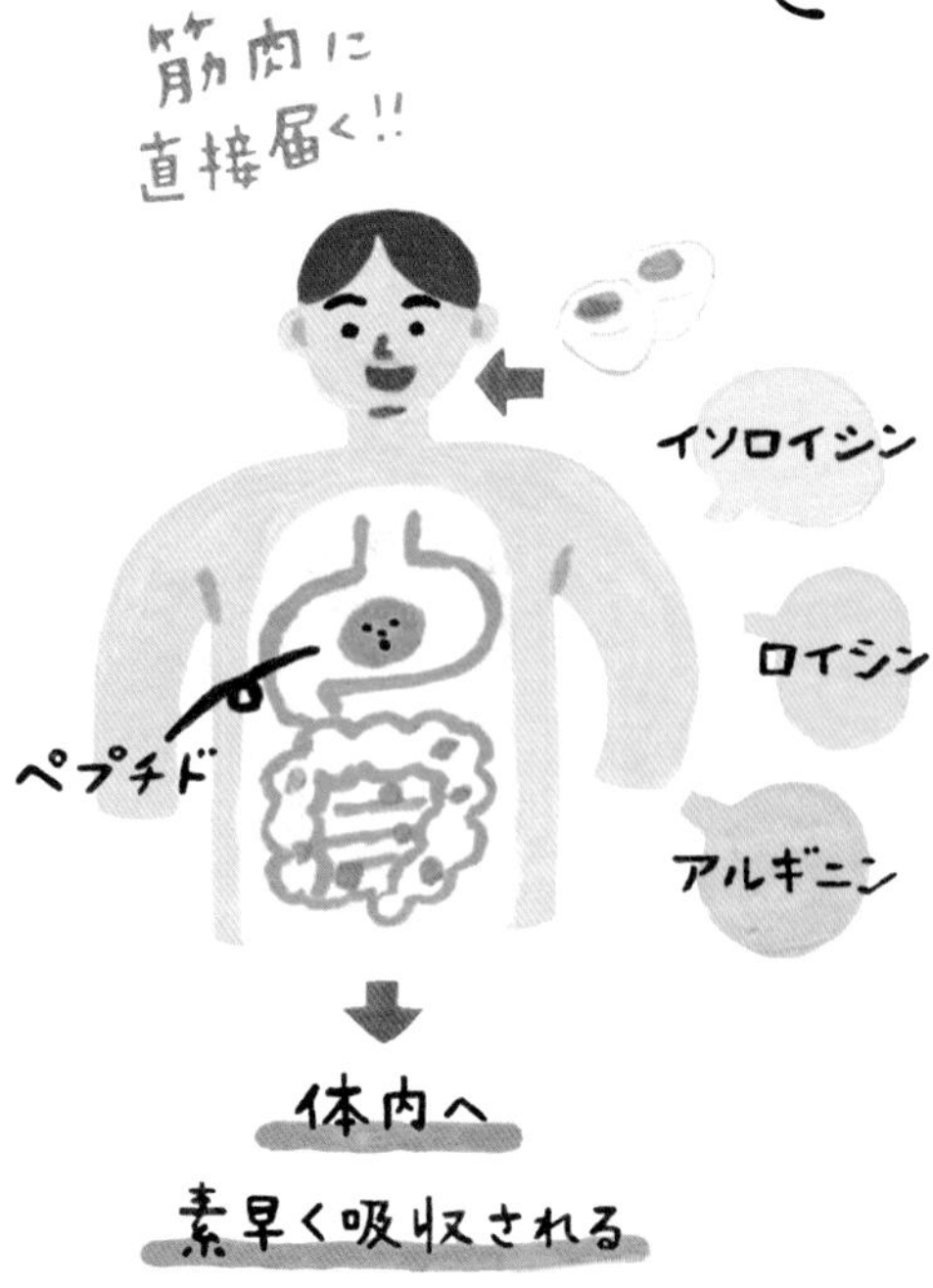

睡眠の質もアップする

疲労やストレスがたまったときは、ぐっすり眠ることも、身体や心を回復させるカギになります。そのためには、睡眠の質を高めることが大切です。タマゴを食べることで、その問題も解決することが明らかになりました。

調査は、60歳以上の中国人高齢者約6万3500人を対象に9年間にわたり行われました。対象者のタマゴ、肉、野菜、果物の4種類の摂取状況と、睡眠の質、睡眠時間との関連性を調べたところ、タマゴを「ほとんど摂取しない」「まったく摂取しない」人に比べ、「毎日摂取する」人の睡眠の質は10%増加したのです。

卵白ペプチドでストレス低減

卵白たんぱく質由来のペプチドには、身体の疲労だけでなく、精神的疲労感の緩和作用もあることがわかってきました。[6] その効果は、医薬品に匹敵するほどです。

仕事や人間関係などで「ちょっと疲れたな」と感じるときは、意識してタマゴを食べましょう。

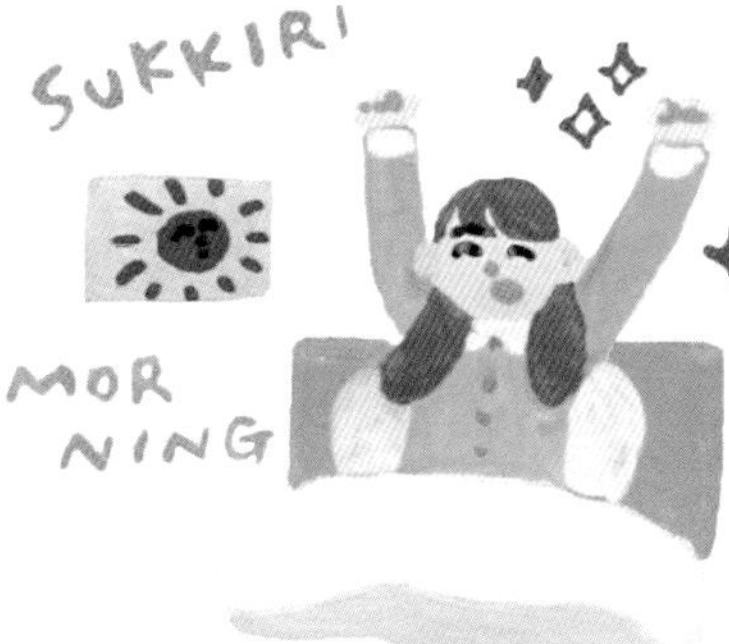

ちょっとギモン

? タマゴの色で栄養価は変わる？

スーパーで見かけるタマゴの殻の色のほとんどは白と赤の2種類です。どうやら多くの人は、赤タマゴのほうの栄養価が高いという印象を抱いているようです。でも実際、白と赤の栄養価はほぼ同じ。色の違いは鶏の種類によって決まります。赤タマゴを産む鶏のほうが数は少ないので、市場で出回る数が少なく値段がやや高め。そのため、栄養価が高いと勘違いされているのかもしれません。

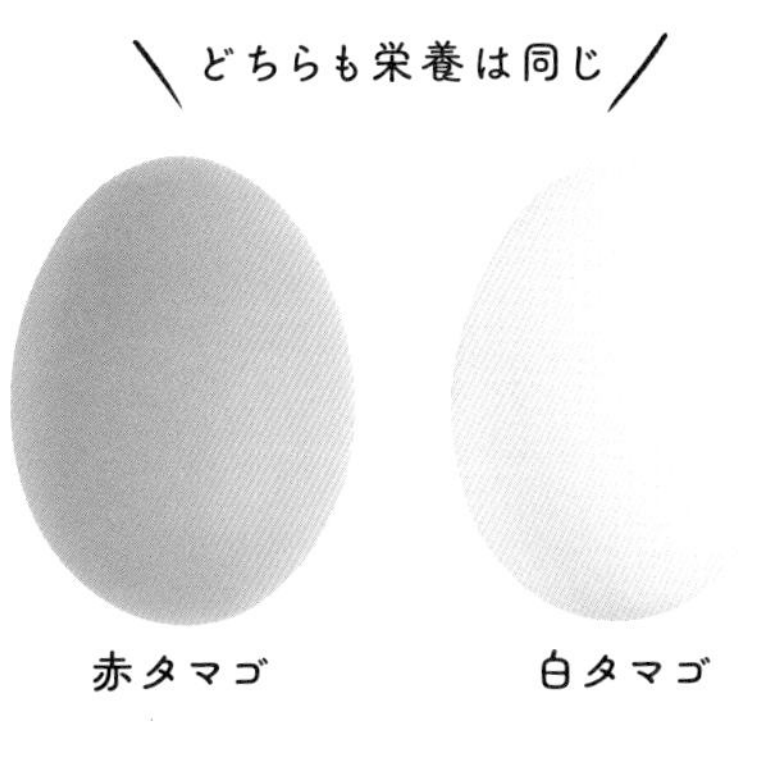

タマゴの底力

老化に伴う症状の発症を防ぐ

寝たきりの原因になるサルコペニアを予防

ロコモティブシンドローム（運動器症候群、通称：ロコモ）は、足腰の筋肉や骨、関節などが衰えて運動機能が低下した状態をいいます。その中でもとくに、全身の筋肉量が減り、筋力が低下した状態を「サルコペニア」と呼んでいます。

筋肉は30歳ごろをピークに加齢とともに減少し、高齢になるとサルコペニアのリスクが高まります。予防には、良質なたんぱく質を摂取するとともに適度な運動を行い、筋肉の減少をくいとめることが必要です。

タマゴを食べて軽い運動をすると、筋肉のエネルギー源であるBCAA（P.40参照）の利用効率が高まり、疲労を回復するだけでなく、筋肉量を増やして筋力をアップする効果も認められています。

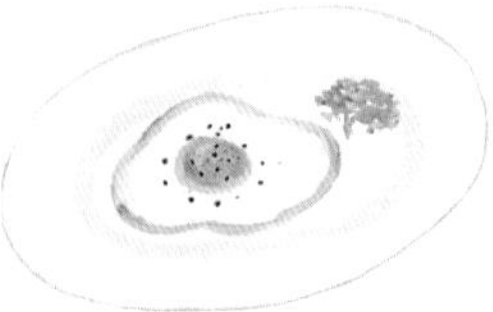

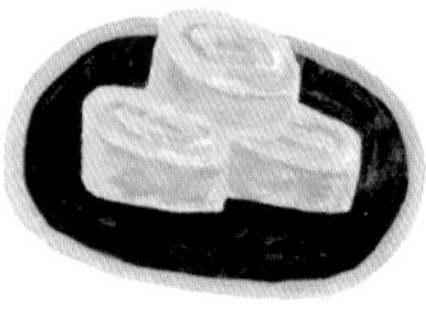

タマゴはやわらかく加工、調理ができる。そのためタマゴ料理は高齢者にも好まれる傾向にある。

レシチンは心疾患や脳血管疾患のリスクを低下

高齢者は、血管の老化にも注意が必要です。

血管が老化すると弾力を失って血流が悪くなり、心疾患や脳血管疾患のリスクが高まります。

タマゴには、血管の弾力をしなやかに保ち、老化を防ぐレシチンという成分が豊富に含まれています。体内ではほとんど合成されないため、食事からの摂取が必要です。

卵黄の成分は白内障を予防

白内障も老化現象の一つですが、卵黄の天然色素に含まれるルテインとゼアキサンチンが眼の網膜などに蓄積されることで、眼を健康に。白内障や、加齢性黄斑変性症のリスクも低減してくれます。

ルテインを含むサプリメント、ほうれん草、タマゴで吸収率を調べた結果、タマゴでの吸収率が明らかに高いことがわかりました。

タマゴはルテインの吸収率が高い

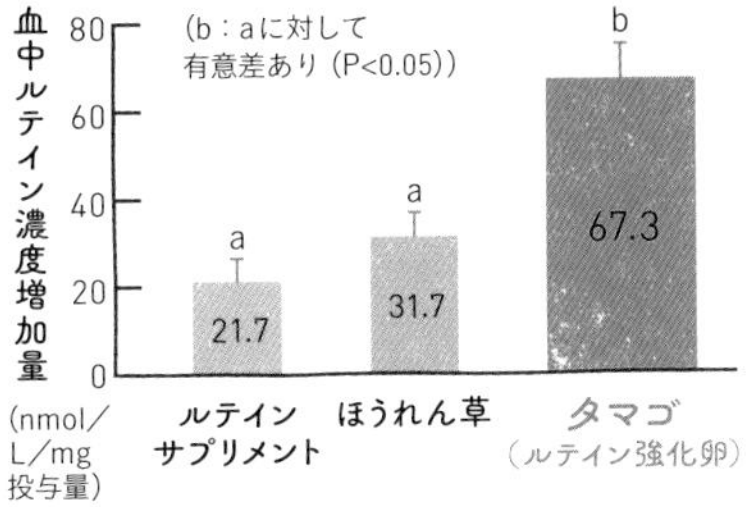

アメリカ人の男性10名で10日間ずつ、毎日ルテイン6㎎をタマゴ、ほうれん草、ルテインサプリメントから摂取し、血中ルテイン濃度を比較。

出典：Chung HY et al., J. Nutr., 2004, 134：1887-1893.

コリンは認知症発症のリスクを低減

レシチンはコリンという脳に欠かせない成分も含んでいます。コリンから作られるアセチルコリンは記憶力や学習能力を高める働きをし、認知症予防にも欠かせません。

レシチンの摂取量が多い人ほど、認知症の発症リスクが低いという研究結果も報告されています。また、研究対象者がコリンの供給源としていた食べ物は、タマゴ類が半分近くを占めていました。コリン摂取量から換算すると、1日にタマゴ約1個以上食べていた人の認知症発症率が一番低かったことになります。

コリンの供給源はタマゴがNo.1

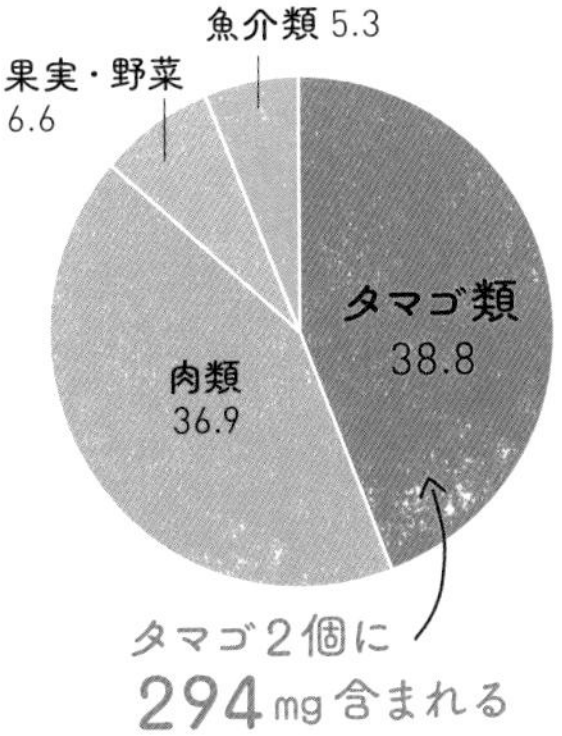

※日本人のホスファチジルコリンの摂取量に対する食品群別寄与率（%）

タマゴを食べることで認知症のリスクが22％減

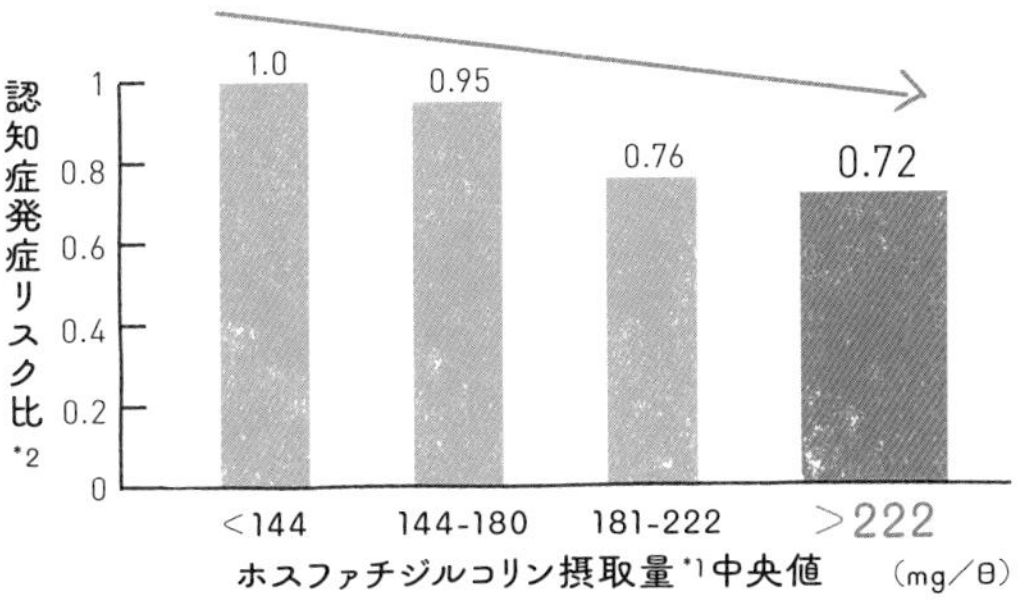

フィンランドの男性約2500名（42〜60歳）を対象に、コリン摂取量と認知症発症リスクの関係を22年間調査。

＊1　ホスファチジルコリン由来のコリン量
＊2　もっとも摂取量が少ない群の発症リスクを1とした
出典：Yiliauri MPT et al., Am. J. Clin. Nutr., 2019, 110：1416-1423.

美容・貧血の改善など女性にうれしい効果も

卵殻膜が美肌や美白をもたらす

タマゴの殻の内側についている薄い膜。これは「卵殻膜」と呼ばれるもので、コラーゲンなどのたんぱく質が主成分です。肌成分に近く、傷ついた皮膚を再生する働きがあります。

また、卵殻膜に含まれるアミノ酸の一種のシスチンには美白作用が認められています。そのため、近年は卵殻膜を酵素などで水に溶けるよう加水分解し、化粧品の素材として幅広く利用されています。

卵の殻のカルシウムは骨量を増加させる

タマゴの殻の主成分である炭酸カルシウムが微粒子化され、食品やサプリメントとして活用されています。閉経後の女性を対象に、1日300gの卵殻カルシウムを摂取、炭酸カルシウムを摂取、摂取なしのグループに分け12ヵ月後の骨量を比較しました。結果、卵殻カルシウムを摂取したグループの骨量が増加。卵殻カルシウムが体内に吸収しやすい構造ということも明らかになりました。

卵殻カルシウムで骨量が増加

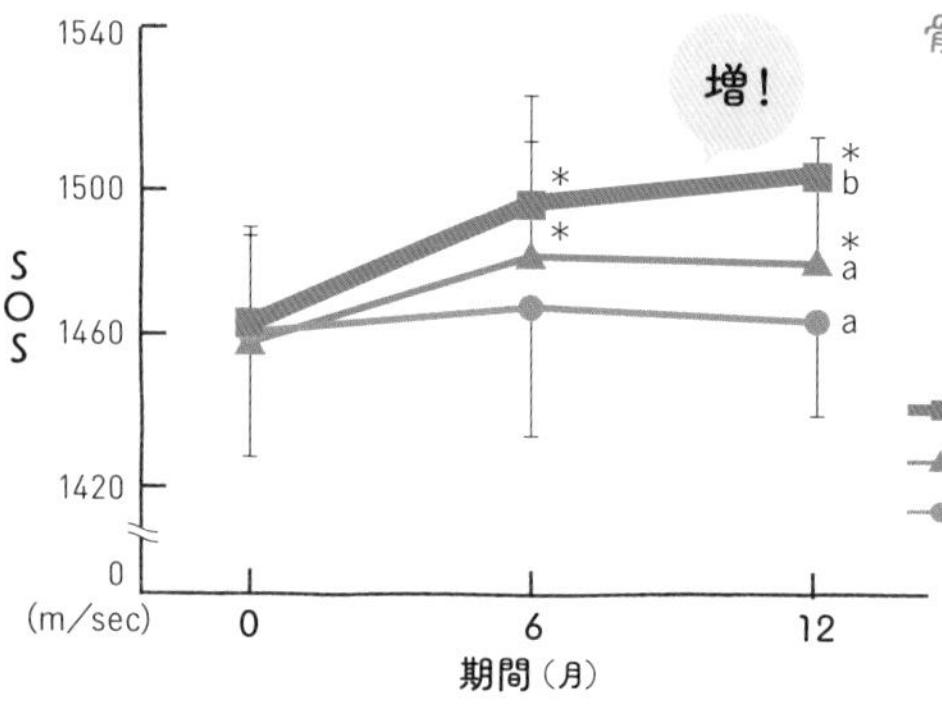

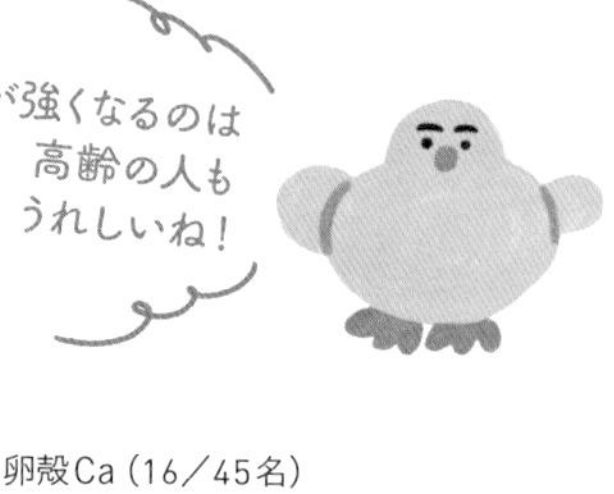

*試験前に対して有意差あり(P<0.05)
b:aに対して有意差あり(P<0.05)
※SOSとは骨量の指標で数値が大きいほど骨量が多い

骨量はSOS(超音波伝搬速度)で測定。ベトナムではこの研究後、卵殻カルシウム配合の栄養食品が販売になった。

出典:Sakai S et al., J. Nutr. Sci. Vitaminol., 2017, 63:120-124.

ホルモン変化による ゆらぎも和らぐ

幸せホルモンと呼ばれる「セロトニン」ですが、タマゴに豊富に含まれるトリプトファンは、セロトニンの分泌を促し、イライラや憂鬱な感情を和らげる働きをしてくれます。

ホルモンバランスが乱れやすい更年期の女性（45〜49歳）を対象に、タマゴから抽出したトリプトファン入りのサプリメントと、何も入っていないサプリメント（プラセボ）を摂取した2つのグループで感情の変化や睡眠の質を比較しました。調査の結果、摂取したグループでは、ネガティブな感情に振り回されず、睡眠にもよい影響が見られました。女性ホルモンによるゆらぎも改善する効果があるといえます。

貧血にはブロッコリー月見グラタンを

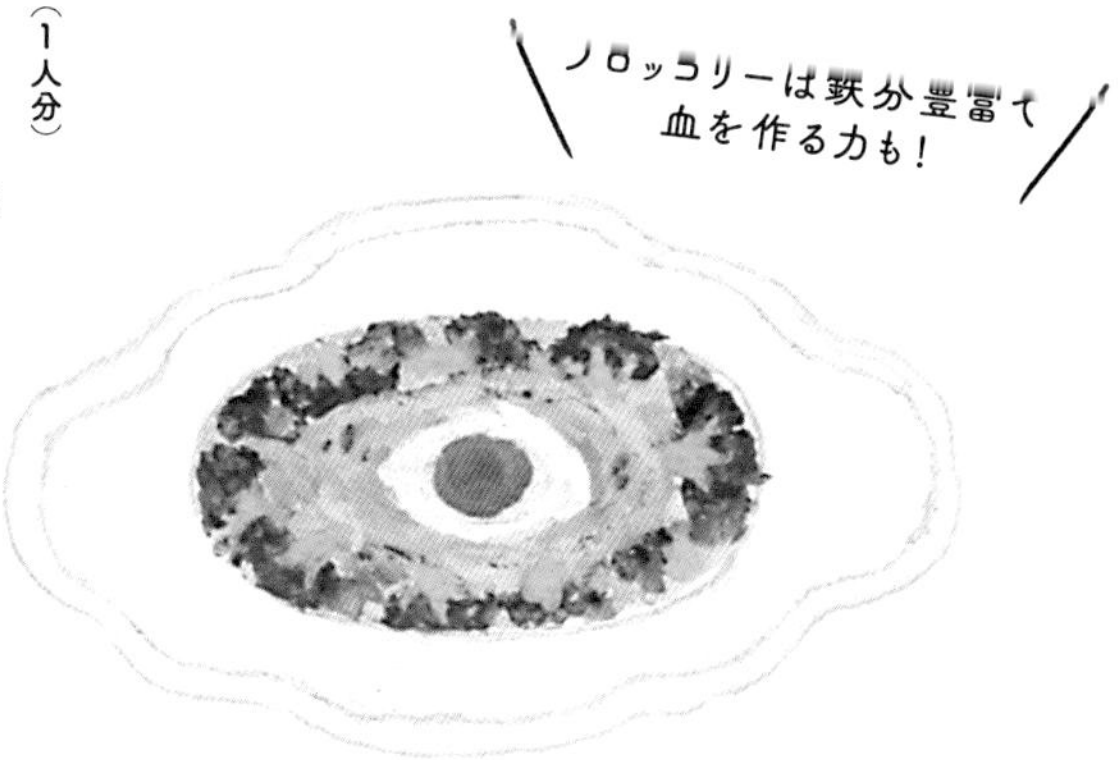
ブロッコリーは鉄分豊富で
血を作る力も！

材料（1人分）

ブロッコリー…45g
ベーコン…1/2枚
卵：1個
マヨネーズ…大さじ2

作り方

1. ブロッコリーを小房に分け、マヨネーズ大さじ1であえる。
2. 耐熱容器に**1**を入れ、1cm幅に切ったベーコンを散らし、残りのマヨネーズをかける。
3. 中央に卵を割り入れ、オーブントースターで好みの固さになるまで焼く。

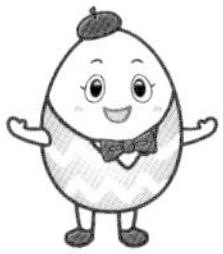

タマちゃんミニCOLUMN

卵殻膜は外傷治療に使われていた

卵殻膜が傷の治療に効くことは、古くから知られていました。中国では今から約440年前に編纂された薬学書『本草綱目』に、卵殻膜を傷の治療に使用した例が掲載されています。日本でも江戸時代から、力士がケガをすると、傷口に卵殻膜を貼って治す方法が長年受け継がれていました。切り傷を縫うより傷痕も残りにくいとされ、「天然の絆創膏」と呼ばれていたようです。

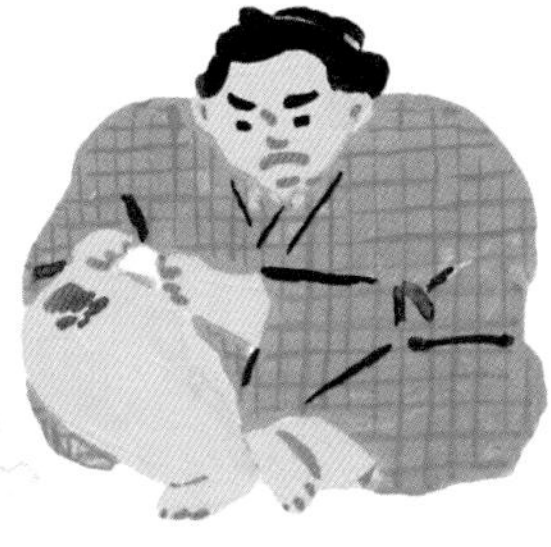

タマゴの底力

いつもの食事にタマゴを添えると一段と健康的に栄養をとれる

タマゴ＋野菜で栄養素の吸収率がアップ

野菜を食べるときに、ぜひ習慣づけたいのが「タマゴと一緒に食べる」こと。アメリカの研究で、野菜サラダをタマゴと一緒に食べた人の血中のカロテノイド類濃度を調査したところ、血中濃度が明らかに上昇していました。日本人でも同様の効果が認められています。

カロテノイド類は、にんじんやトマトなど緑黄色野菜に多く含まれる色素成分で、β-カロテン、リコピン、ルテインなどの総称です。脂に溶けやすい性質があるため、脂質を含むタマゴと一緒に食べることで、体内での吸収率が高くなったのです。

野菜だけでは、ビタミンやミネラル、食物繊維は補えますが、エネルギーや身体のもとを作るたんぱく質が不足してしまいます。タマゴ1個が、たんぱく質の脂質の不足分を補い、バランスのよい食事に変えてくれるのです。しかも、タマゴが野菜の栄養素を効率よく吸収するのを助けるため、野菜を食べるときは「＋タマゴ」がおすすめです。

袋ラーメンも、＋タマゴで栄養バッチリ！

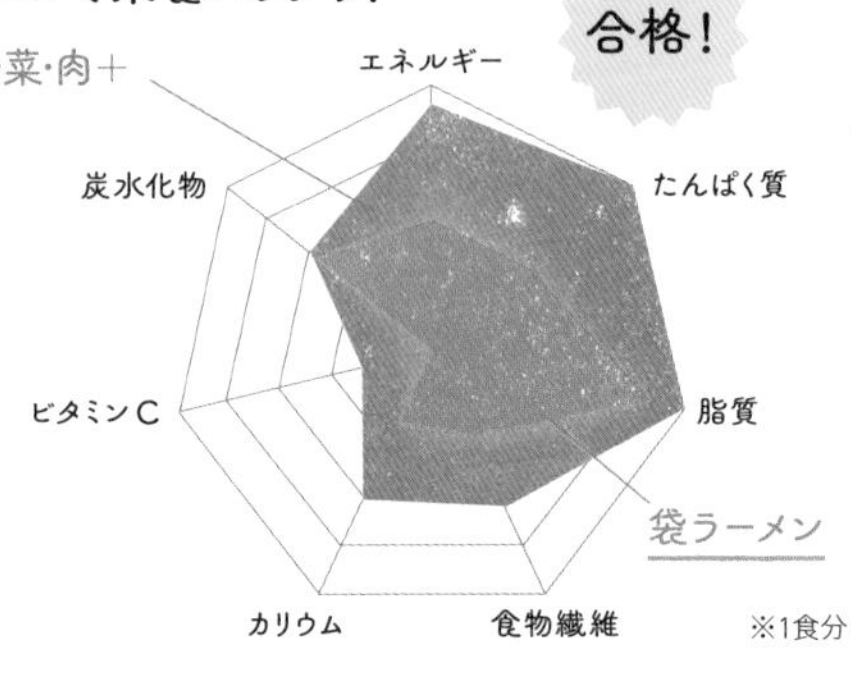

※1食分＝1日の1/3として計算

カップ麺に
入れるだけでも、
たんぱく質＆満足度
アップ！

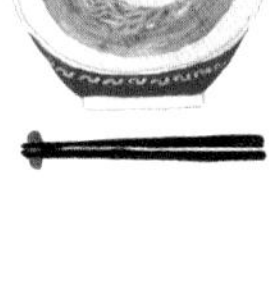

タマゴ入り袋ラーメン

袋ラーメンに野菜、肉、タマゴ1個をプラスしたときの1食分の栄養充足率を図式化。

1日に必要な
たんぱく質とエネルギー量

1日におけるたんぱく質とエネルギーの目標摂取量を、
身体活動レベルと年齢ごとにまとめました。2章では料理ごとの栄養価も記載しています。
3食で十分な栄養を摂取するための献立づくりに役立ててください。

たんぱく質

（g/日）

性	男性			女性		
身体活動レベル※1	Ⅰ	Ⅱ	Ⅲ	Ⅰ	Ⅱ	Ⅲ
18～29歳	75～115	86～133	99～153	57～88	65～100	75～115
30～49歳	75～115	88～135	99～153	57～88	67～103	76～118
50～64歳	77～110	91～130	103～148	58～83	68～98	79～113
65～74歳	77～103	90～120	103～138	58～78	69～93	79～105
75歳以上	68～90	79～105	—	55～70	62～83	—

エネルギー

（kcal/日）

性	男性			女性		
身体活動レベル※1	Ⅰ	Ⅱ	Ⅲ	Ⅰ	Ⅱ	Ⅲ
18～29歳	2,300	2,650	3,050	1,700	2,000	2,300
30～49歳	2,300	2,700	3,050	1,750	2,050	2,350
50～64歳	2,200	2,600	2,950	1,650	1,950	2,250
65～74歳	2,050	2,400	2,750	1,550	1,850	2,100
75歳以上	1,800	2,100	—	1,400	1,650	—

※1：身体活動レベルは、低い、ふつう、高いの3つのレベルとして、それぞれⅠ、Ⅱ、Ⅲで示した
出典：厚生労働省『日本人の食事摂取基準（2020年版）』

「＋タマゴ」で健康管理が簡単に

「＋タマゴ」は体調管理や健康維持にも役立てることができます。タマゴを1個加えると、筋力アップや疲労回復、老化や生活習慣病予防などに効果的な食べ合わせが完成します。

タマゴは、熱を加えると固まったり（熱凝固性）、本来混ざり合わないものを混ぜ合わせたり（乳化性）、泡立てた卵白でふんわりした食感を作ったり（起泡性）という多様な調理特性があり、調理法を工夫すれば、自在に料理を作ることができます。たとえば二日酔いのとき、しじみ汁に生タマゴを溶いて加えれば、ふわふわのかきたましじみ汁のできあがり。栄養だけでなく、おいしさもプラスされるので一石二鳥です。

タマちゃんCOLUMN

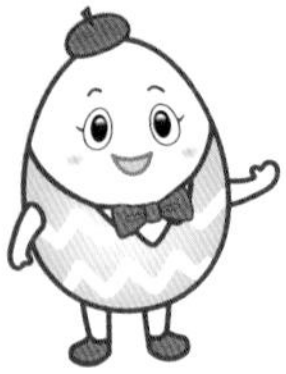

タマゴアレルギーを予防できる日も近い？

タマゴアレルギーは、主に卵白のたんぱく質が原因で、多くは乳幼児が発症します。乳幼児は消化器が未発達で、アレルギー反応を起こす抗原（アレルゲン）が腸の粘膜を通過してしまうことで発症するといわれています。そのため、一般的には消化器の発達とともに治癒していきます。

0歳児ではアレルギー原因物質の約55％をタマゴが占めていますが、3〜6歳に約19％、18歳以上では5％未満にまで低下します。タマゴアレルギー予防には、離乳食でタマゴを除去する方法が一般的となっていますが、予防効果があるという科学的事実は認められていません。むしろ、少しずつ食べさせたほうがよいという研究結果があります。

タマゴアレルギーは大人になると治る人が多い

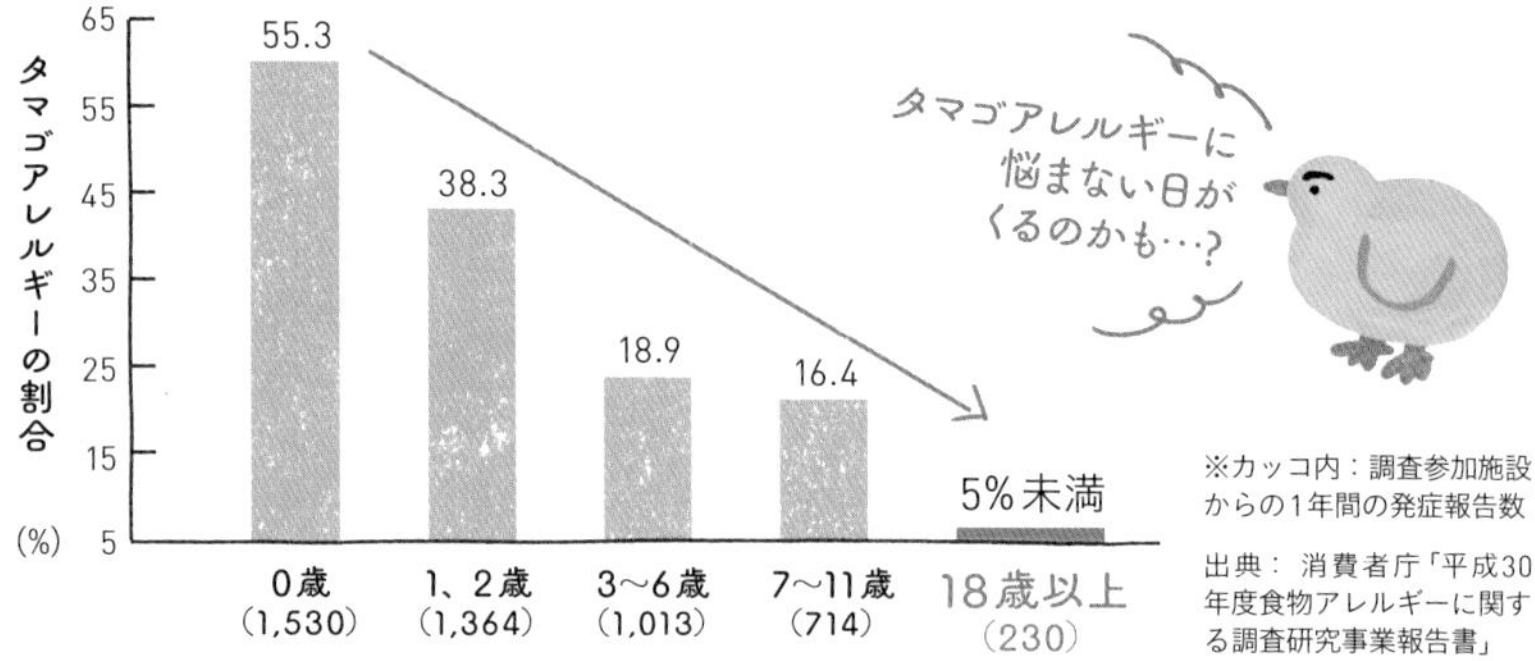

※カッコ内：調査参加施設からの1年間の発症報告数

出典： 消費者庁「平成30年度食物アレルギーに関する調査研究事業報告書」

タマゴアレルギーの発症を予防する研究が進んでいる

食物アレルギーの発症リスクが高いアトピー性皮膚炎の乳児を2群に分け、離乳食の早期から固ゆで卵の粉末を少量ずつ食べさせる群と、食べさせない群の1歳時点のタマゴアレルギーの発症率を比較。食べさせた群の発症比率が約8割も減少しました。アレルゲンを少しずつ食べることで、予防できる可能性が見えてきたのです。

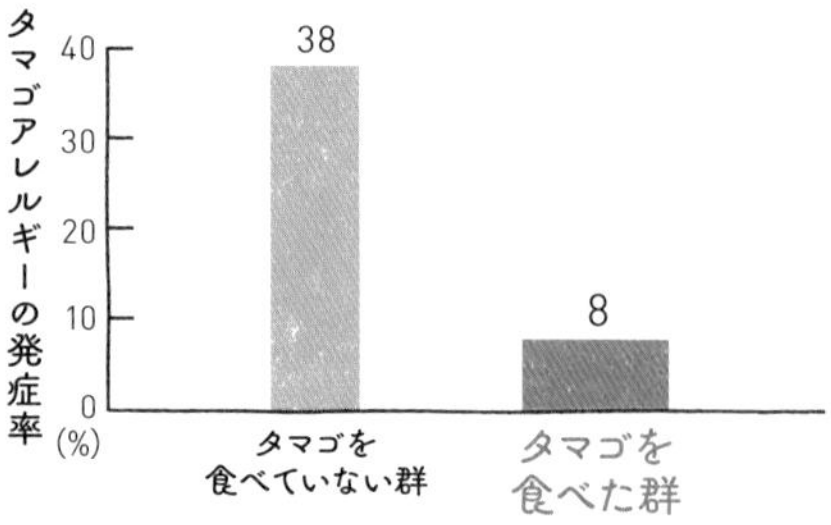

まだ研究段階であり、一般診療として推奨されているものではありません。タマゴアレルギーと診断された方のタマゴ摂取の可否、及び予防を目的とした実際のタマゴ摂取については、必ず専門医の指導に従ってください。

出典：Natume O et al., Lancet, 2016, 389：276-286.

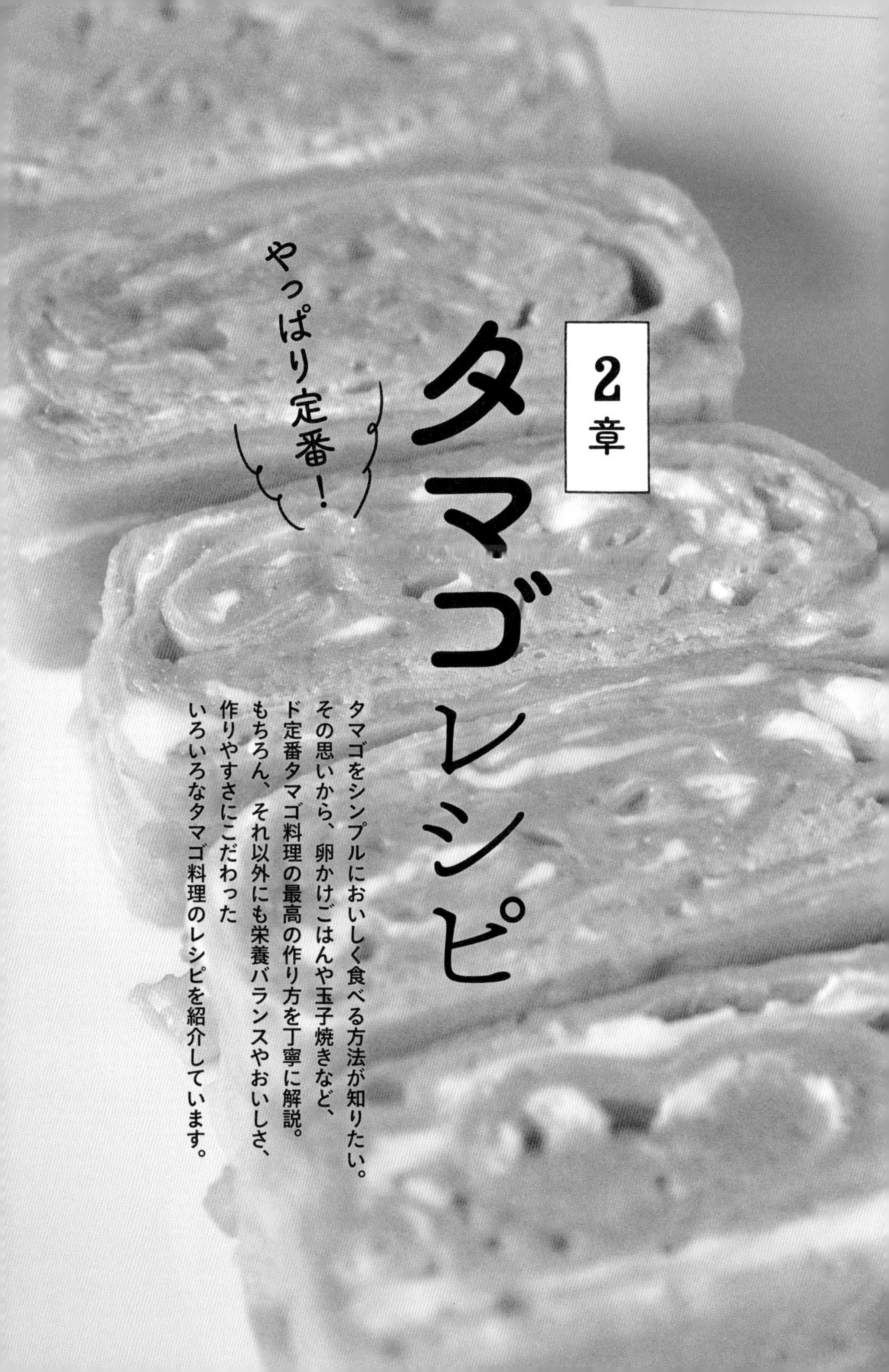

2章 タマゴレシピ

やっぱり定番！

タマゴをシンプルにおいしく食べる方法が知りたい。
その思いから、卵かけごはんや玉子焼きなど、
ド定番タマゴ料理の最高の作り方を丁寧に解説。
もちろん、それ以外にも栄養バランスやおいしさ、
作りやすさにこだわった
いろいろなタマゴ料理のレシピを紹介しています。

タマゴ七変化

~主役にもわき役にも
あっという間に早変わり~

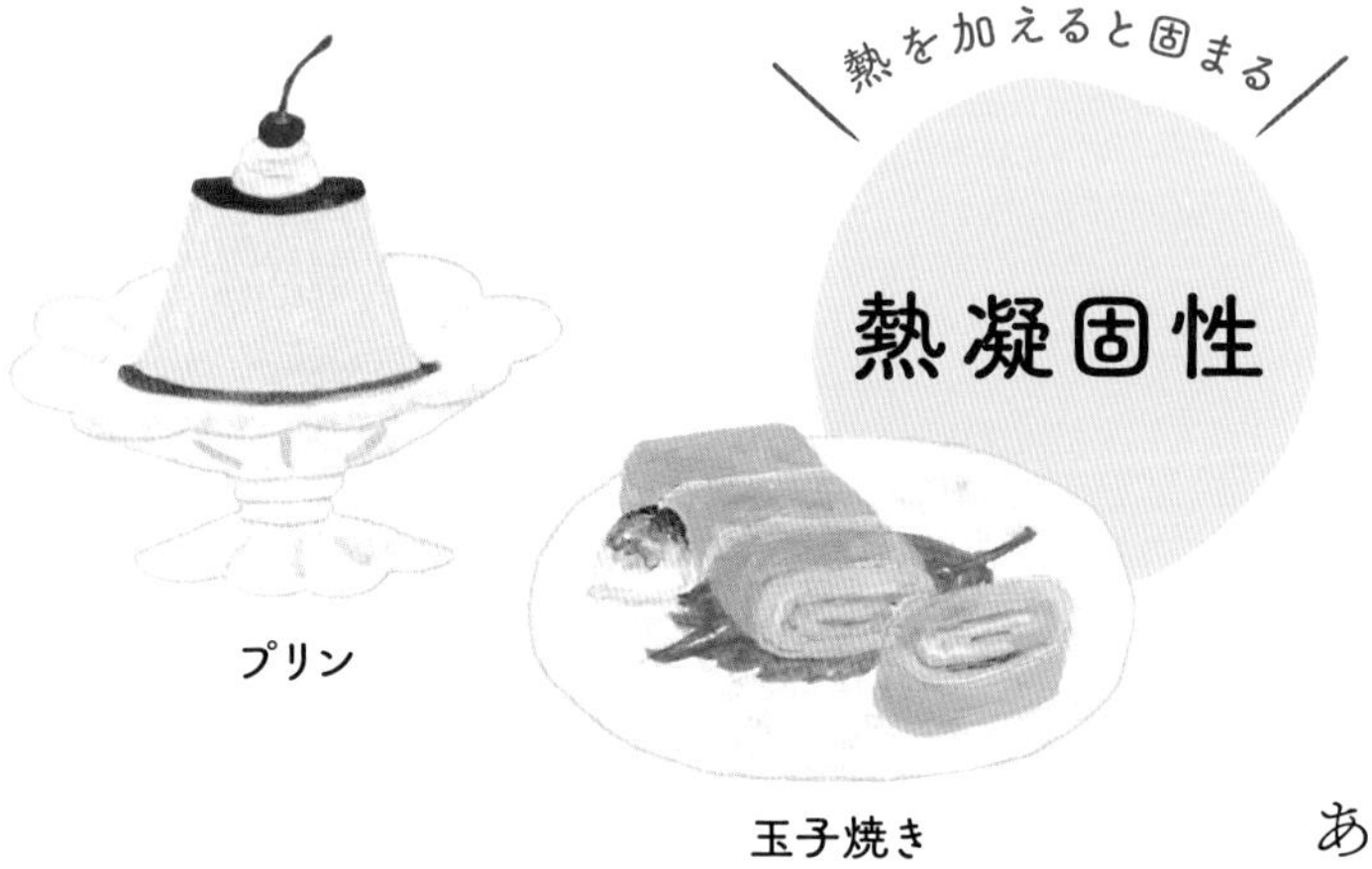
熱を加えると固まる
熱凝固性
プリン
玉子焼き

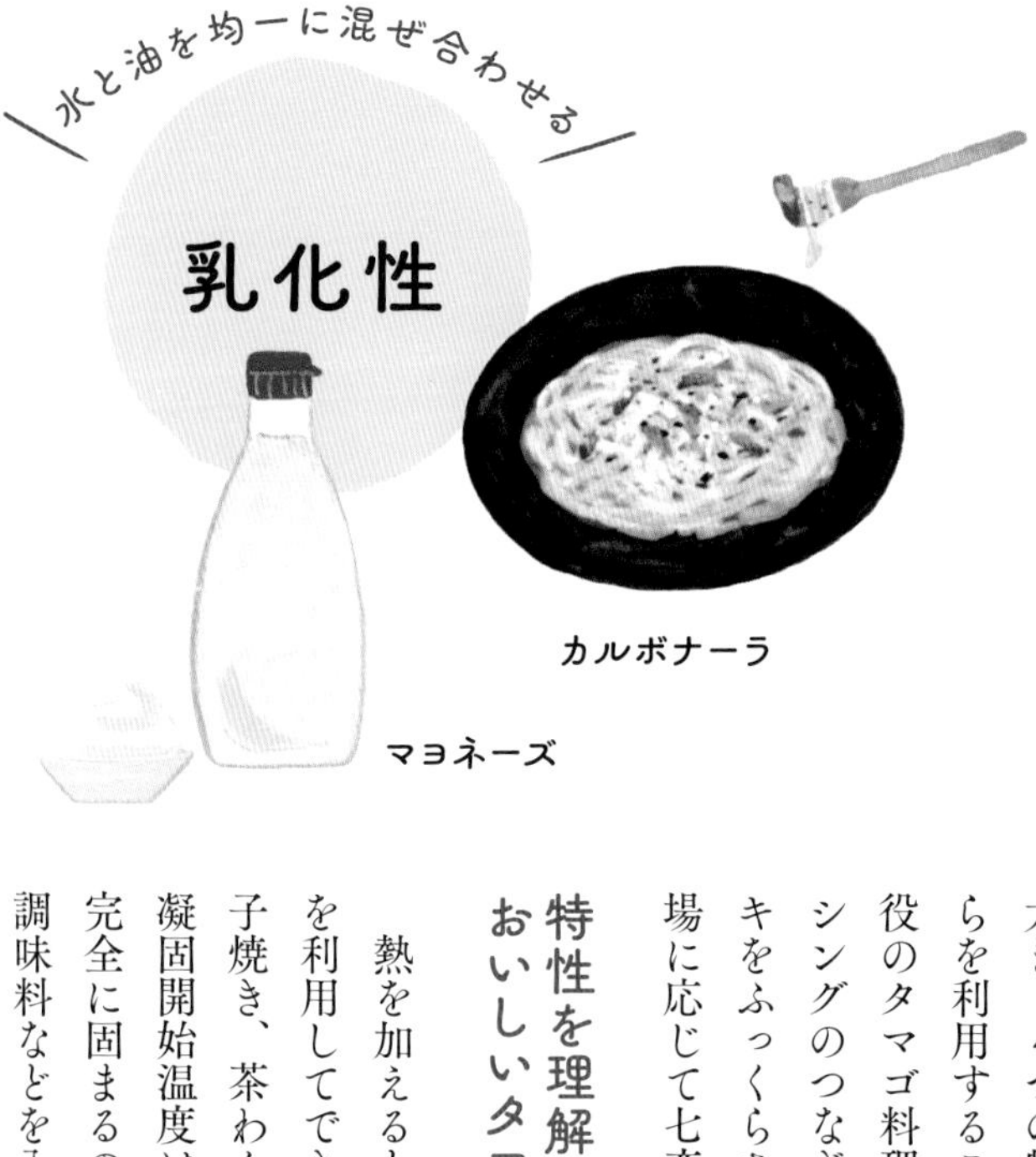
水と油を均一に混ぜ合わせる
乳化性
カルボナーラ
マヨネーズ

焼く、蒸す、ゆでる。調理法で姿が変わる

タマゴは栄養価だけでなく、調理面でも優れた特性をもっています。大きく4つの特性に分けられ、これらを利用することで、あるときは主役のタマゴ料理、あるときはドレッシングのつなぎ役、あるときはケーキをふっくらさせる立役者と、その場に応じて七変化の活躍をします。

特性を理解することがおいしいタマゴ料理への近道

熱を加えると固まる「**熱凝固性**《ねつぎょうこせい》」を利用してできるのが、ゆで卵や玉子焼き、茶わん蒸しです。タマゴの凝固開始温度は目安として約66℃で、完全に固まるのは80℃です。牛乳や調味料などを入れると凝固温度が変

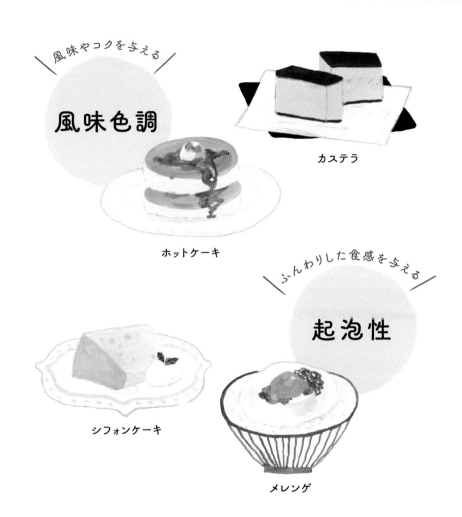

風味やコクを与える

風味色調

カステラ

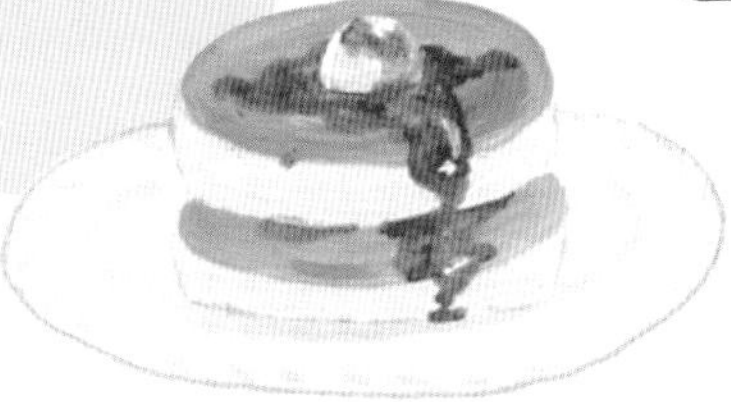

ホットケーキ

ふんわりした食感を与える

起泡性

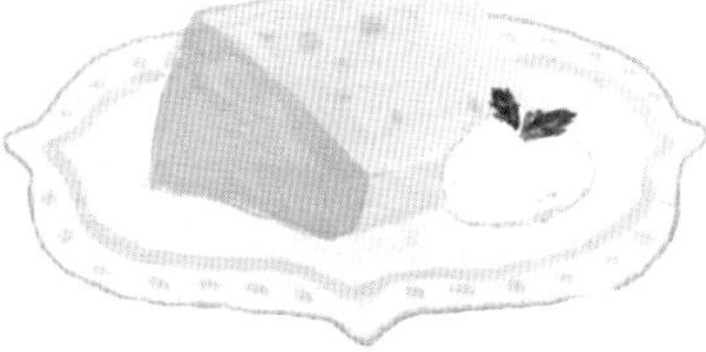

シフォンケーキ

メレンゲ

わるため、調理では加熱温度と時間をコントロールすることが、おいしさのポイントになります。

「乳化性《にゅうかせい》」は、卵黄の脂質成分が本来は混じりにくい水と油の分子を結合させて、粘着性のある質感を作りだす働きのこと。マヨネーズやアイスクリームはこの性質を利用しています。

「起泡性《きほうせい》」は、粘りのある卵白をかき混ぜると、しっかりとした泡ができる性質で、メレンゲやムース、ケーキなどに使われます。タマゴの鮮度がよいほど泡立ちにくく、弾力のある状態に仕上がります。

「風味色調《ふうみしきちょう》」は、卵黄の色と味を調理に生かすことで、味にコクを出して風味を高めたり、黄色の視覚効果でおいしそうに見せたりすることができます。

タマゴ調理のきほん

まずはタマゴの扱い方を紹介します。ちょっとしたことが「おいしいタマゴ」につながります。

❶ タマゴの割り方

殻が入らないようにするためには、まな板や調理台など平らなところでヒビを入れるのがポイントです。

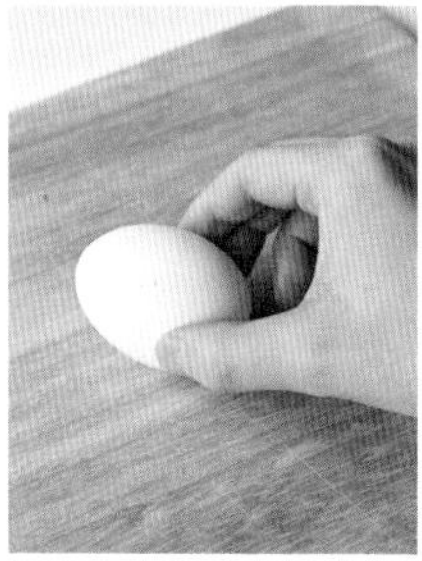

1 ヒビを入れる

まな板や調理台など平らなところにやさしくあてる。

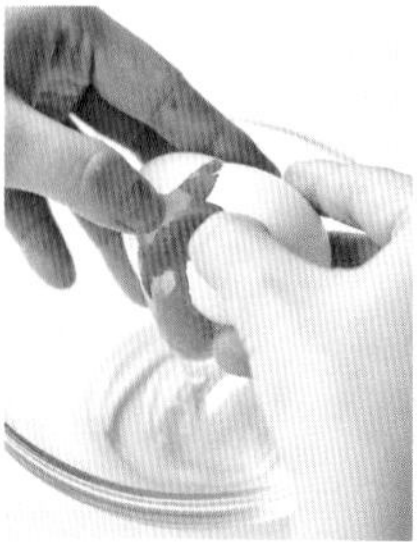

2 タマゴを割る

ヒビが入った部分に親指を置き、殻を左右に広げるように割る。

❷ タマゴの溶きほぐし方

料理によってタマゴを溶く程度を変えるのが、おいしいタマゴ料理を作るポイントです。スクランブルエッグのようにに、卵白と卵黄を均一な状態にするならしっかり、親子丼のように不均一にするならさっくり混ぜます。

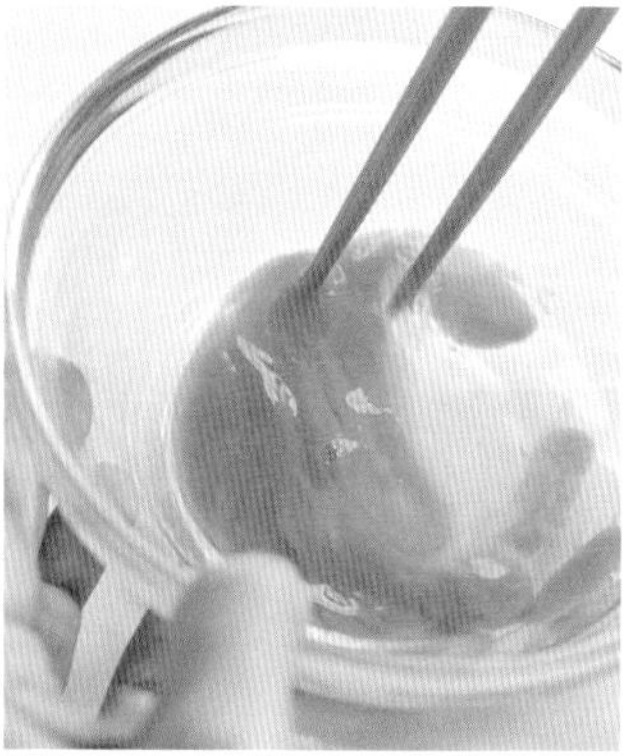

上下に切るように溶く

菜箸を少し開いた状態でボウルの底にあてて、上下に切るように溶く。

● さっくり混ぜの目安

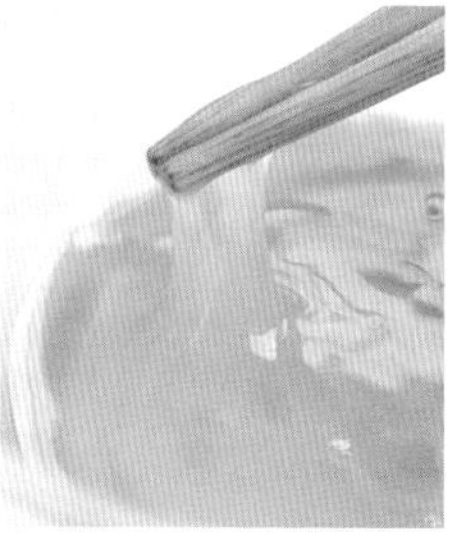

タマゴをすくうと卵白のかたまりをつまめる。卵白と卵黄をまだらに仕上げたいときの目安。

● しっかり混ぜの目安

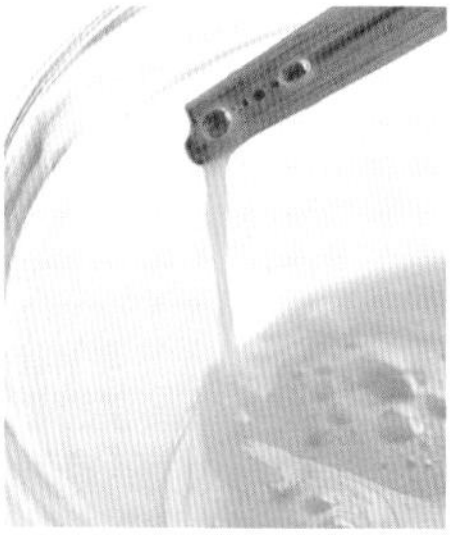

すくうと細い糸のようになる状態。40回以上は溶きほぐす。なめらかなタマゴに仕上げたいときに。

❸ カラザの取り方

あえて取り除く必要はありませんが、気になる人は取り除いてもＯＫです。割り箸を使うとカラザが滑らず、簡単に取り除けます。

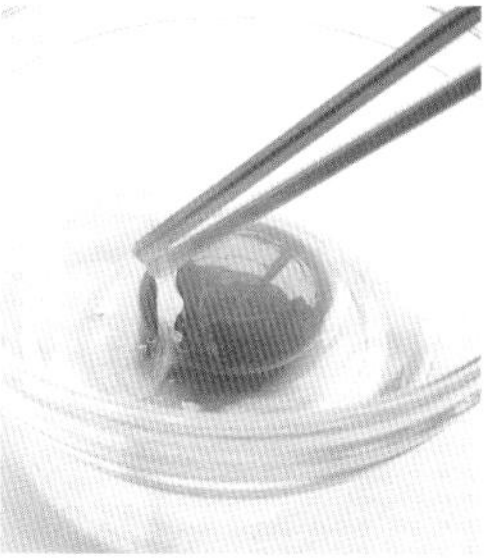

割り箸でつまむ

卵黄に近い部分に割り箸をさし込み、つまむようにしてすくう。

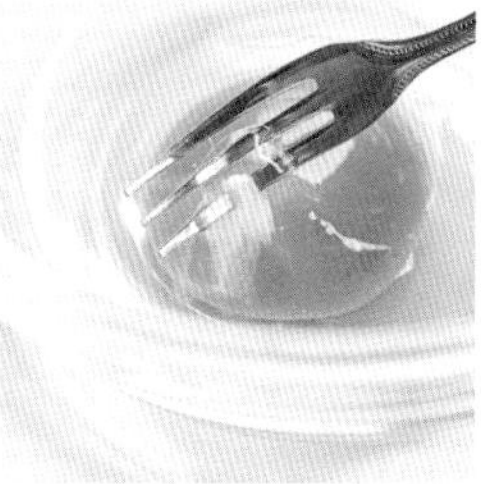

フォークを使う

フォークの先端にカラザをすべり込ませ、そのまますくい上げる。

❹ 卵黄と卵白の分け方

タマゴを卵黄と卵白に分ける必要があるときは、タマゴの殻を使います。取り分けるのが難しい人は、卵黄分離器グッズを使うと簡単にできます。

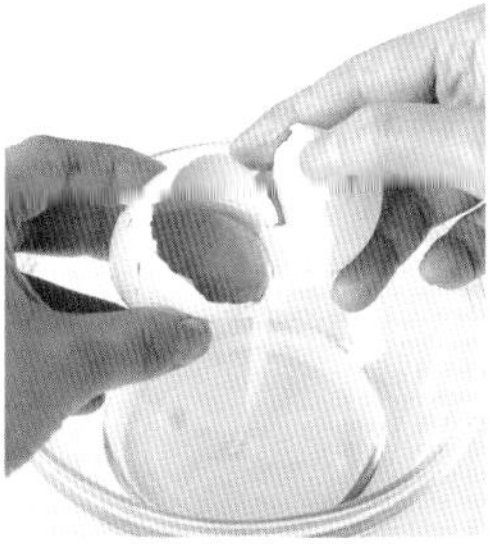

1 タマゴを割る

殻にヒビが入ったら、割れ目を上に向けた状態で殻を広げ、片方の殻に卵黄を残す。

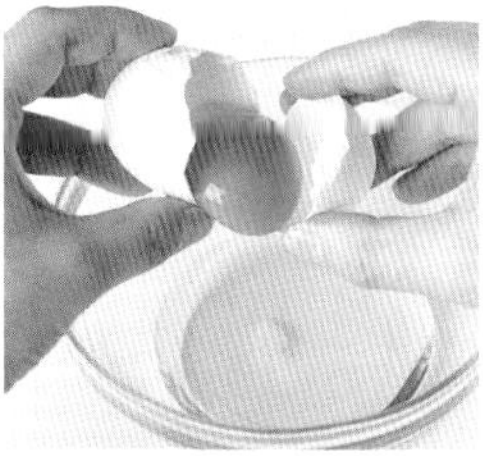

2 卵白を下に落とす

卵白だけを下に落としたら、卵黄を殻と殻の間で2〜3回往復させる。

❺ タマゴの保存法

タマゴをすぐに使わない場合は10℃以下の冷蔵庫に保存します。タマゴの丸いほうには空気が入っており、そちらを上に向けておくことで卵黄が空気に触れづらくなり、鮮度を保つことができます。

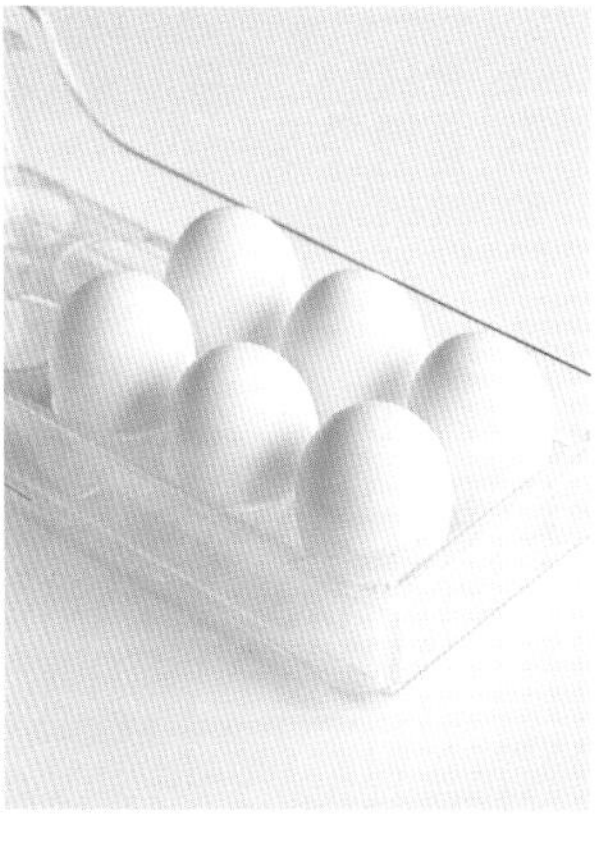

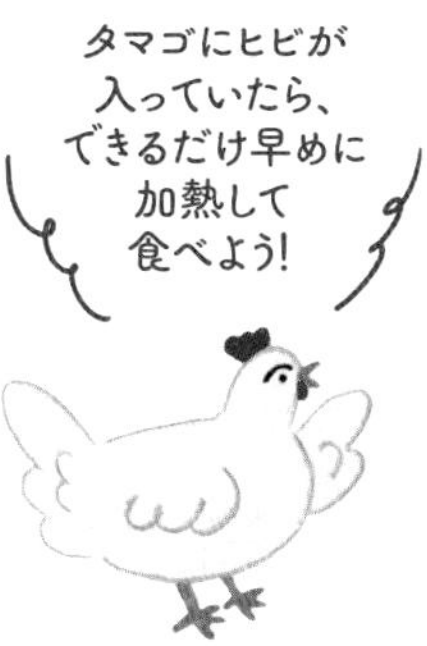
タマゴにヒビが
入っていたら、
できるだけ早めに
加熱して
食べよう！

タマゴ料理は種類も豊富。そのまま食べても、混ぜたり、他の食材と合わせたりしてもOK！「何を食べようかな？」というときのために、本章ではたくさんのタマゴ料理をご紹介します。

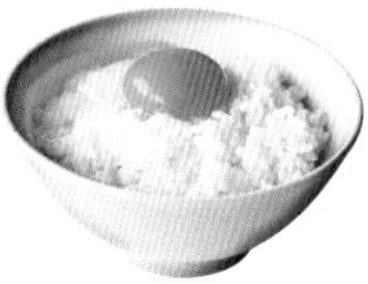

そのまま味わう

そのまま 生 タマゴ

そのまま ゆで タマゴ

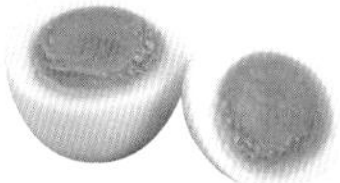

焼いておいしい

そのまま 焼き タマゴ

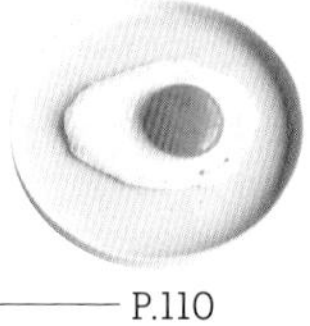

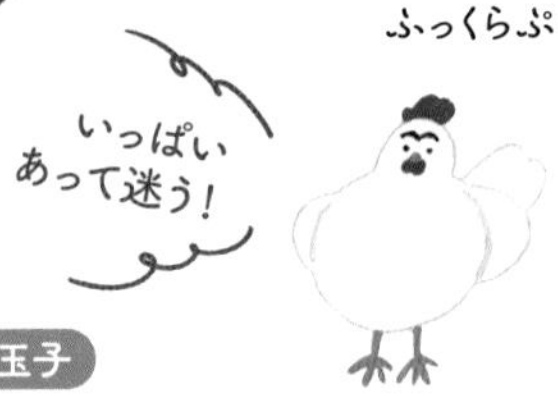

焼き タマゴ

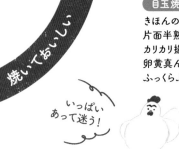

気分で選ぼう

今日は何タマゴ？

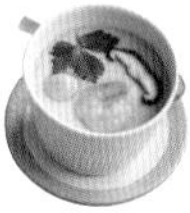

混ぜ タマゴ

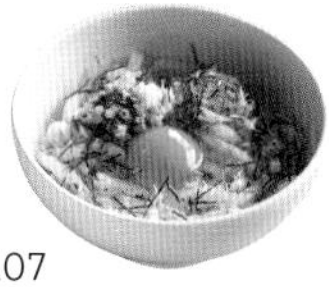

泳がし タマゴ

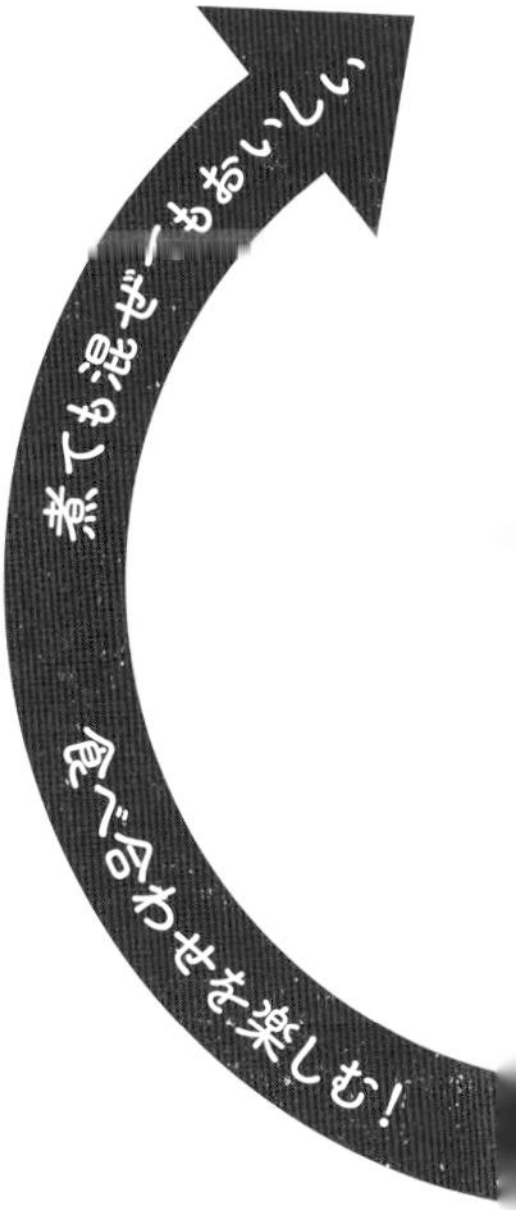

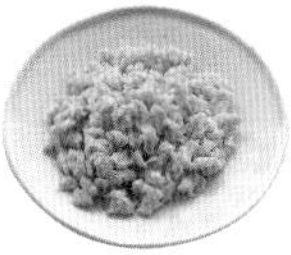

煮ても混ぜてもおいしい
食べ合わせを楽しむ！

転がし タマゴ

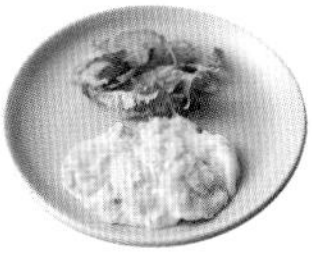

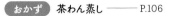

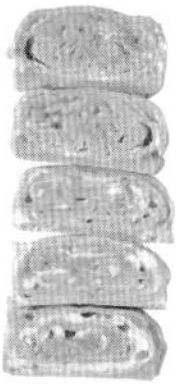

〝かける・混ぜる〟で味が変わる

卵かけごはん

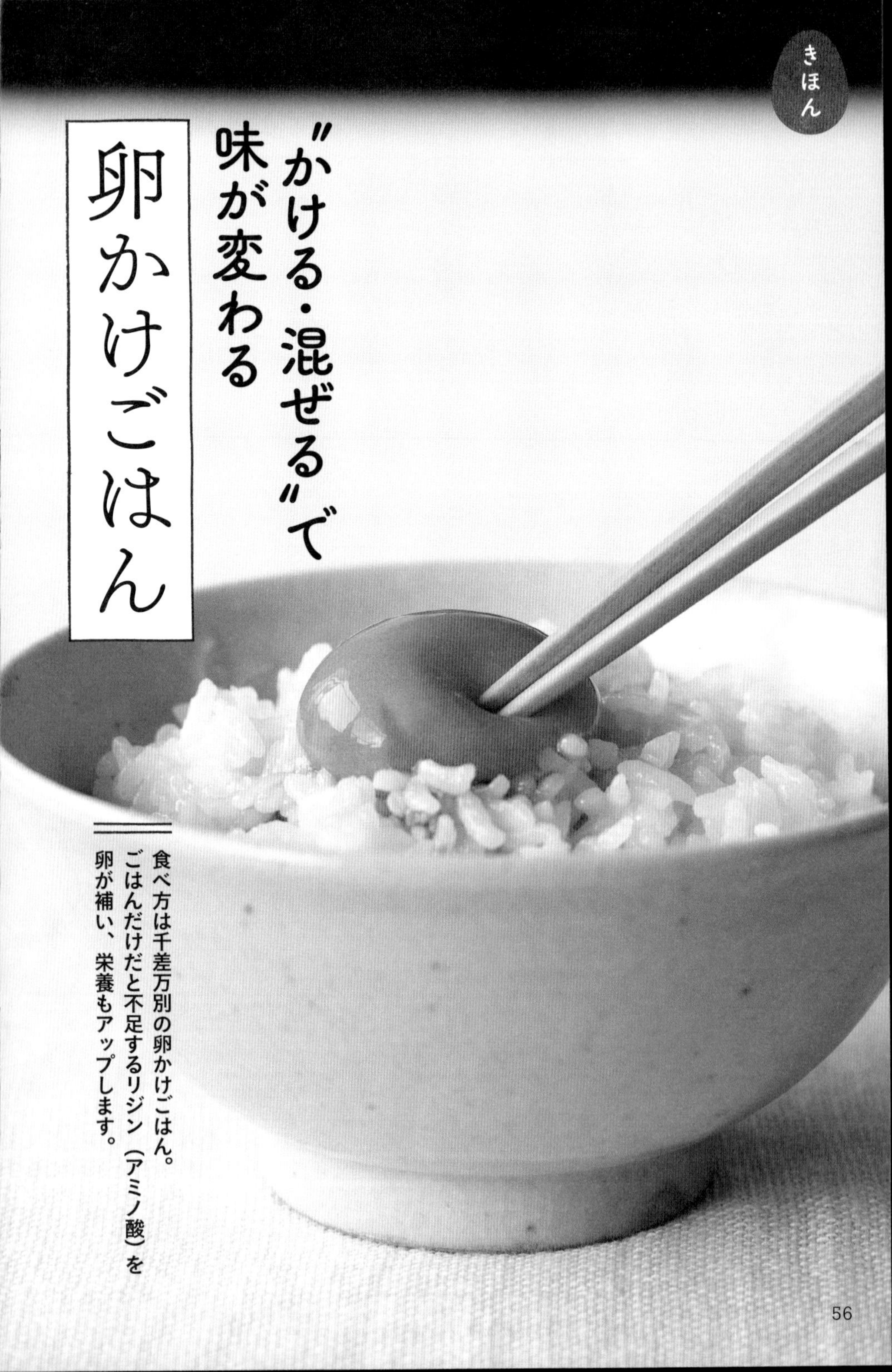

食べ方は千差万別の卵かけごはん。ごはんだけだと不足するリジン（アミノ酸）を卵が補い、栄養もアップします。

味の分かれ目①
しょうゆの扱い

卵の「上」からかける

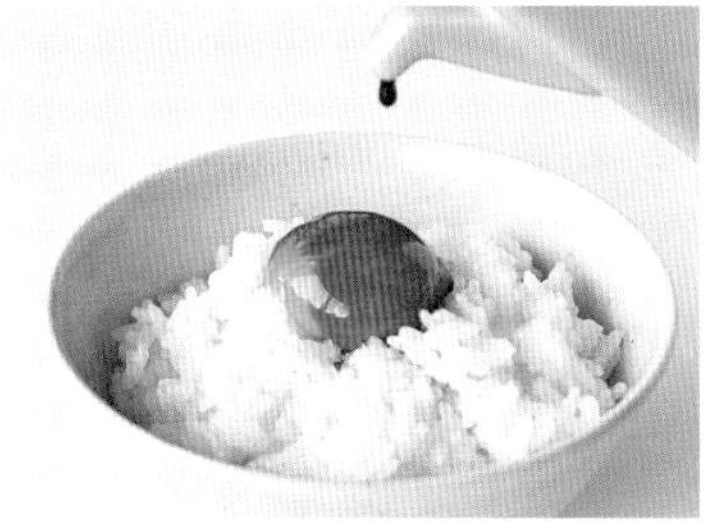

先に卵を乗せる、または溶き卵をかけてから、しょうゆをかけて一気に混ぜる。

ときにはしょうゆ、
ときには卵と、
味の強弱を楽しめる

卵より「先」にかける

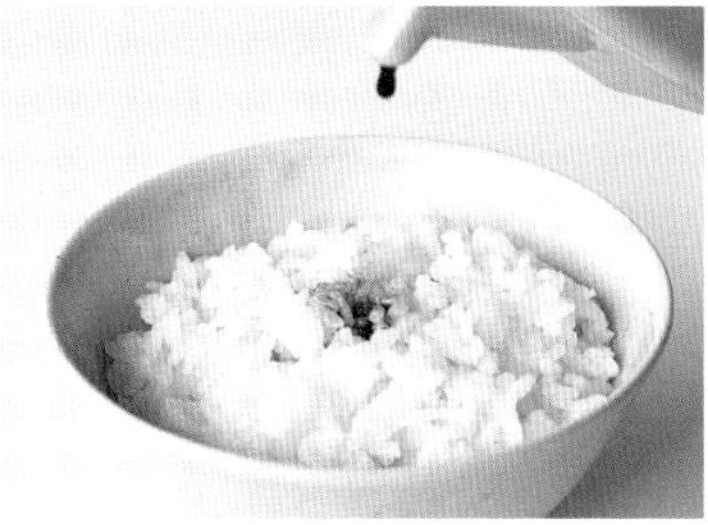

先にしょうゆをごはんにかけ、しっかり混ぜる。その後、卵を落としてさらに混ぜる。

しょうゆがごはんを
包み込み、どこを食べても
味が均一でおいしい

味の分かれ目②
卵の扱い

卵を「丸ごと」使う

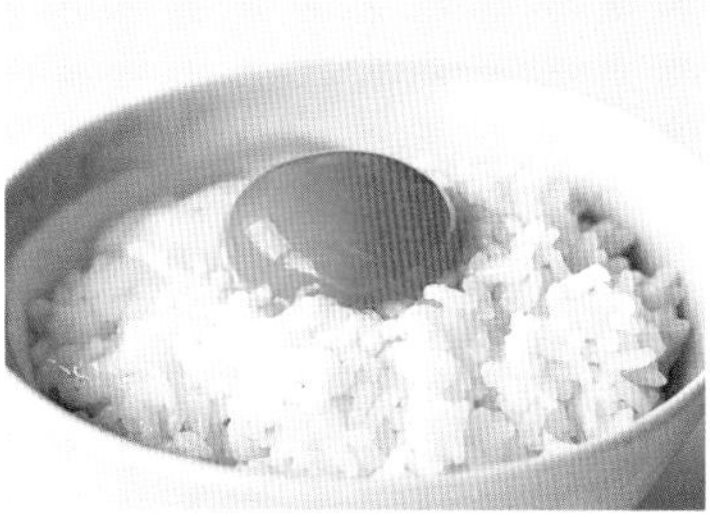

シンプルに卵すべてを使う。混ぜ方はお好みで。

さっくり混ぜると……
のどごしのいい食感になる

しっかり混ぜると……
さらっとした食感になる

「卵黄だけ」を使う

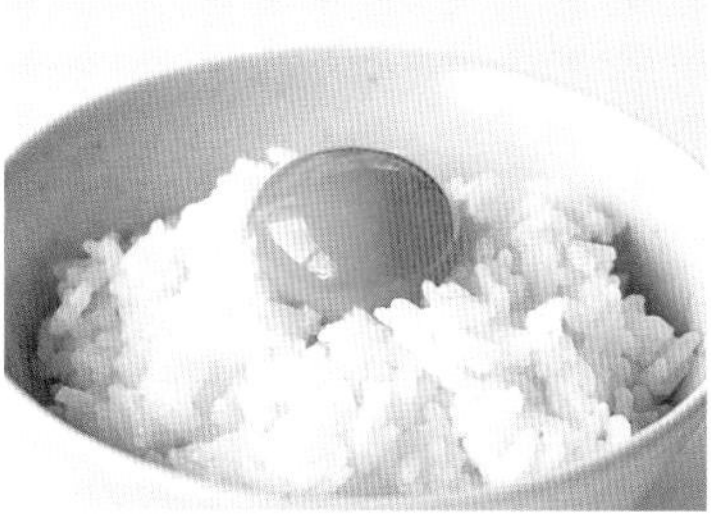

卵を卵黄と卵白に分け、卵黄だけをごはんに乗せたら混ぜ方はお好みで。

さっくり混ぜると……
卵黄の濃厚さが口に広がる

しっかり混ぜると……
全体が**ねっとりとした**
均一な濃厚さを楽しめる

ひと工夫

ふわふわメレンゲ卵かけごはん

材料（1人分）

温かいごはん…茶碗1杯分（150g）
卵…1個
しょうゆ…適量

作り方

1 卵を卵黄と卵白に分ける。
2 卵白をハンドミキサーでメレンゲ状に泡立てる（泡立て器の場合は角が立つ程度に泡立てる）。ごはんにメレンゲと卵黄を乗せる。
3 しょうゆを適量かける。

●メレンゲのコツ
メレンゲのしっかりとした食感を楽しみたい人は角が立つくらい泡立てて。卵の風味を楽しみたい人は少しやわらかめに仕上げます。

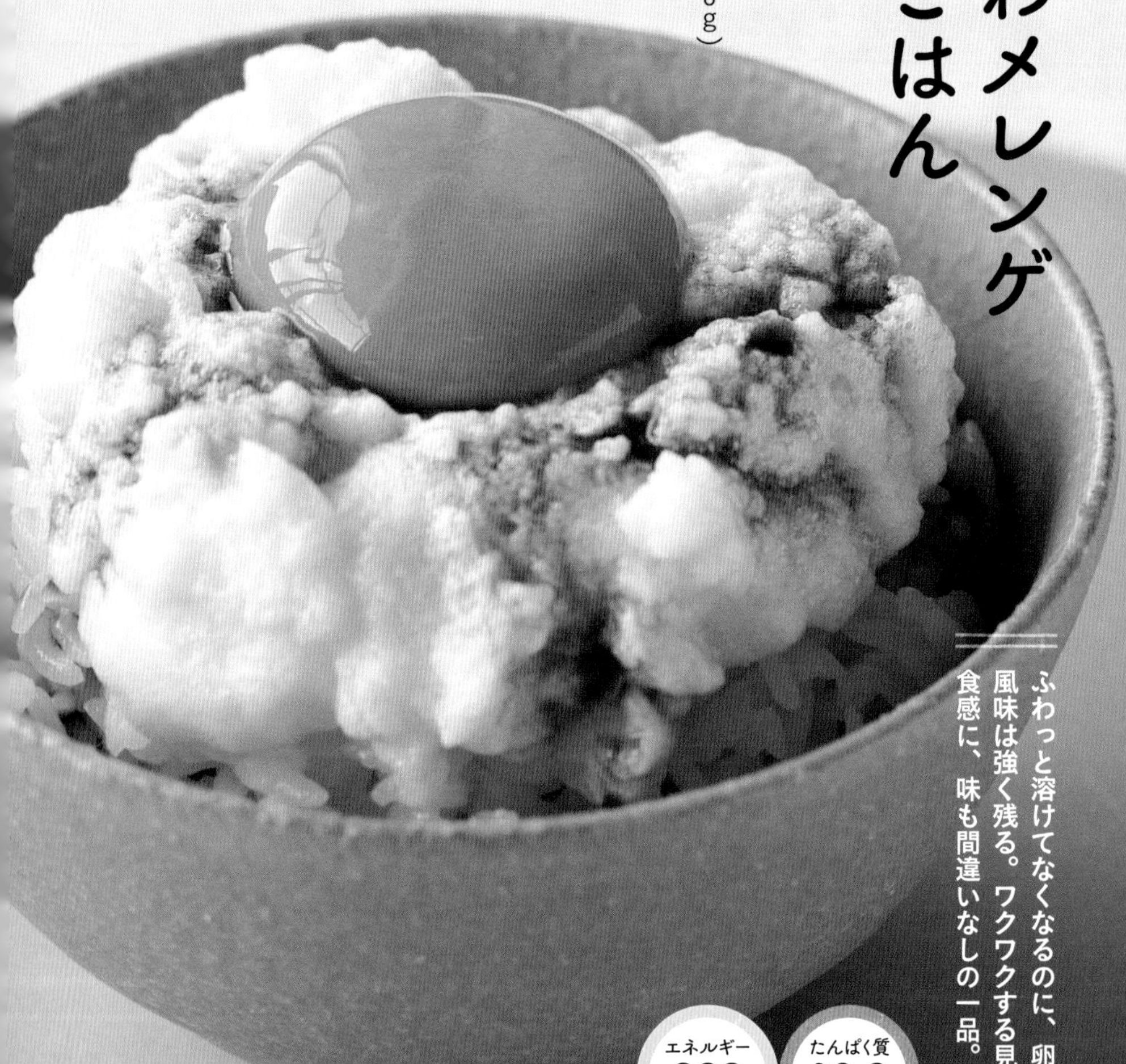

ふわっと溶けてなくなるのに、卵の風味は強く残る。ワクワクする見た目と食感に、味も間違いなしの一品。

エネルギー 332 kcal
たんぱく質 10.2 g

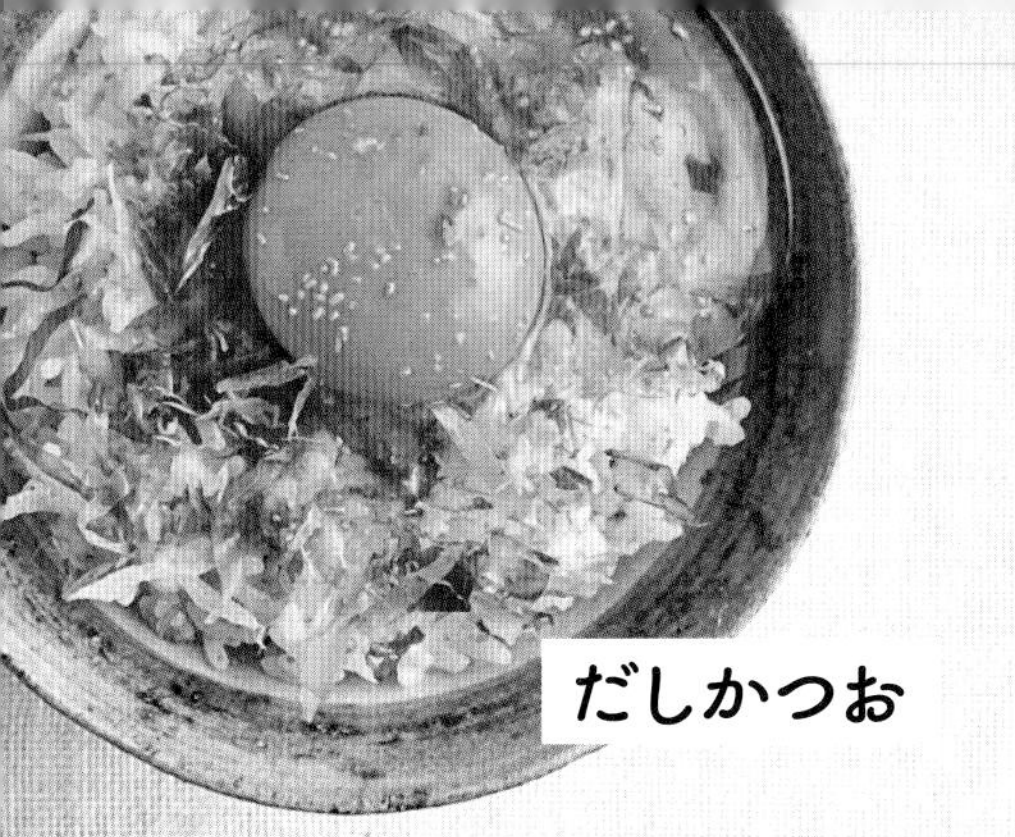

だしかつお

削り節、卵をごはんに乗せる。顆粒タイプのだしの素としょうゆをかける。

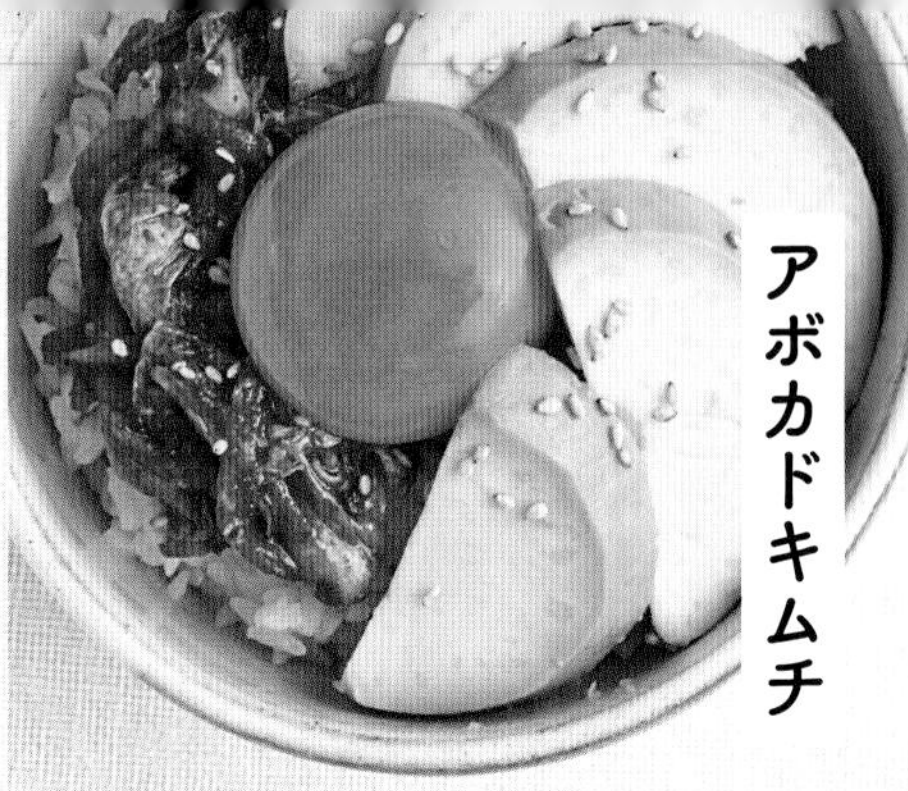

アボカドキムチ

1㎝幅に切ったアボカド、ごま油としょうゆであえたキムチをごはんに乗せて炒りごまを振る。中央に卵黄を乗せる。

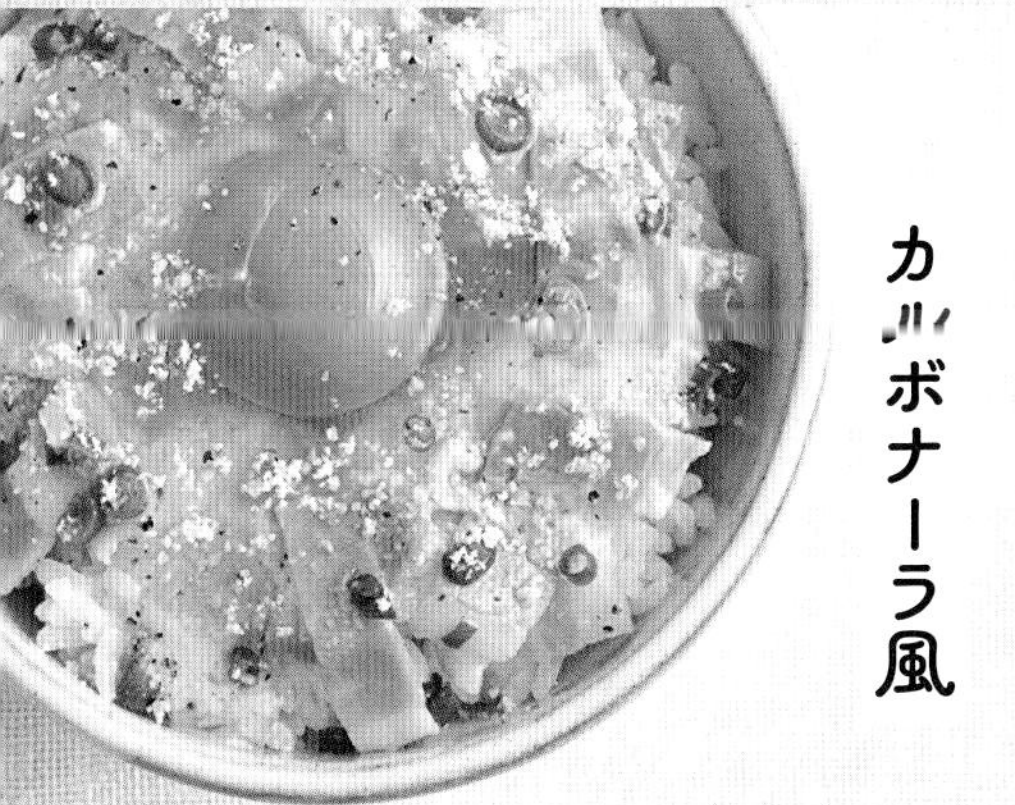

カルボナーラ風

1㎝幅に切って炒めたベーコンと、卵をごはんに乗せる。オリーブオイルをかけて小ねぎを散らし、粉チーズとこしょうを振る。

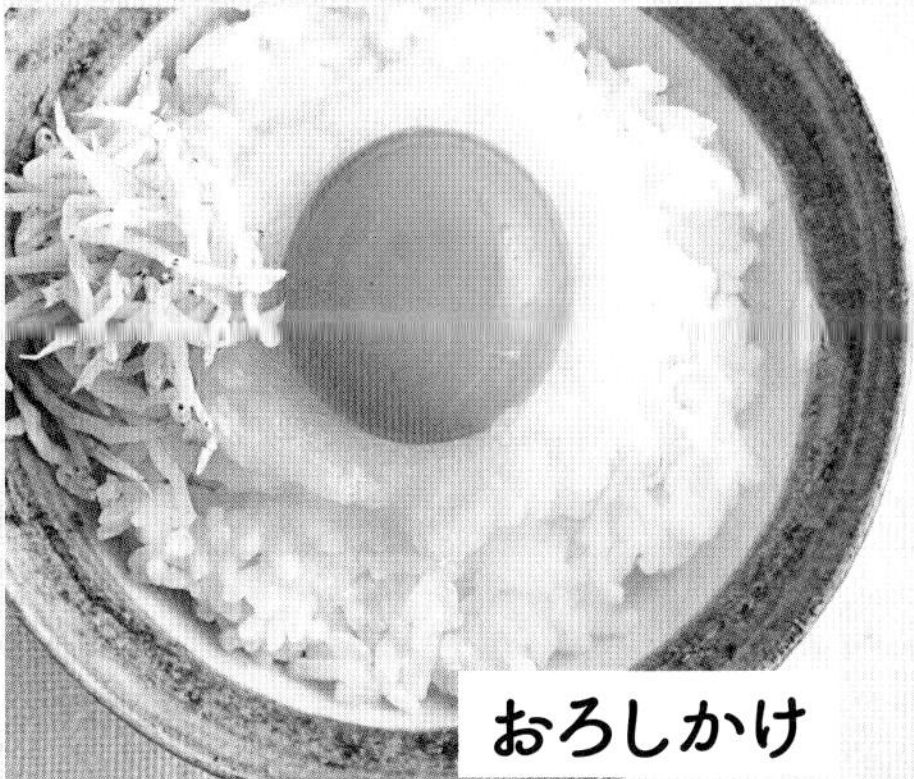

おろしかけ

大根おろしと卵、しらすをごはんに乗せる。好みでしょうゆを適量かける。

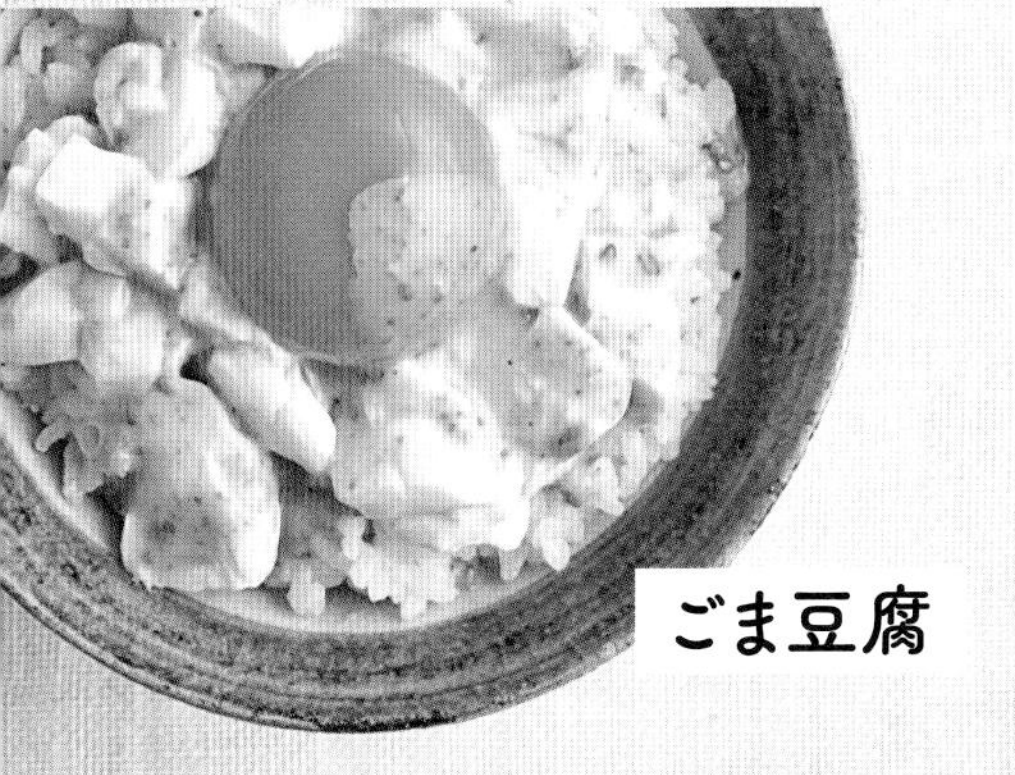

ごま豆腐

崩した絹ごし豆腐と卵をごはんに乗せる。ごまドレッシングをかける。

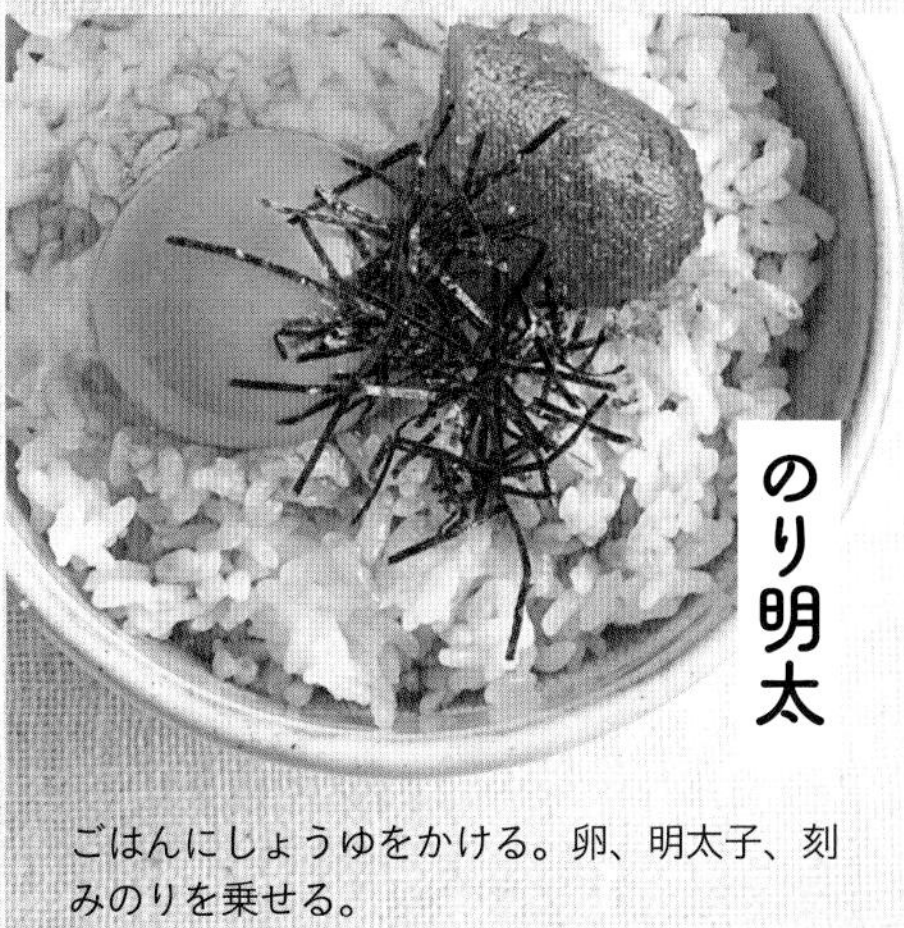

のり明太

ごはんにしょうゆをかける。卵、明太子、刻みのりを乗せる。

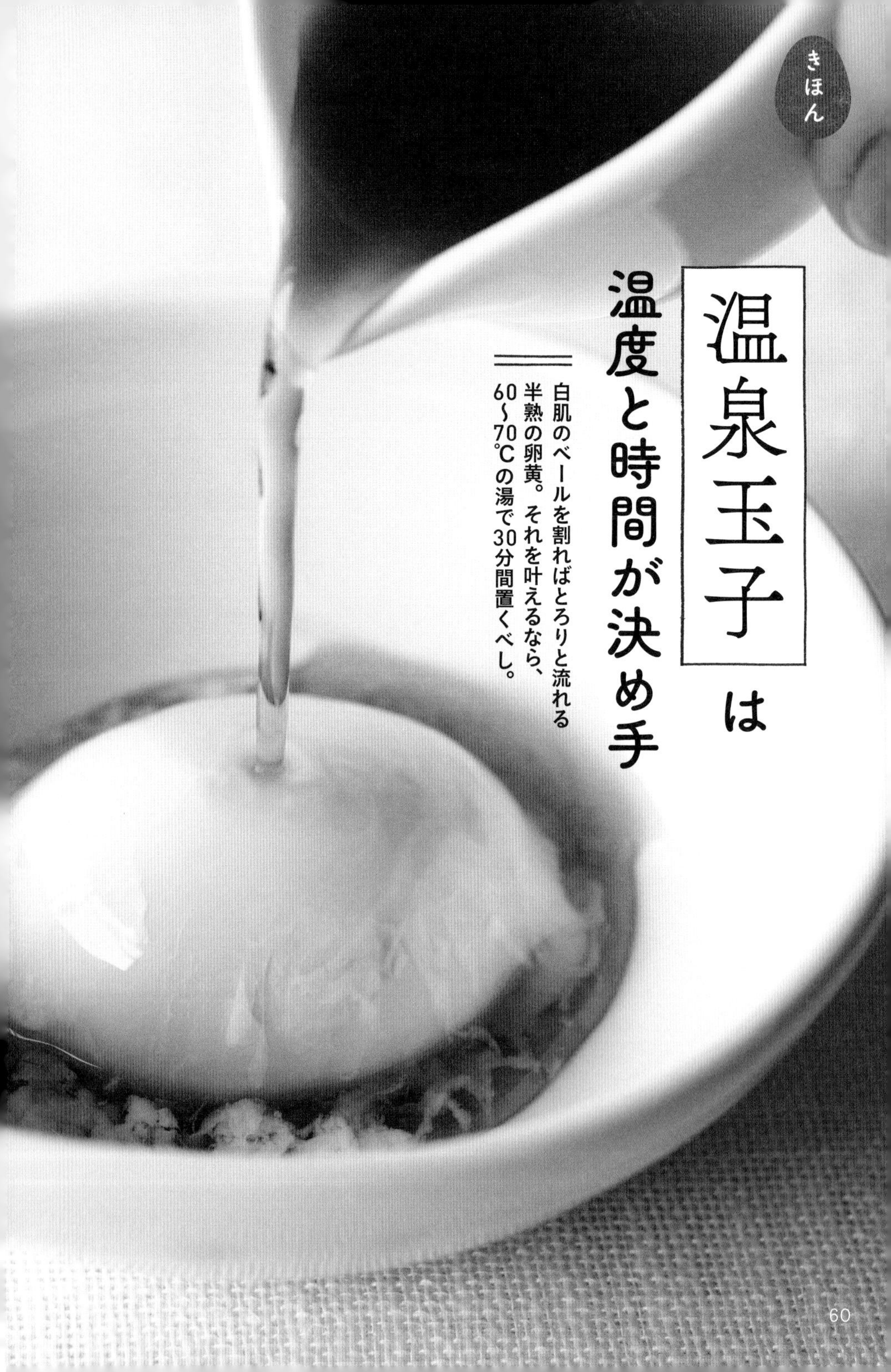

温泉玉子は温度と時間が決め手

白肌のベールを割ればとろりと流れる半熟の卵黄。それを叶えるなら、60〜70℃の湯で30分間置くべし。

材料（1人分）

卵…1個
水…6カップ
めんつゆ（2倍濃縮）…適量

作り方

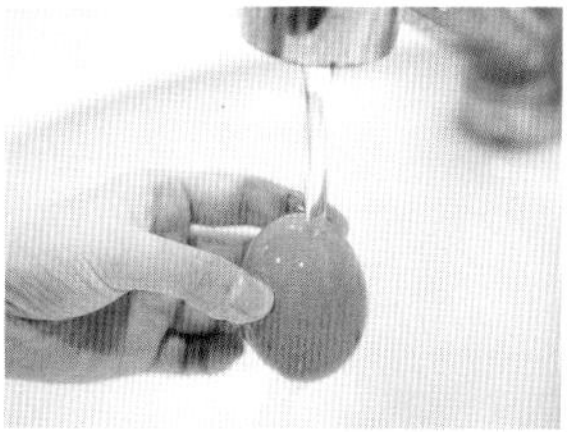

1 卵を常温に戻す

卵を冷蔵庫から出し、水道水（ぬるま湯）でさっと洗い流す。

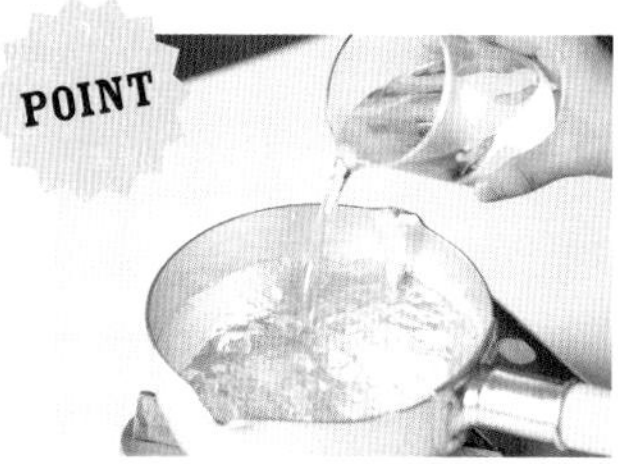

2 湯を60〜70℃にする

水5カップを沸騰させたら、常温の水1カップを入れて火を止める。

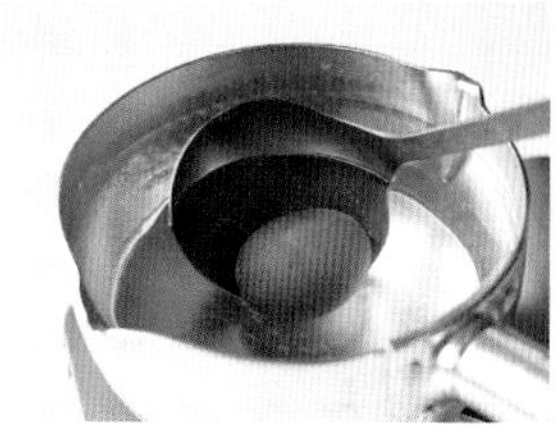

3 卵を入れる

お玉を使い、卵が割れないようにそっと鍋に入れる。

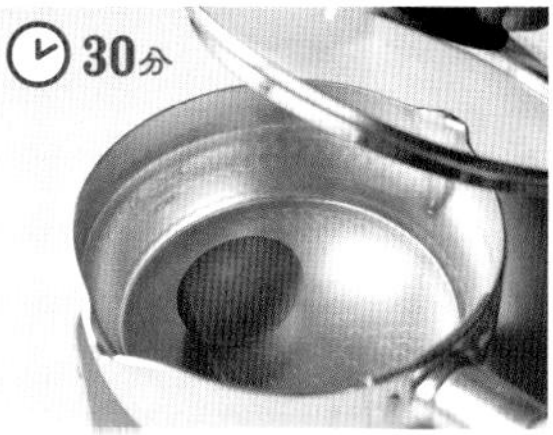

4 ふたをする

鍋にふたをして30分間置いて完成。好みでめんつゆやたれをかける。

タマゴのひと工夫

もっと手軽に！カップ麺のカップで作る

用意するもの

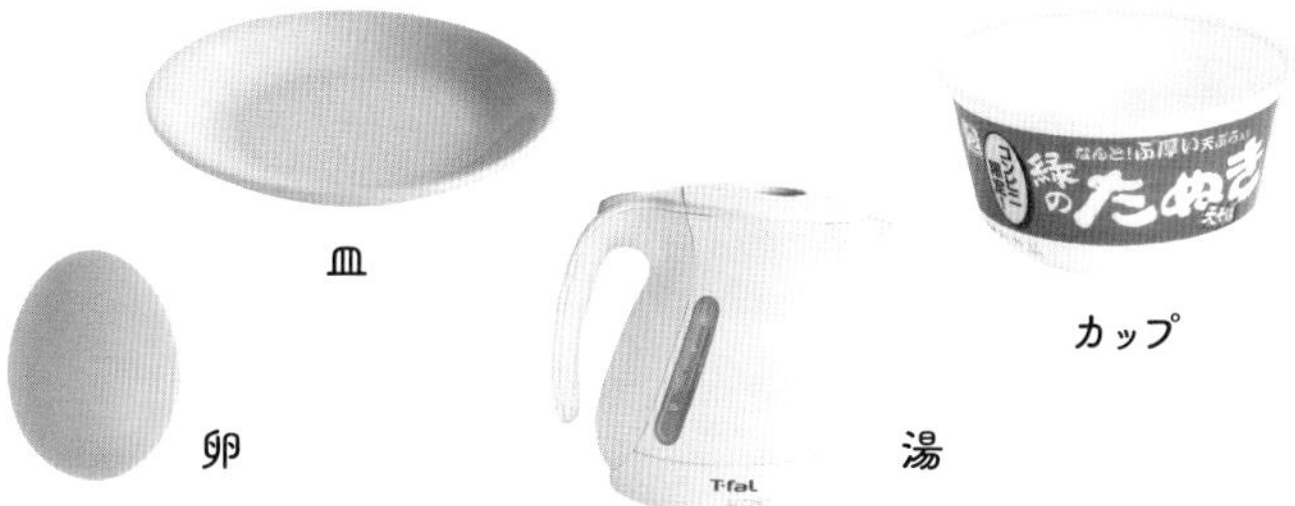

作り方

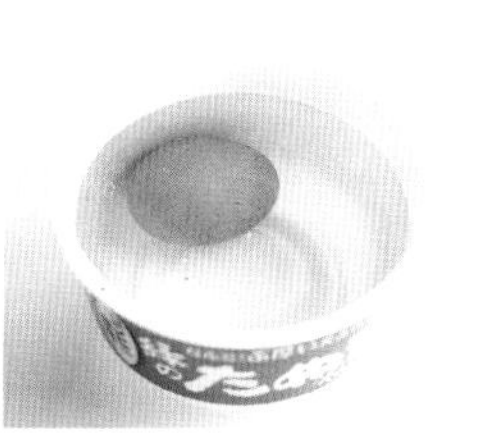

1 卵を入れて湯を注ぐ

カップ麺のカップの中に卵を入れ、沸騰した湯を内側の線まで注ぐ。

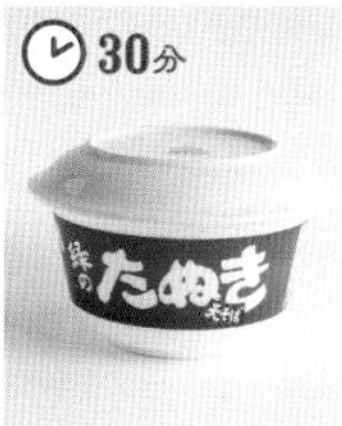

2 皿でふたをする

カップに皿でふたをして30分間置く。

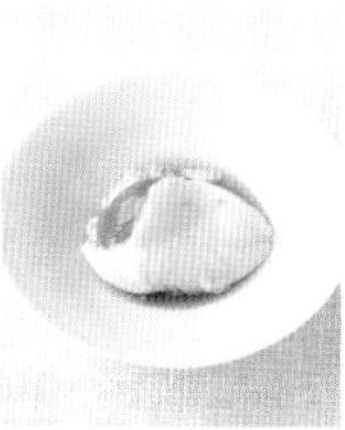

3 完成！

好みでめんつゆやたれをかける。

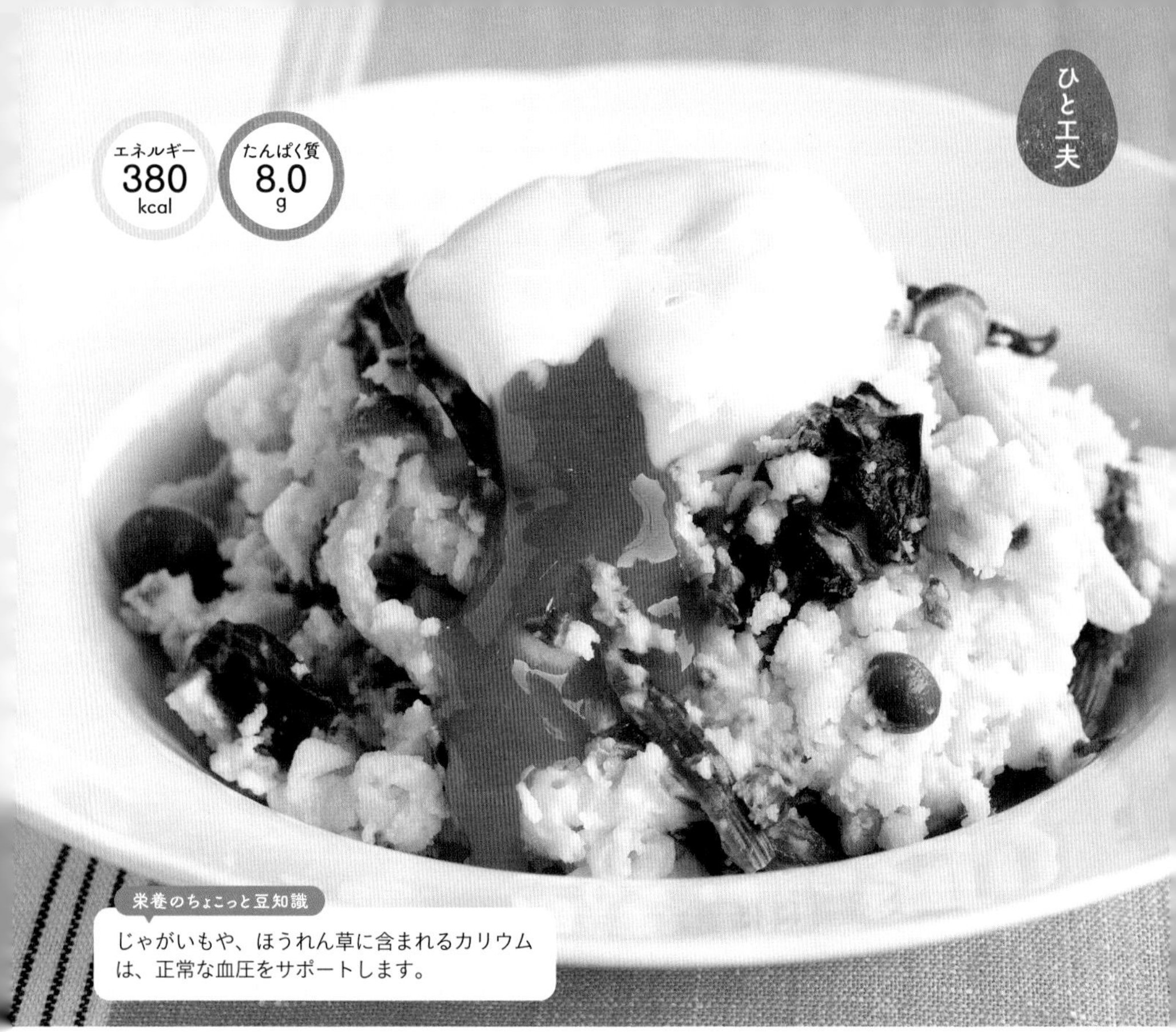
ひと工夫
エネルギー 380 kcal
たんぱく質 8.0 g

栄養のちょこっと豆知識

じゃがいもや、ほうれん草に含まれるカリウムは、正常な血圧をサポートします。

アンチョビの塩気に負けない濃厚な卵黄がたまらない

温泉玉子のアンチョビポテトサラダ

材料（2人分）

じゃがいも…2個
ほうれん草…2株
ぶなしめじ…1/3パック
アンチョビフィレ…2枚
温泉玉子…1個（作り方→P.61）
マヨネーズ…大さじ5
塩・こしょう…少々

作り方

1 じゃがいもを洗い、濡れたままクッキングペーパー、ラップの順でふんわり包む。電子レンジで約6分30秒加熱する。皮をむいてフォークなどで粗めにつぶす。

2 ほうれん草をさっとゆで、冷水にとる。水気を絞って4㎝長さに切る。ぶなしめじの石づきを取り、小房に分け、ゆでて水気を切る。

3 刻んだアンチョビと**1**・**2**をマヨネーズであえ、塩・こしょうで味を調える。器に盛り付け、温泉玉子を乗せる。

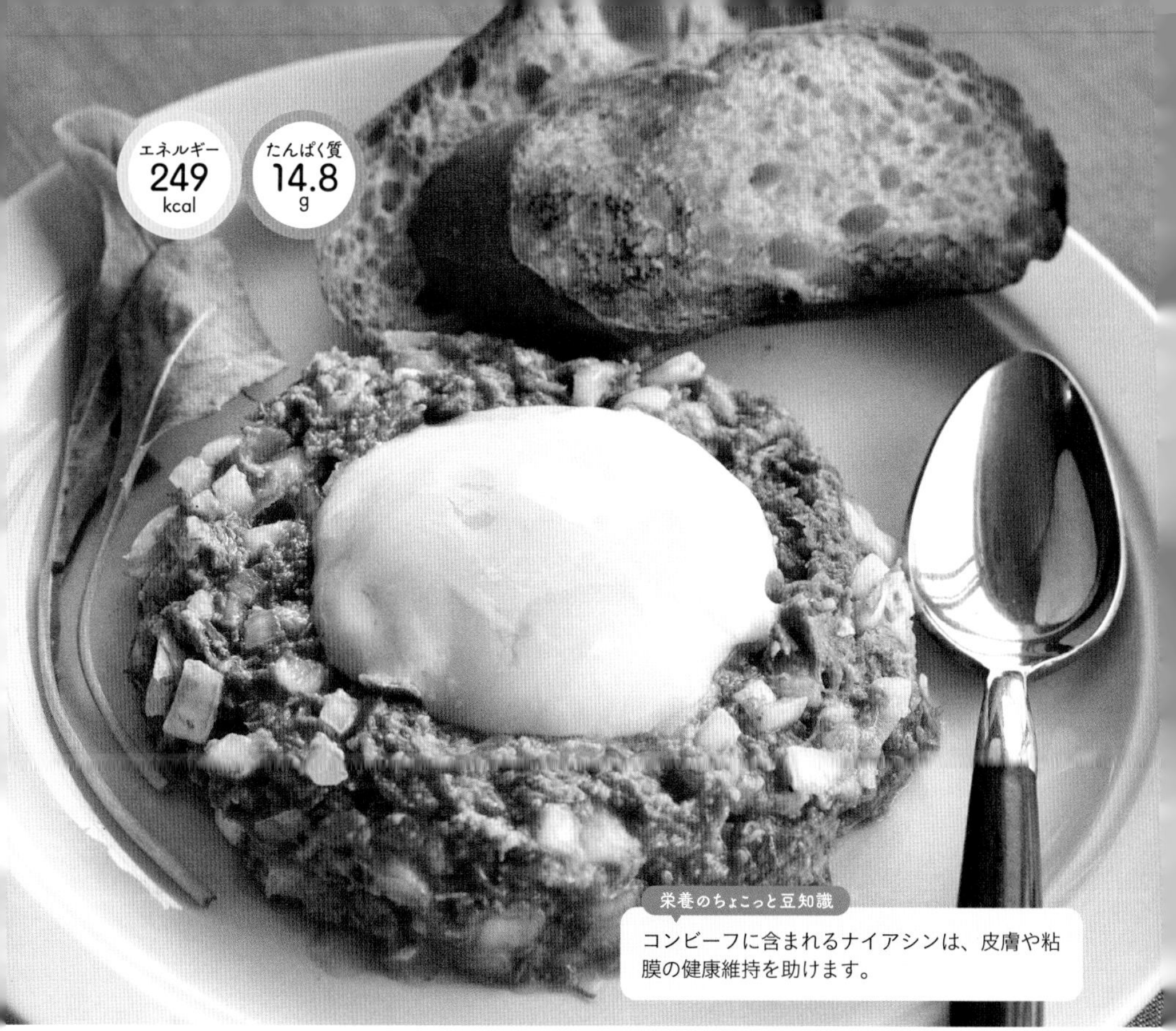

栄養のちょこっと豆知識

コンビーフに含まれるナイアシンは、皮膚や粘膜の健康維持を助けます。

お酒のお供にも、ごはんのおかずにもなる

コンビーフ温泉玉子乗せ

材料（2人分）

コンビーフ…1缶
玉ねぎ…¼個
ケッパー（またはピクルス）…5g
温泉玉子…1個（作り方↓P.61）
A オリーブオイル…大さじ1
あらびき黒こしょう…少々
塩…少々
バゲット…2枚

作り方

1 玉ねぎ、ケッパーをみじん切りにする。

2 フライパンを熱し、コンビーフを崩しながら中火で軽く炒める。

3 ボウルに**1**、**2**、**A**を入れて混ぜる。器に丸く盛り付け、中央にくぼみを作り、温泉玉子を乗せる。

4 バゲットを1㎝厚さに切り、軽く焼いて、オリーブオイル（分量外）を塗って添える。

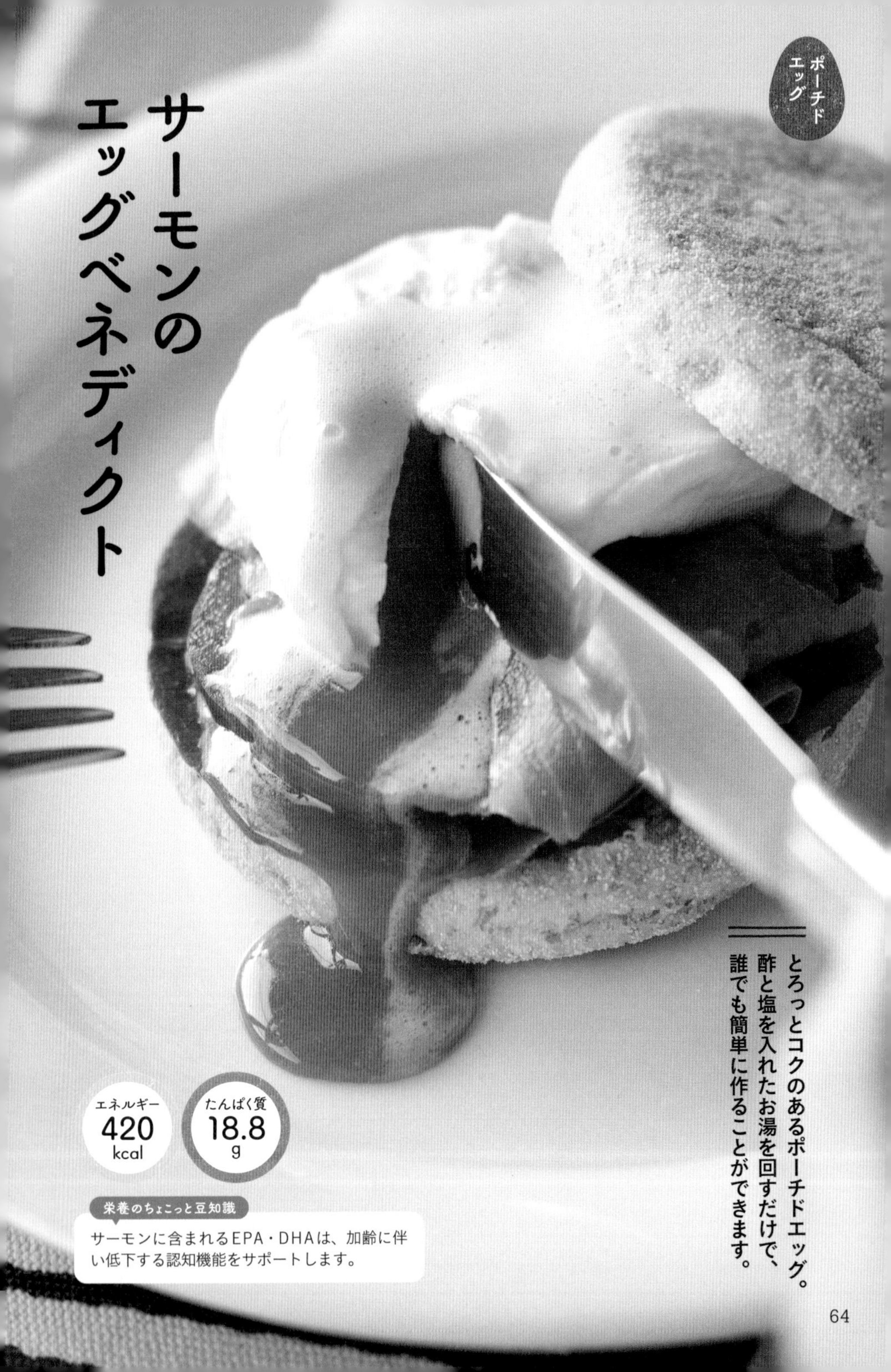

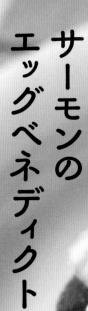

ポーチドエッグ

サーモンのエッグベネディクト

とろっとコクのあるポーチドエッグ。
酢と塩を入れたお湯を回すだけで、
誰でも簡単に作ることができます。

エネルギー 420 kcal

たんぱく質 18.8 g

栄養のちょこっと豆知識

サーモンに含まれるEPA・DHAは、加齢に伴い低下する認知機能をサポートします。

材料（作りやすい分量）

●オランデーズソース

無塩バター…50g

A
- 卵黄…2個
- 水…40mℓ
- レモン汁…小さじ1

塩・こしょう…各少々

●エッグベネディクト

卵…1個

イングリッシュマフィン…1個

B
- サラダ菜…適量
- トマト…1切れ（輪切り）
- スモークサーモン…2切れ

水…500〜600mℓ

酢…大さじ2

塩…少々

バター…適量

作り方

●オランデーズソース

1 無塩バターを電子レンジで約40秒加熱して溶かす。

2 **A**をボウルに入れ、湯せんしながら泡立てる。**1**のバターを少しずつ入れてさらに泡立てる。

3 とろみが出てきたら塩・こしょうで味を調える。

●エッグベネディクト

1 鍋に水を入れ、沸騰したら弱火にし、酢と塩を加える。

2 下の〈作り方〉の手順でポーチドエッグを作る。

3 イングリッシュマフィンを焼き、バターを塗る。**B**と水分を拭き取った**2**を乗せ、オランデーズソースをかける。

●ポーチドエッグの作り方

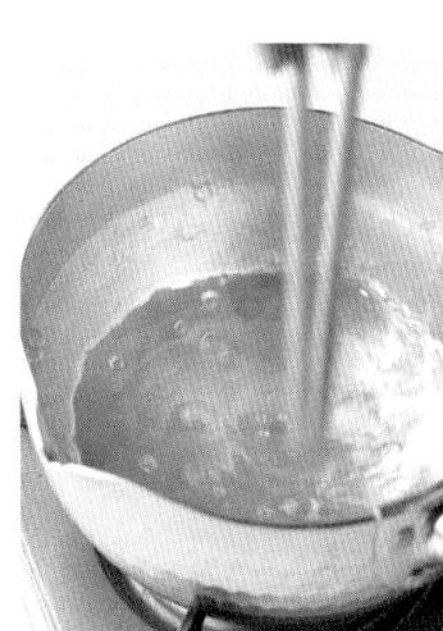

1 酢と塩を入れた湯を菜箸でぐるぐるとかき混ぜて水流を作る。

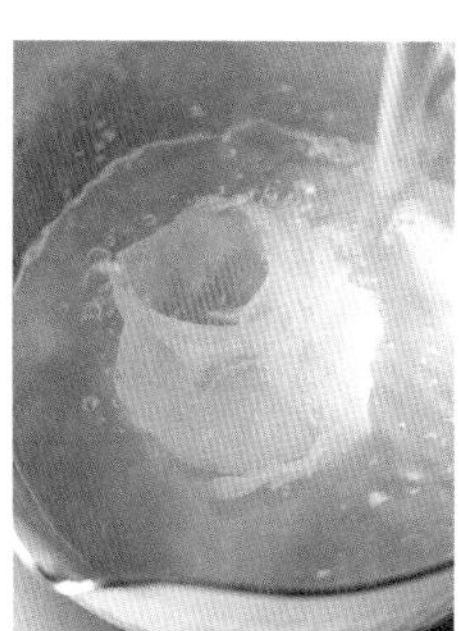

2 卵を中央に落としたら、菜箸でさらに回しながら卵白を中央に集める。

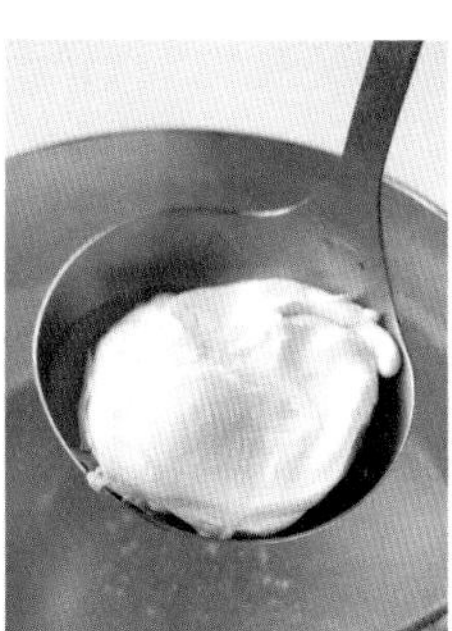

3 2〜3分ゆでたらそっと取り出し、冷水に浸けて冷ます。

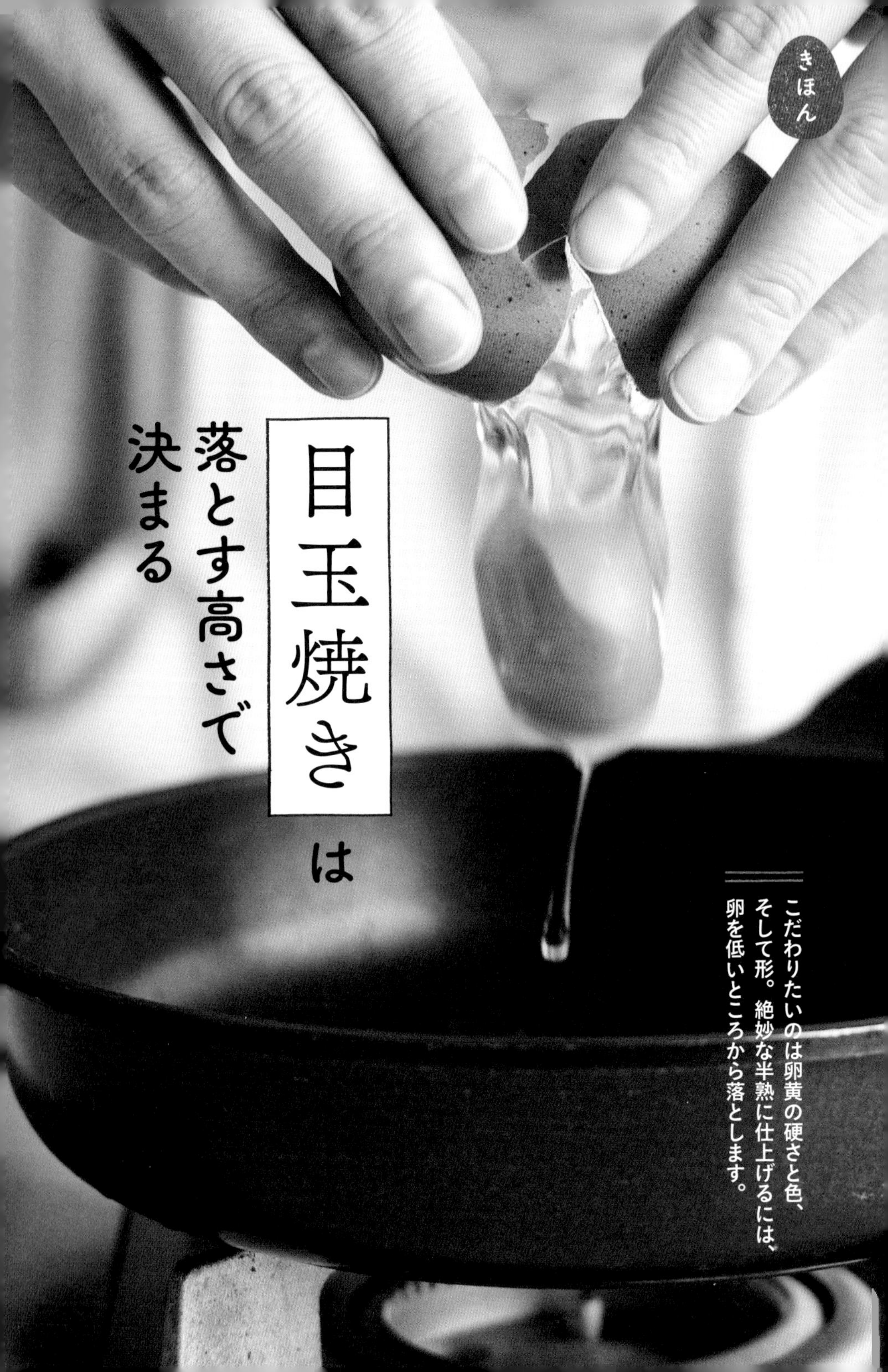

きほん

目玉焼きは落とす高さで決まる

こだわりたいのは卵黄の硬さと色、そして形。絶妙な半熟に仕上げるには、卵を低いところから落とします。

材料（1人分）
卵…1個
サラダ油…適量
水…50㎖（常温）

1 卵を割り落とす

フライパンにサラダ油を弱火で熱し、できるだけ低いところから卵を割り落とす。卵黄がつぶれず、ふっくらと仕上がる。

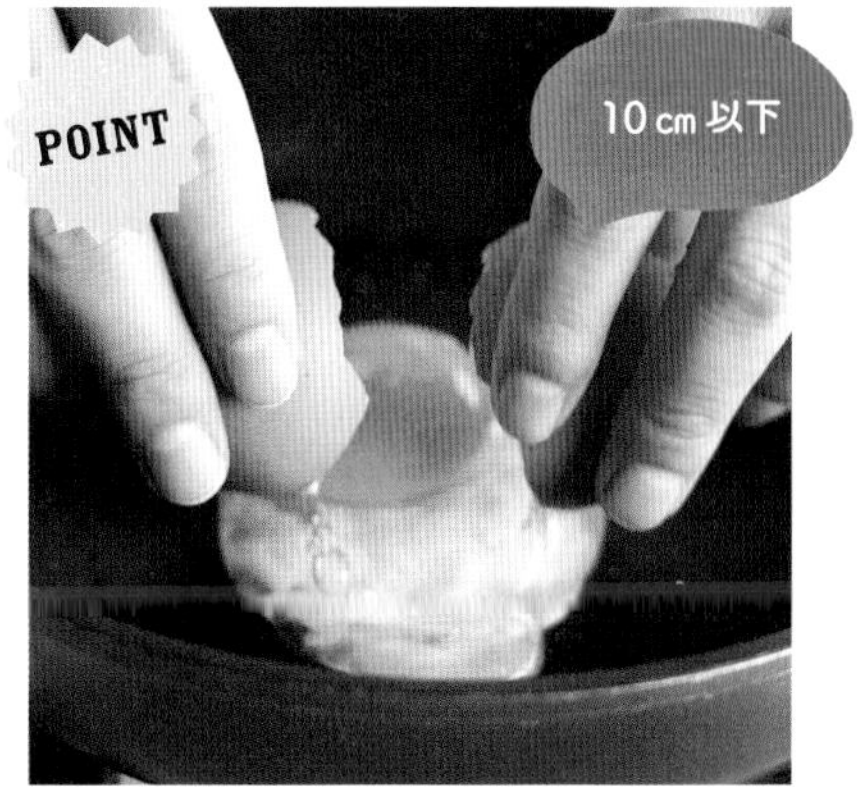

2 水を回し入れる

低いところから水をゆっくりと卵の周りに流し入れる。

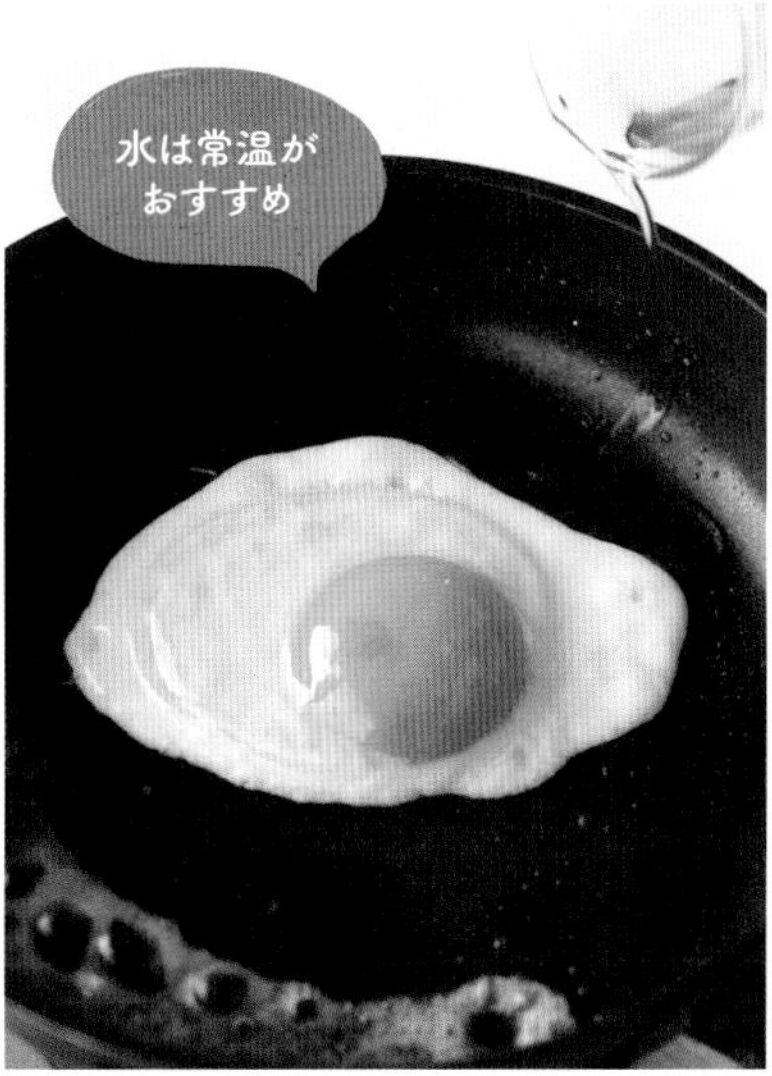
水は常温がおすすめ

3 ふたをする

弱火

ふたをして弱火のまま蒸し焼きにする。

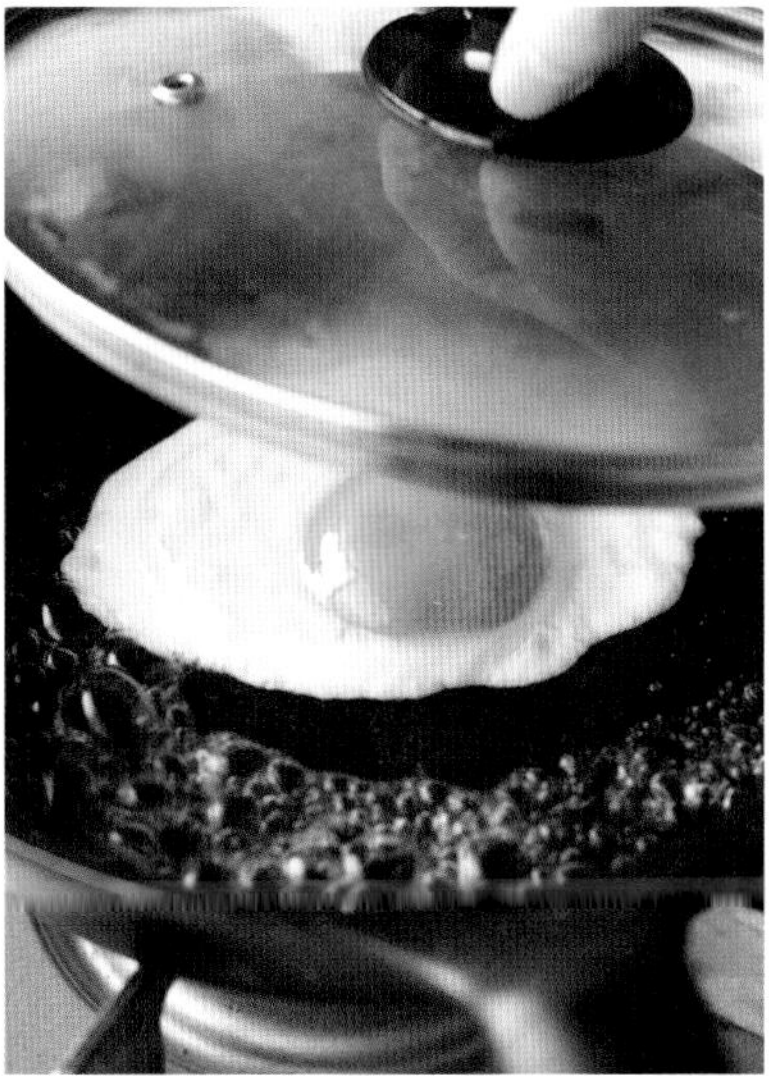

4 卵白に火が通るまで待つ

卵黄を包む卵白が白く変化したら完成(加熱時間の目安は約4分)。

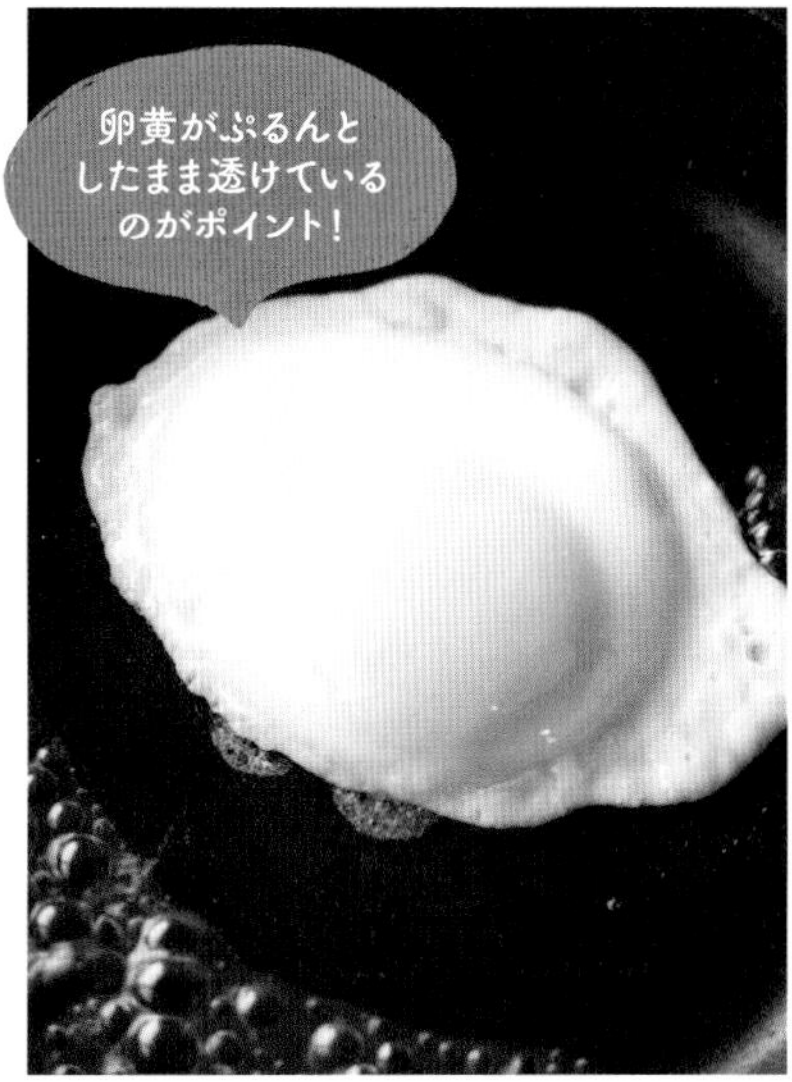
卵黄がぷるんとしたまま透けているのがポイント！

ひと工夫

自分好みの目玉焼きと出合う

目玉焼きも焼き方一つで食感が大きく変わります。お気に入りを見つけて、タマゴ生活を楽しみましょう。

とろ〜り片面半熟焼き

作り方

フライパンに油（適量）を弱火で熱し、卵をそっと割り入れる。ふたはせず、卵白が固まるまでじっくり焼く。

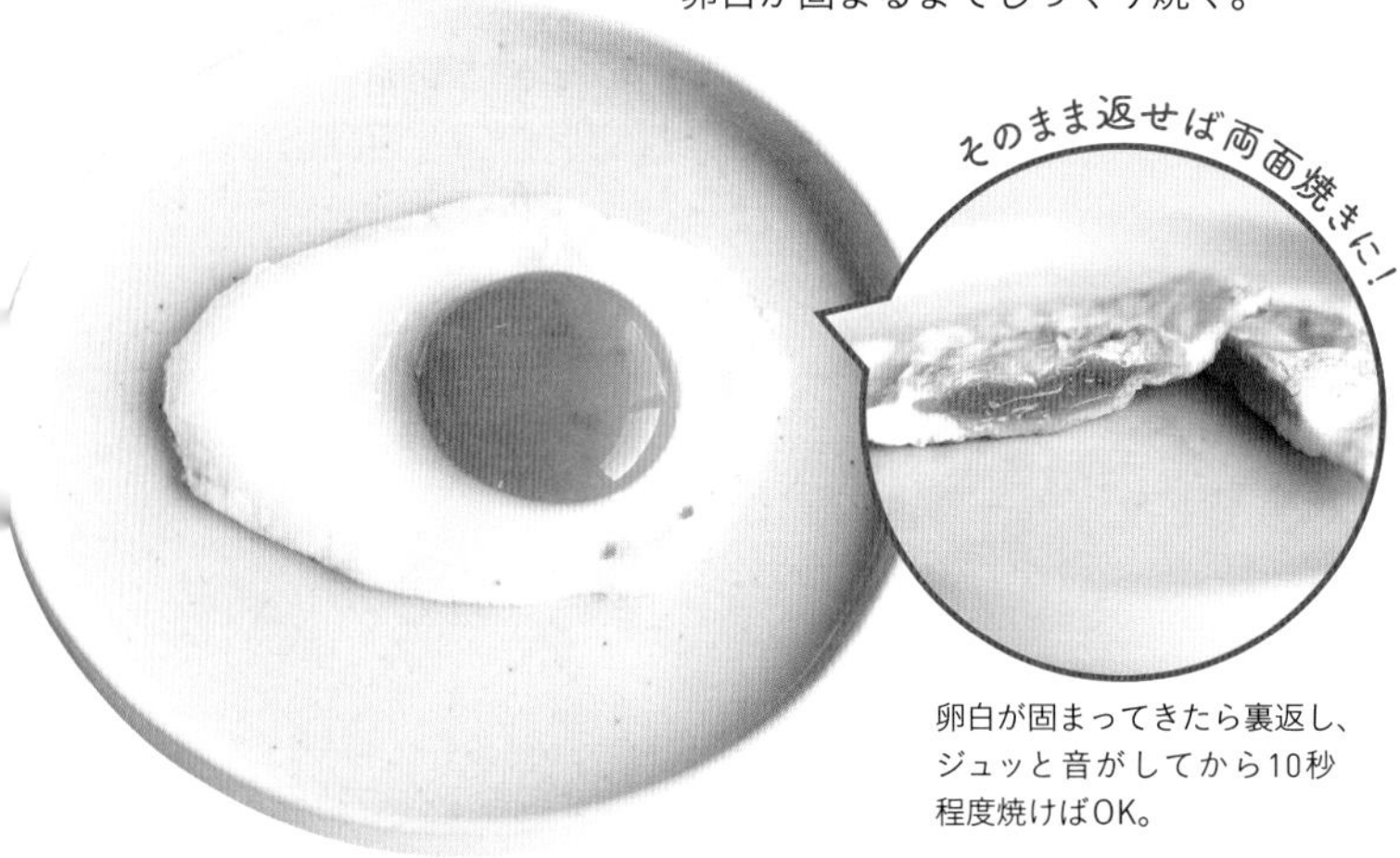
そのまま返せば両面焼きに!

卵白が固まってきたら裏返し、ジュッと音がしてから10秒程度焼けばOK。

カリカリ揚げ焼き

作り方

フライパンに油（大さじ2程度）を弱火で熱し、すぐに卵を割り入れる。スプーンを使い、卵に油をかけながら焼く。やけどに注意。

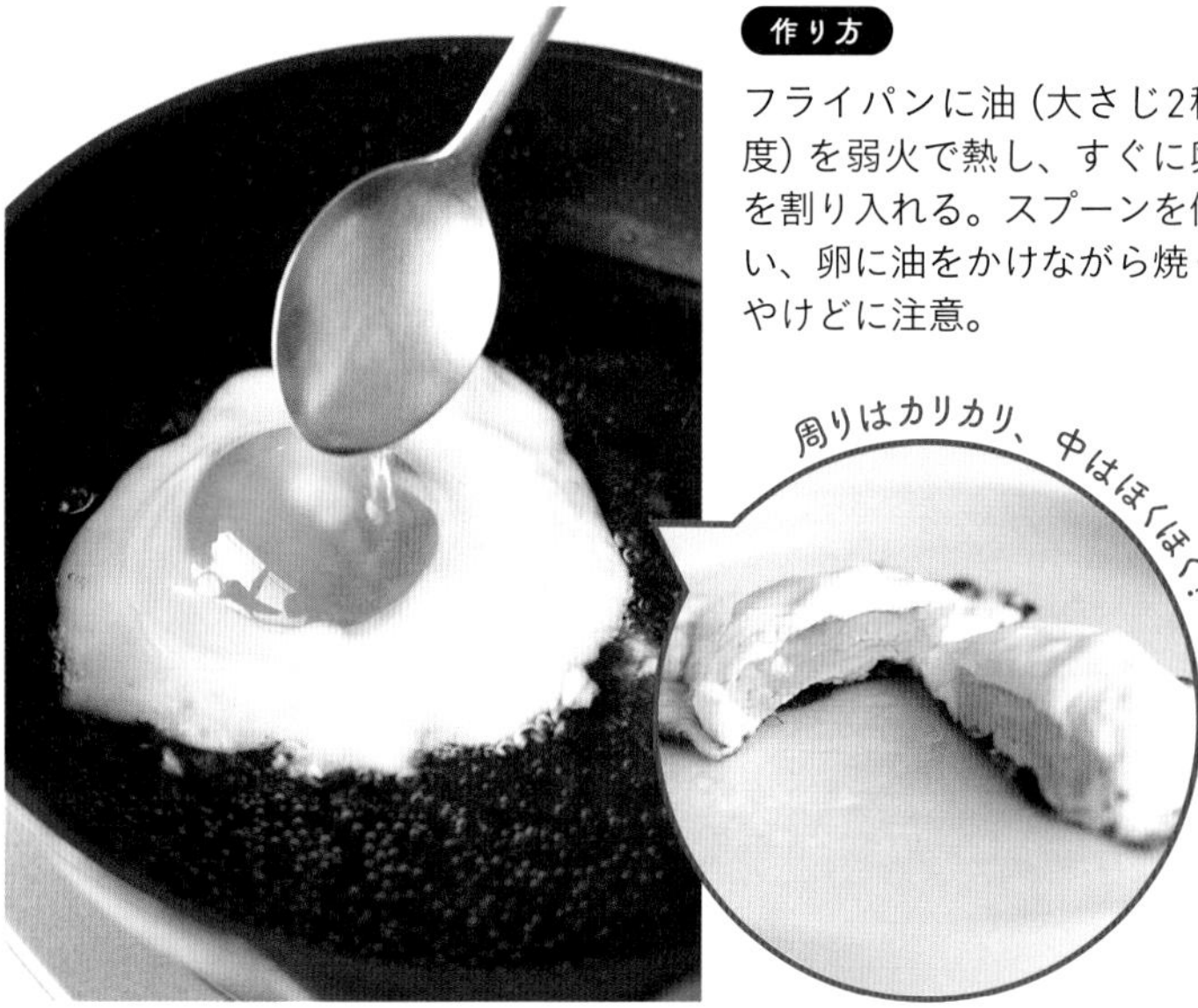
周りはカリカリ、中はほくほく!

卵黄真ん中焼き

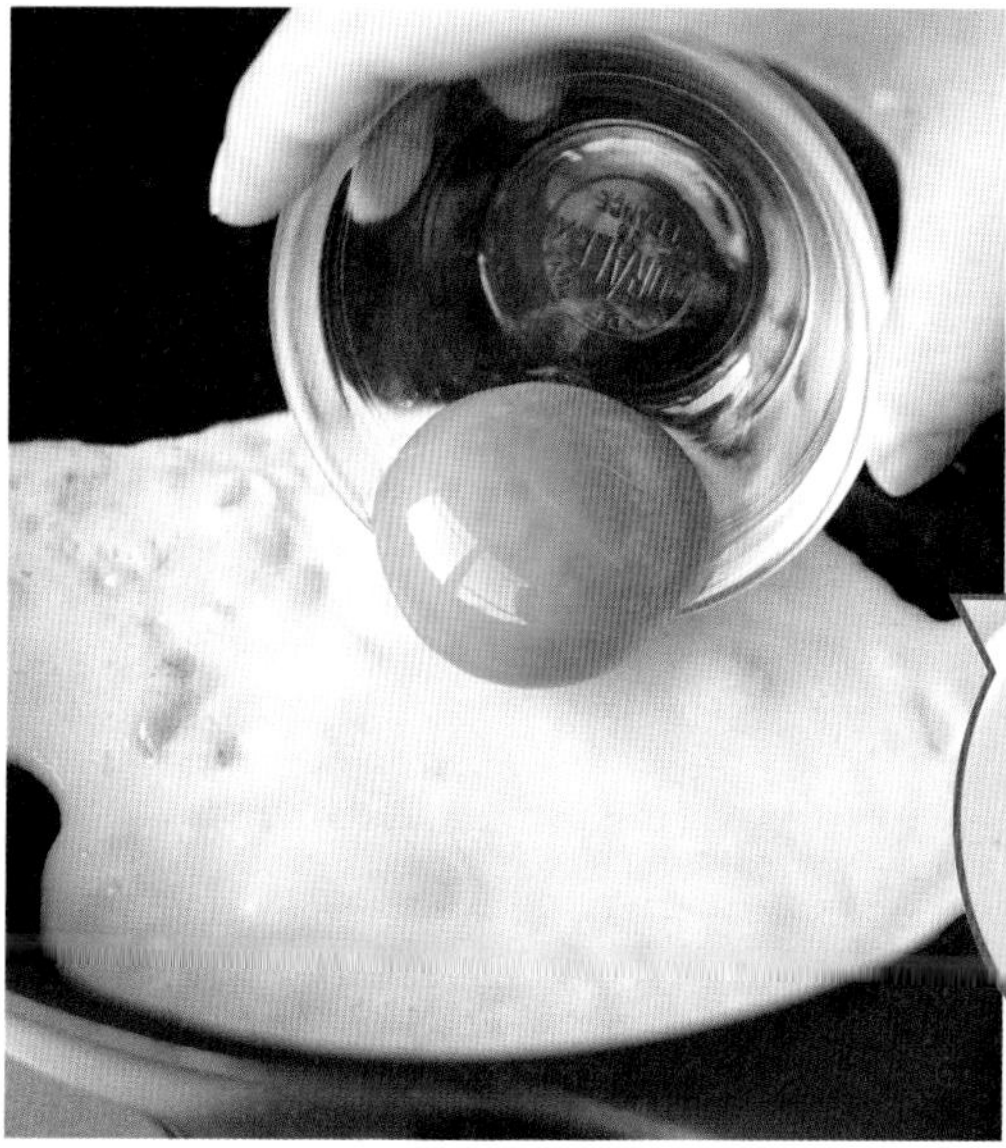

作り方

卵を卵黄と卵白に分けておく。フライパンに油（適量）を弱火で熱する。卵白を先に入れ、中央に卵黄を落とす。

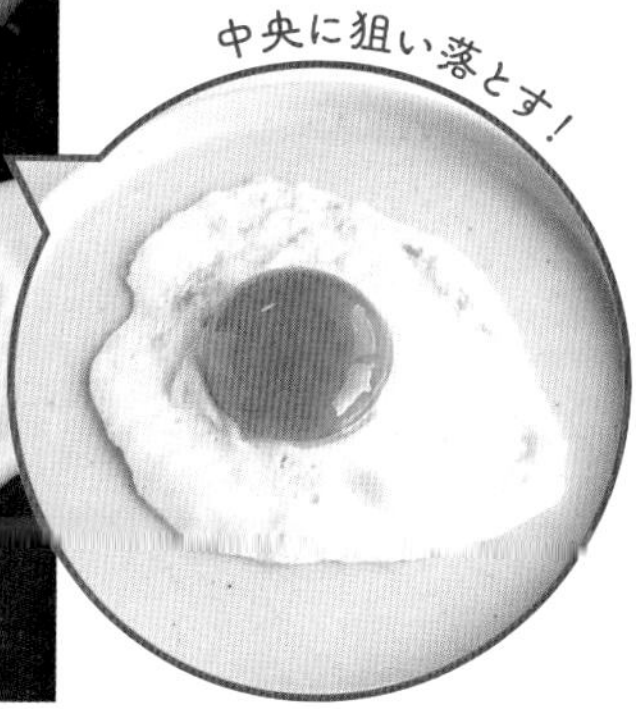
中央に狙い落とす！

ふっくらぷるぷる焼き

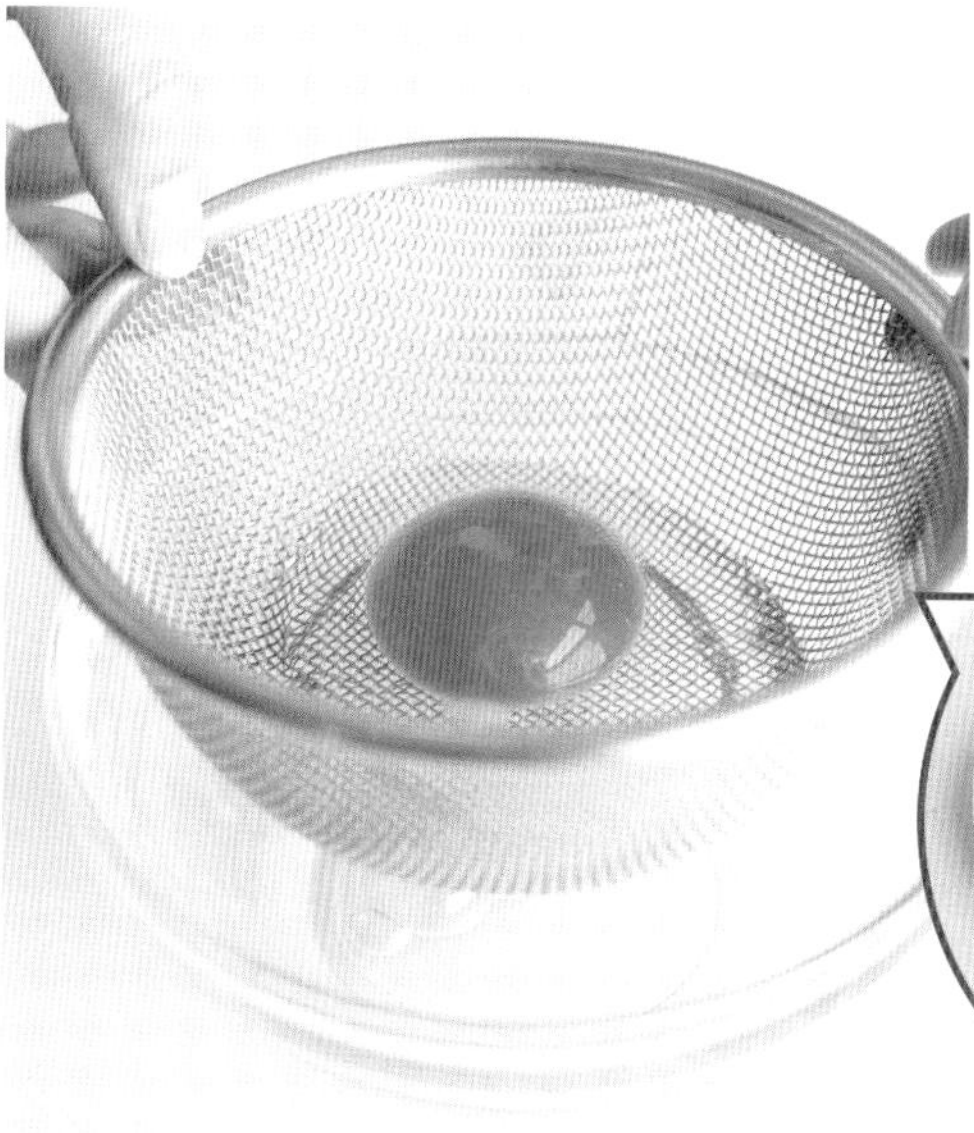

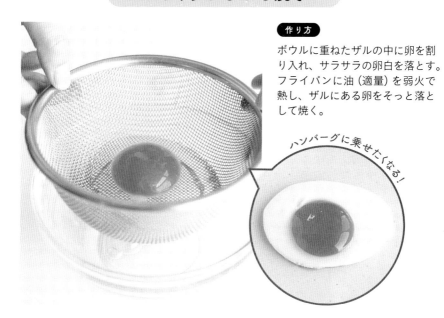

作り方

ボウルに重ねたザルの中に卵を割り入れ、サラサラの卵白を落とす。フライパンに油（適量）を弱火で熱し、ザルにある卵をそっと落として焼く。

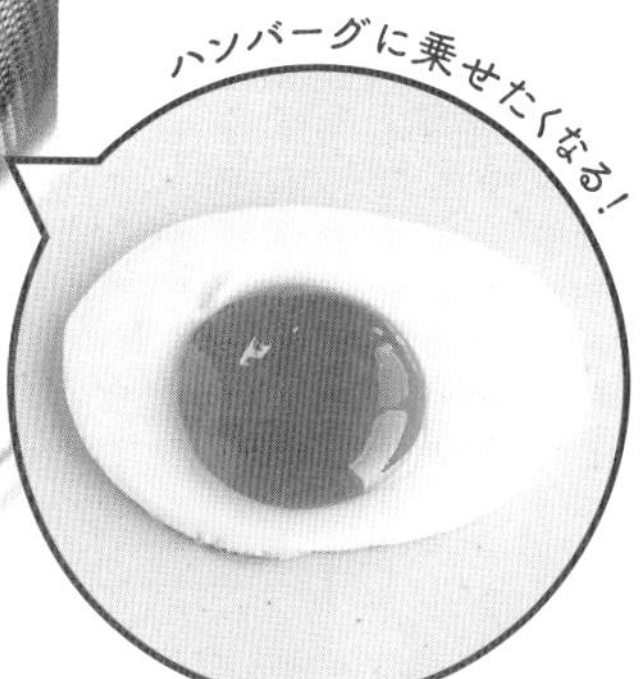
ハンバーグに乗せたくなる！

きほん

ゆで卵は水と卵の温度が決め手

シンプルに食べる。パンに挟む。サラダにする。料理ごとに硬さを変えたいゆで卵。あなたの理想は何分？

こんなに違う！

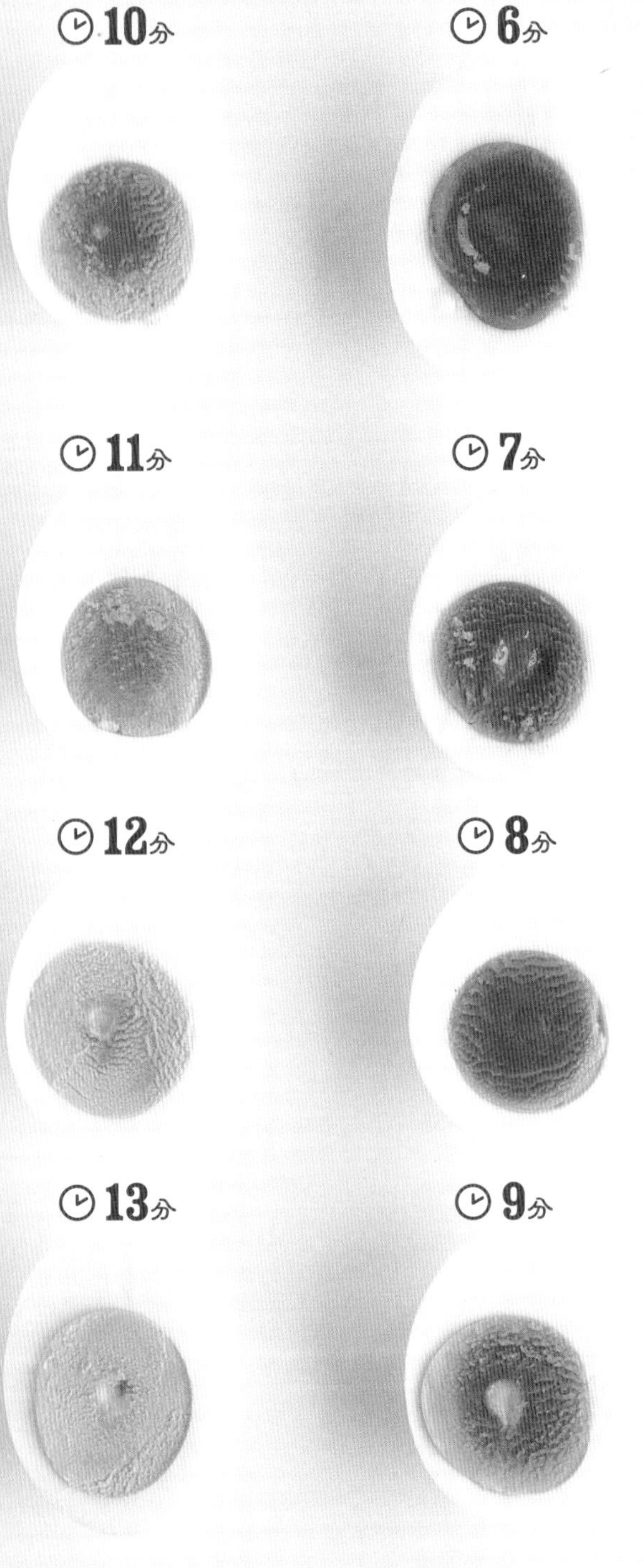

1 卵を常温に戻す

卵を冷蔵庫から出し、水道水（ぬるま湯）でさっと洗い流す。

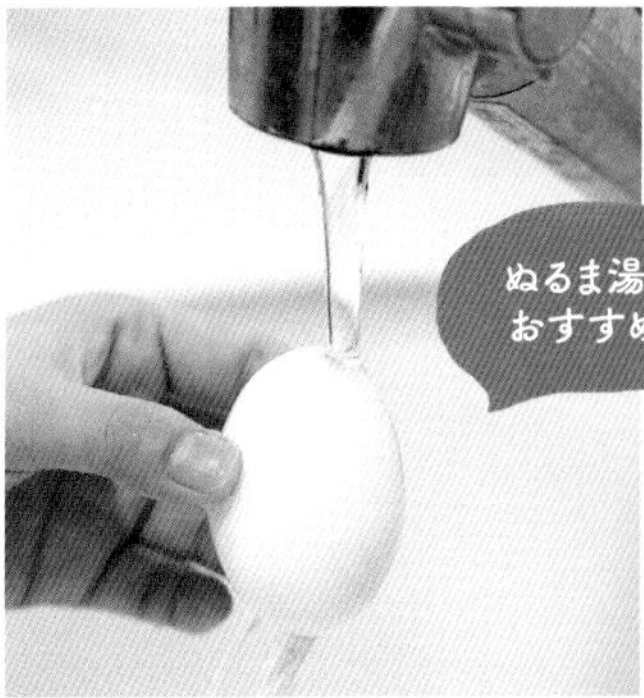

ぬるま湯が
おすすめ！

2 水に卵を入れる

卵がかぶる程度の水を鍋に張り、卵をそっと入れる。熱湯の状態から卵を入れると、卵と水の温度差で殻が割れやすくなる。

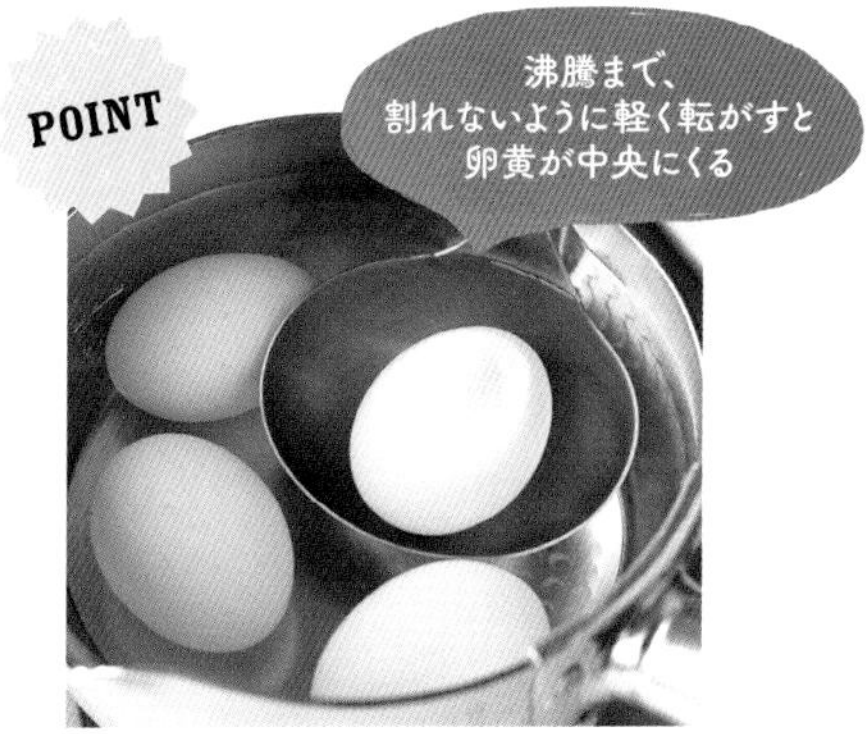

POINT
沸騰まで、
割れないように軽く転がすと
卵黄が中央にくる

3 沸騰したら弱火にする

強火にかけ、沸騰したら弱火にして好みの硬さまでゆでる。

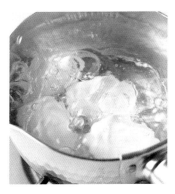

4 冷水にさらす

卵を湯から上げたら殻のまま冷水にさらす。

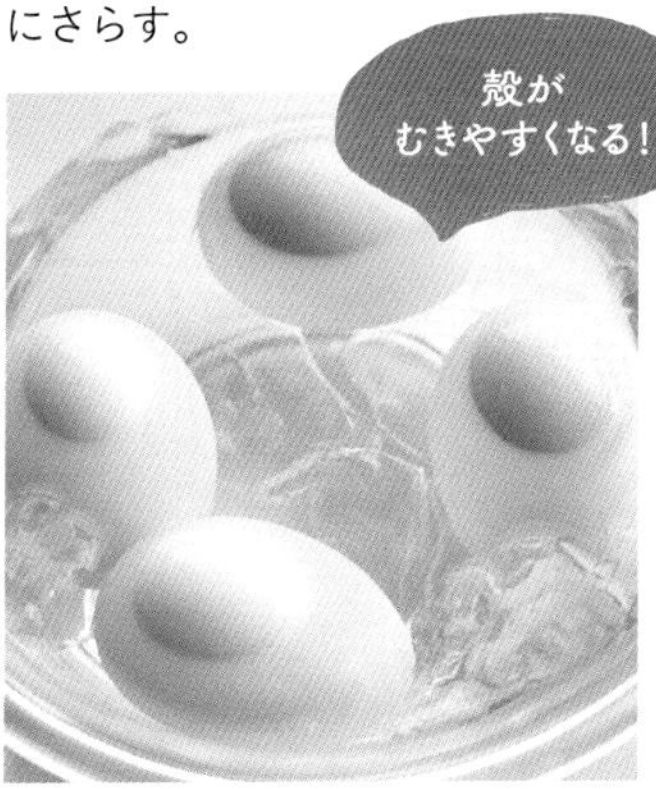

むきやすくなる！

ちょっとギモン

？ゆで卵の賞味期限はどのくらい？

硬くゆでたものを冷蔵庫で保管した場合、殻にヒビがなければ3〜4日間保存できます。いつヒビが入ったかわからないものは食べるのを控え、殻をむいたものはその日のうちに食べましょう。また、ゆで過ぎは黄身の周りの黒ずみにつながります。ゆで時間を12〜13分以内にし、ゆでたあとすぐに冷水（水に酢を入れてもOK）に入れると黒ずみを避けられます。

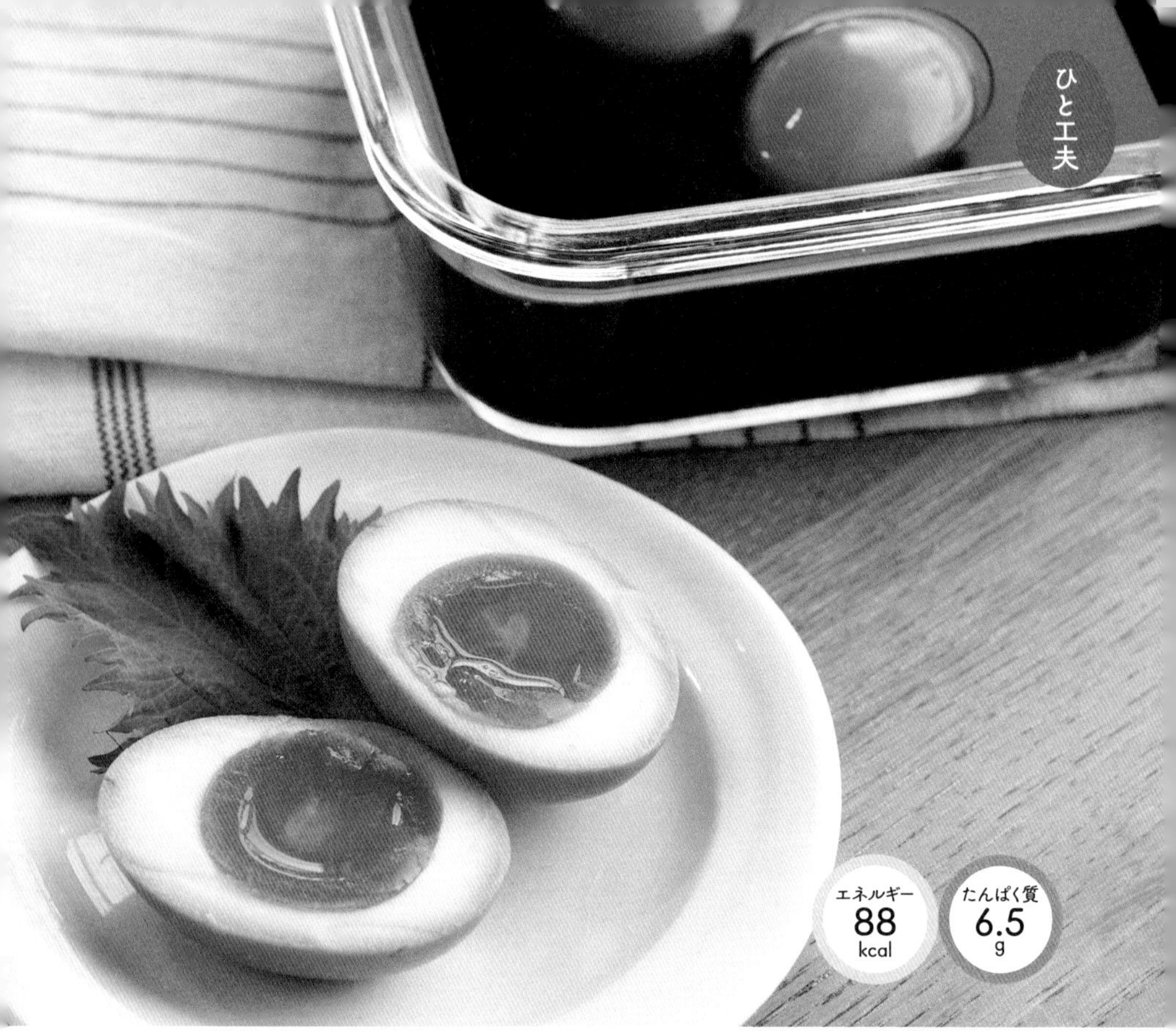
ひと工夫
エネルギー
88
kcal
たんぱく質
6.5
g

こっくりしみ込んだつゆの味、
濃厚な卵黄は全卵好きの夢

半熟とろ〜り煮卵

材料（2個分）

卵…4個

A
- めんつゆ（2倍濃縮）…大さじ1
- しょうゆ…小さじ2
- 砂糖…大さじ1と1/4
- 水…大さじ5

食品保存用ポリ袋…1袋

作り方

1 好みの硬さのゆで卵を作り（作り方↓P. 71）、殻をむいておく。

2 マグカップにAを入れる。電子レンジで約1分加熱し、ゆで卵と一緒にポリ袋に入れる。空気を抜いてつゆを密着させ、冷蔵庫でひと晩保存する。

3 食べやすい大きさに切り、青じそ（分量外）を添える。

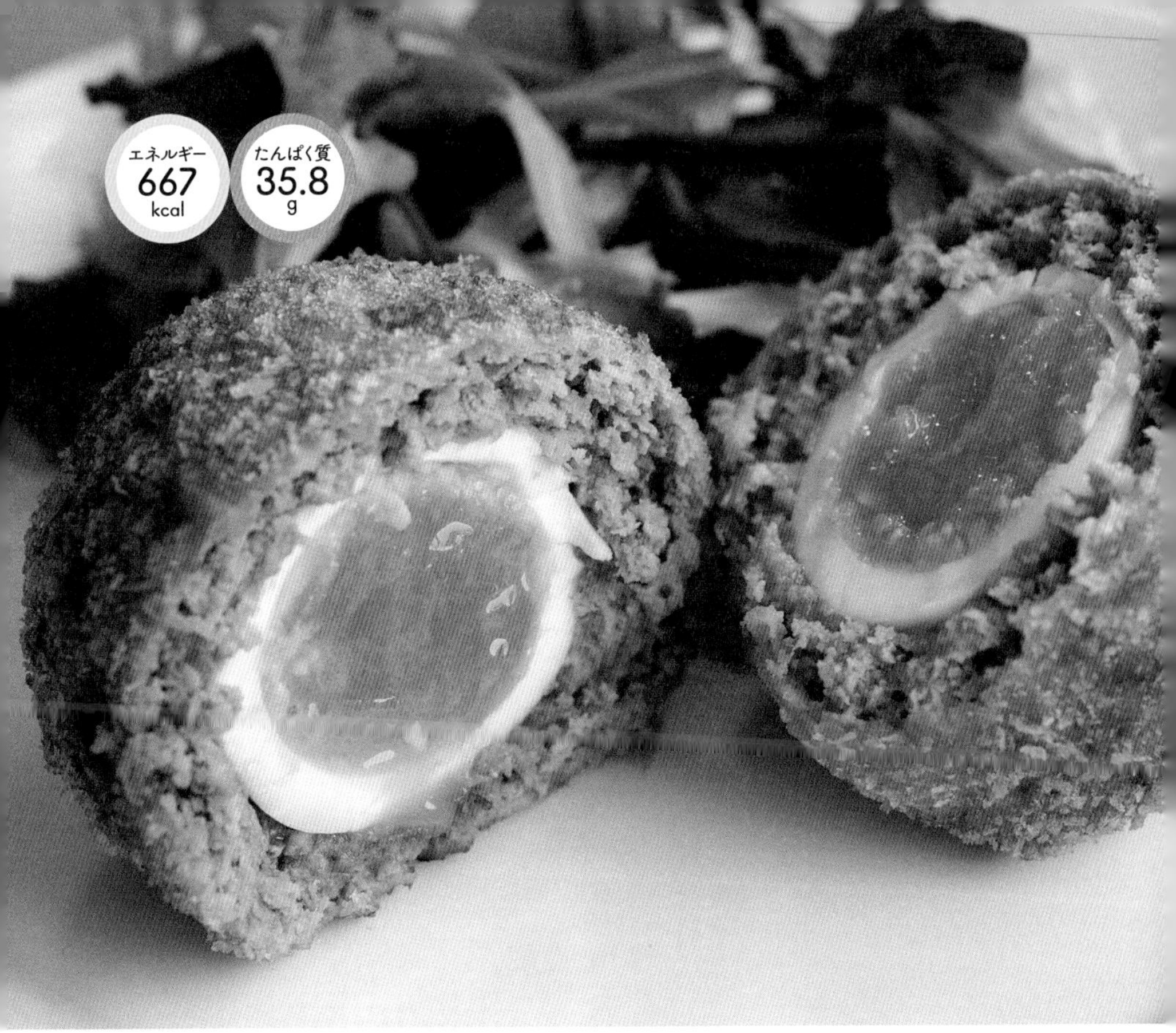

ジューシーなお肉と卵で食べ応え満点！
イギリスの伝統食

ジューシースコッチエッグ

材料（1人分）

卵…1個
合いびき肉…150g
A［塩…小さじ⅓
　あらびき黒こしょう…少々
小麦粉…5g
溶き卵…10g
パン粉…12g
揚げ油…適量

作り方

1 半熟のゆで卵を作り（作り方→P.71）、冷蔵庫で冷やしておく。
2 合いびき肉に**A**を加え、よく練り混ぜる。
3 ゆで卵の表面に小麦粉（分量外）をまんべんなくまぶし、練った肉で包む。小麦粉、溶き卵、パン粉の順に付ける。
4 揚げ油を160℃に熱し、**3**を入れて返しながら6〜7分揚げる。
5 好みでトマトソースやウスターソースをかける。

●ゆで卵を包むコツ
手のひらにラップを広げ、肉を1㎝厚さに伸ばします。ゆで卵を乗せ、ラップごと包みます。

ひと工夫

朝に作る簡単タマゴサンド

日々卵と向き合ってきた管理栄養士が作る家庭の味。夜に準備して朝すぐに食べられる作り方をご紹介。

材料（1人分）

卵…1個
バター…10g程度
A マヨネーズ…大さじ1〜2
A 塩・こしょう…少々
A 粒マスタード…少々（好みで）
食パン（8枚切り）…2枚

作り方

1 夜のうちに、卵と、卵がかぶるよりも多めの水を鍋に入れて火にかける。沸騰から3分経ったら、火を消してふたをして、朝まで放置する。脇にバターを置いておく。

2 朝がきたら耳を切り落とした食パンにバターを塗る。

3 卵の殻をむき、エッグスライサーで縦横に切る。**A**を加えて混ぜ、**2**に塗り、食パンを重ねる。食べやすい大きさに切る。

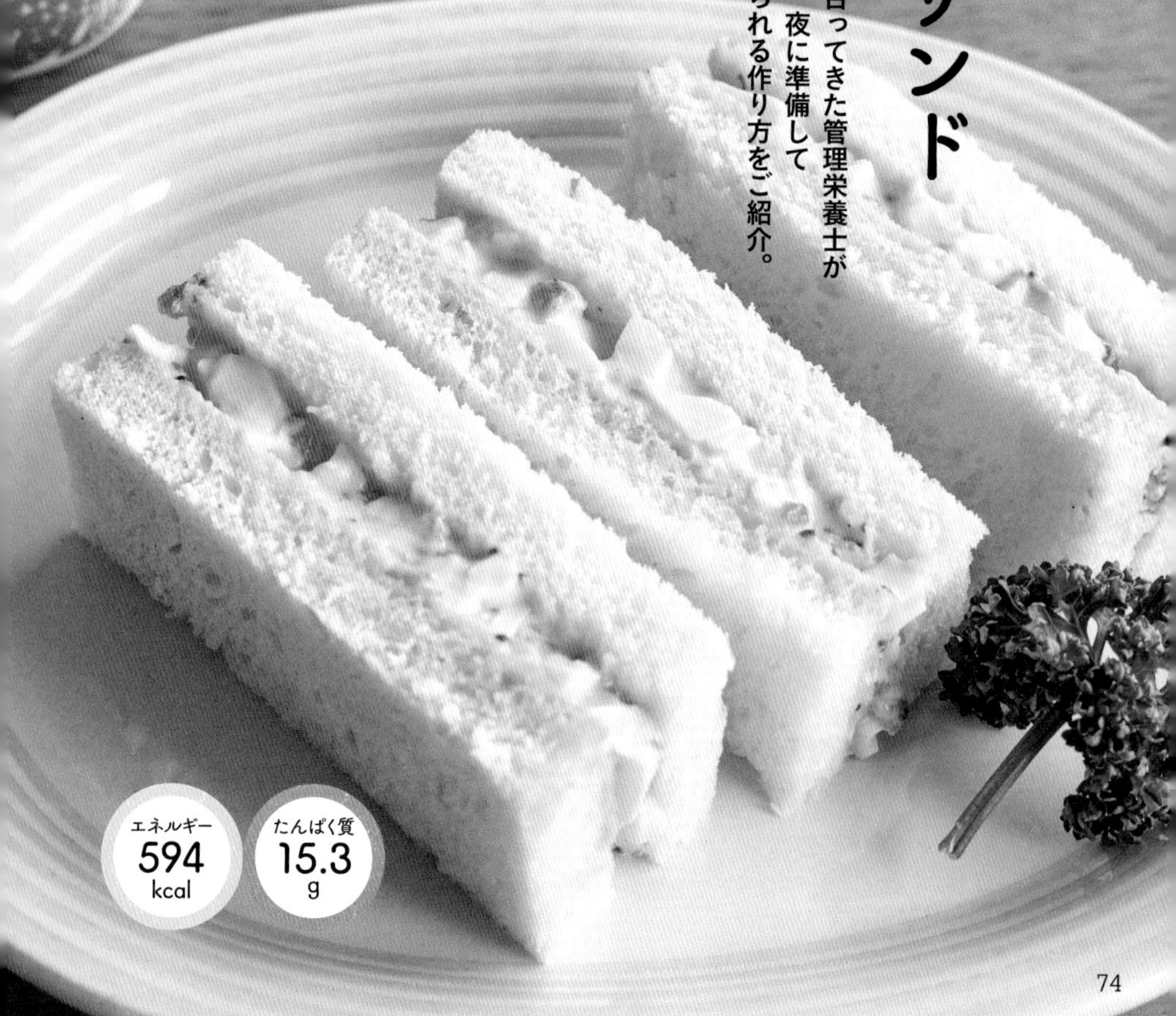

エネルギー 594 kcal
たんぱく質 15.3 g

こってりした揚げ物もレモン入りのタルタルソースでさっぱり！

なめらかタルタルソース

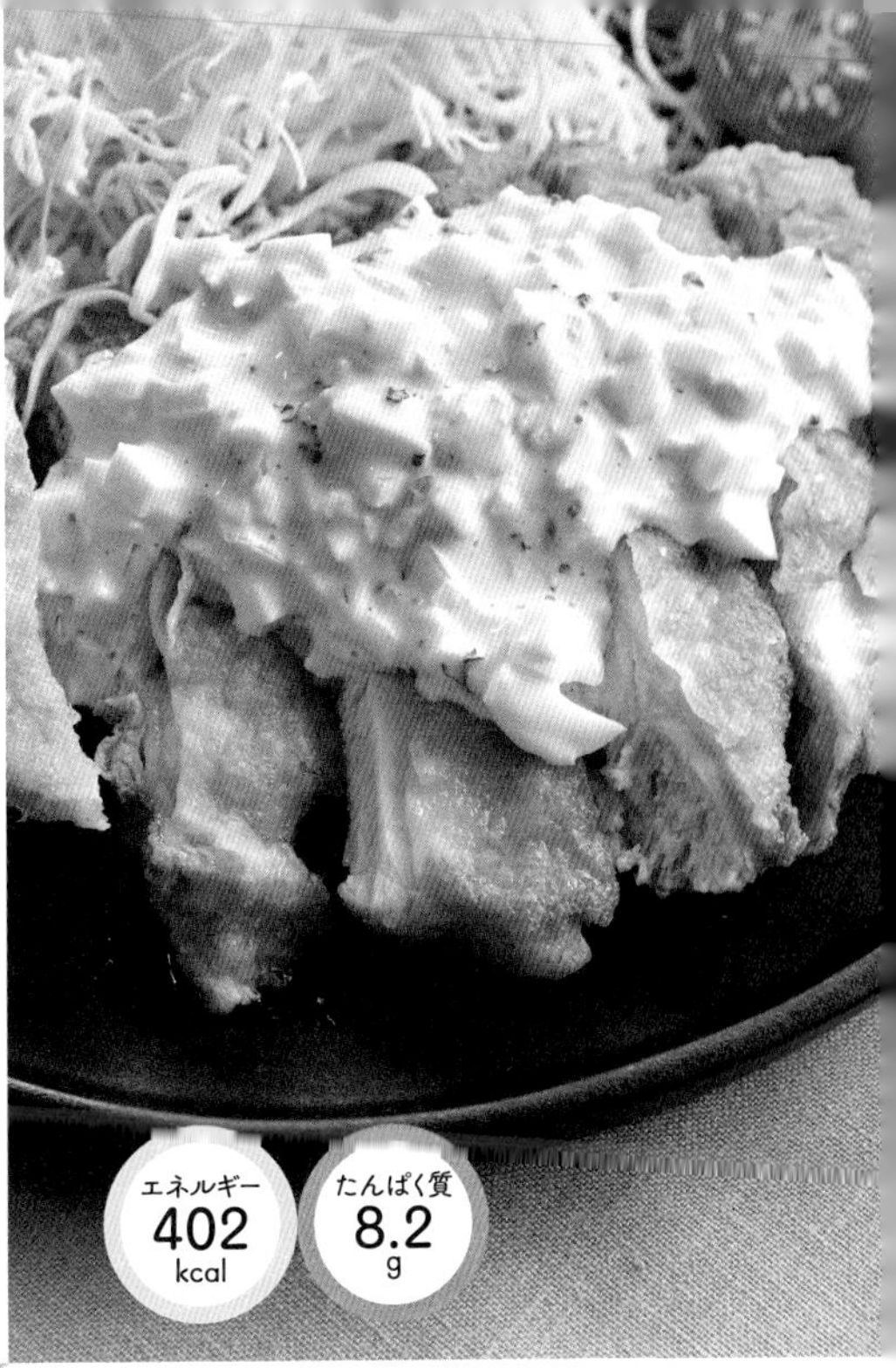
エネルギー
402
kcal
たんぱく質
8.2
g

材料（1～2人分）

卵…1個
玉ねぎ…1/8個（みじん切り）
パセリ…適量（みじん切り）

A
マヨネーズ…大さじ3
砂糖…小さじ1
レモン汁…小さじ1
こしょう…少々

作り方

1 固ゆでのゆで卵を作り（作り方→P. 71）、粗みじん切りにする。

2 玉ねぎを水に5分ほどさらし、ザルに上げ、キッチンペーパーで水気を拭き取る。

3 ボウルにゆで卵、玉ねぎ、パセリ、**A**を入れて混ぜる。

ごろごろじゃがいも＆卵に酸味がピリッと利く

ゆで卵のポテトサラダ

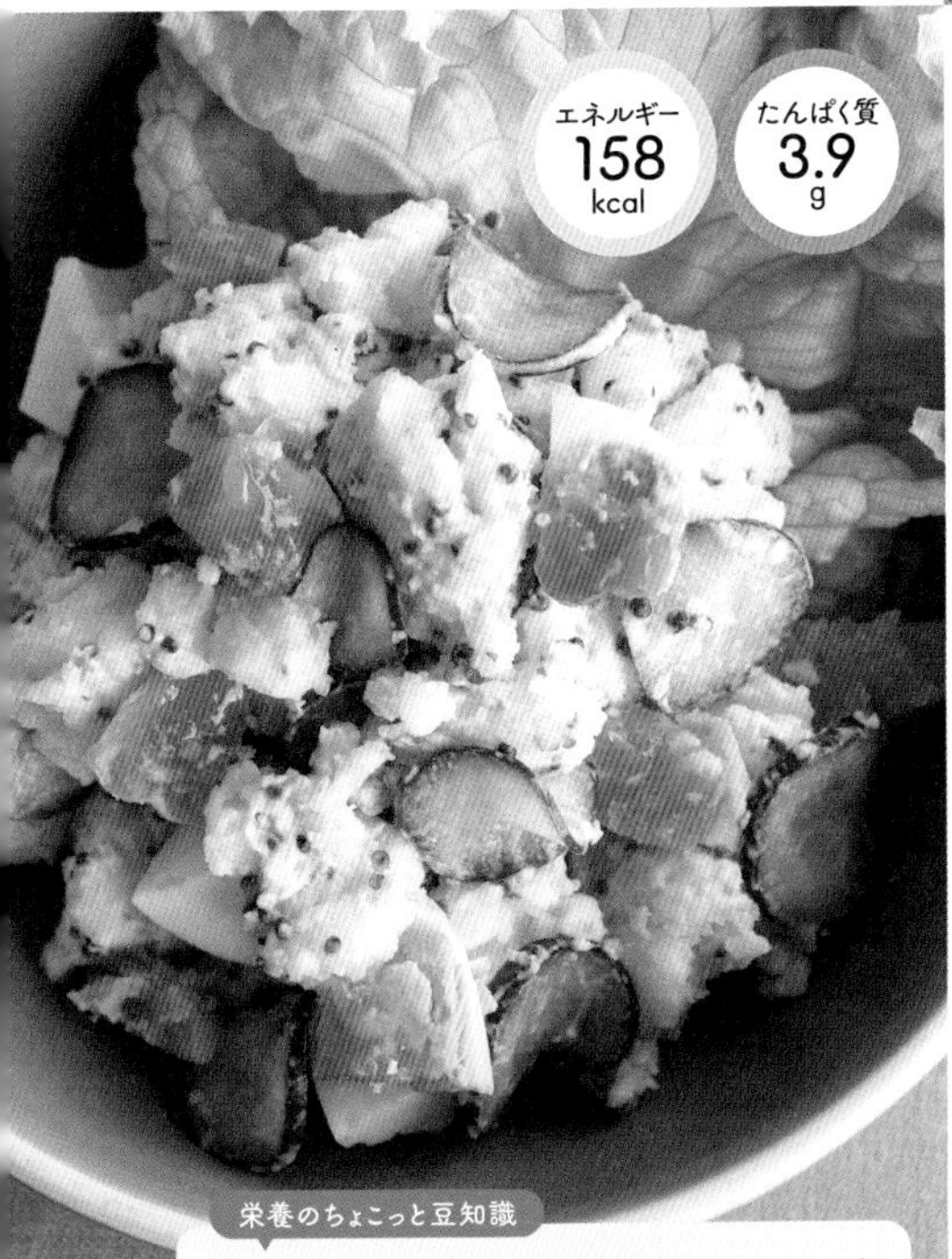
エネルギー
158
kcal
たんぱく質
3.9
g

材料（1人分）

卵…1個
じゃがいも…1個
きゅうり…1/4本（薄切り）

A
酢…小さじ1/2
塩・こしょう…各少々

B
マヨネーズ
…大さじ2と1/2
粒マスタード
…大さじ1

作り方

1 半熟のゆで卵を作り（作り方→P. 71）1cm角に切る。きゅうりを塩（分量外）でもみ、水洗い後に固く絞る。

2 じゃがいもを水で洗い、濡れたままクッキングペーパー、ラップの順でふんわり包む。電子レンジで約5分加熱する。皮をむいて粗めにつぶし、**A**を加える。**1**と**B**をさらに加え軽く混ぜる。

栄養のちょこっと豆知識

酢に含まれる酢酸は、内臓脂肪を気にされる方に適しています。

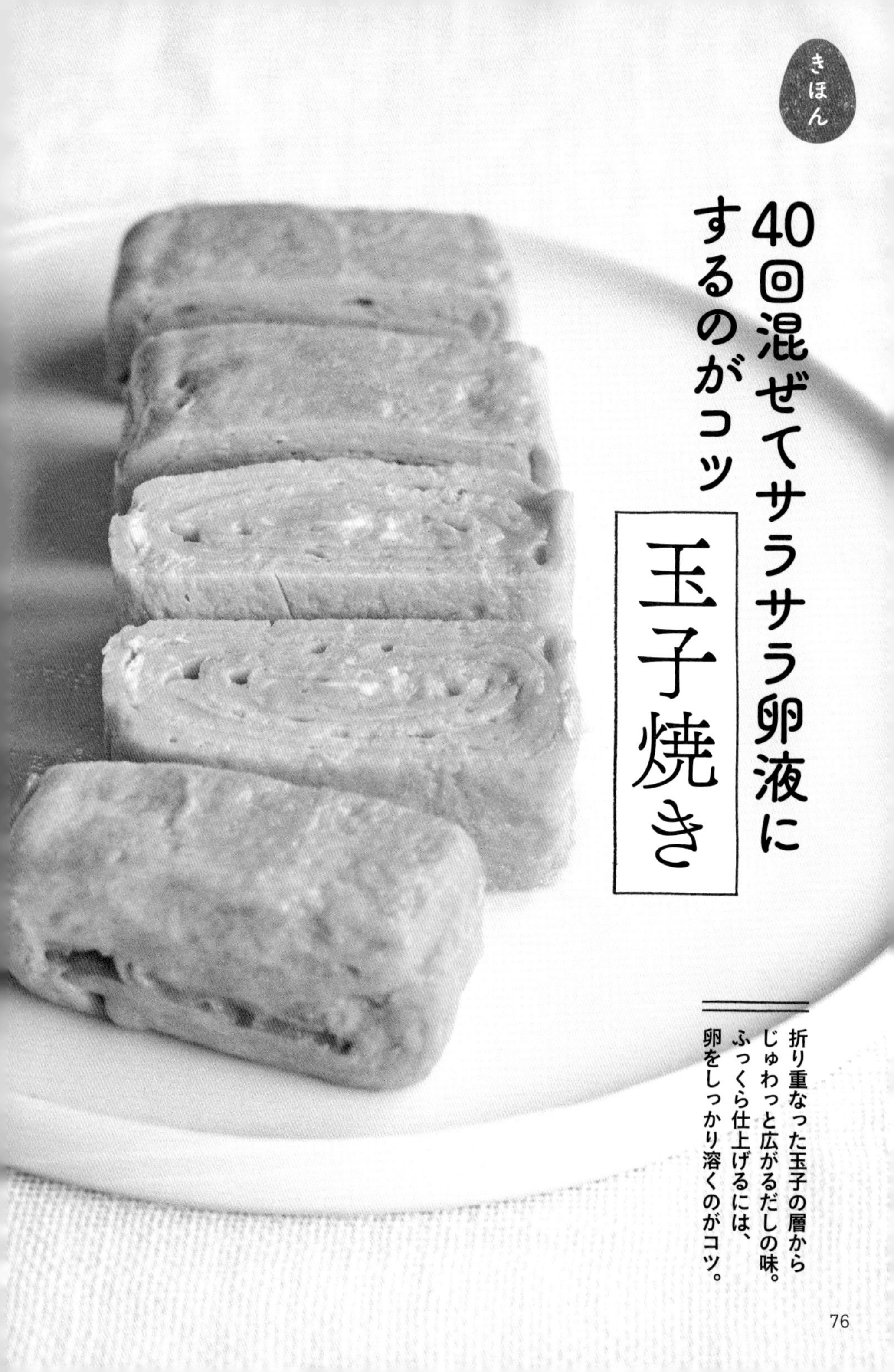

きほん

40回混ぜてサラサラ卵液にするのがコツ

玉子焼き

折り重なった玉子の層から
じゅわっと広がるだしの味。
ふっくら仕上げるには、
卵をしっかり溶くのがコツ。

材料（2人分）

卵…3個

A
- だし汁（または水）…大さじ1
- 砂糖…大さじ1
- しょうゆ…小さじ1

サラダ油…小さじ2

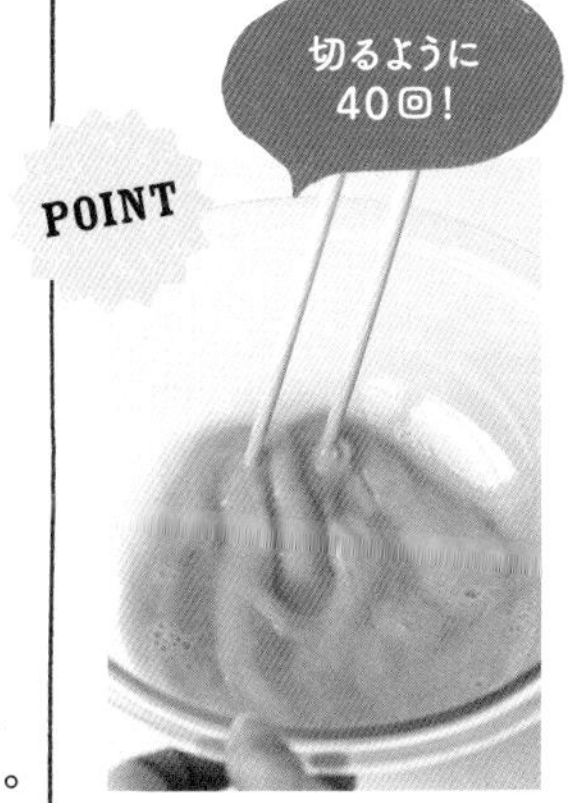

1 卵を40回溶く

卵をボウルに割り入れる。40回ほど溶き、**A**を加えて混ぜる。

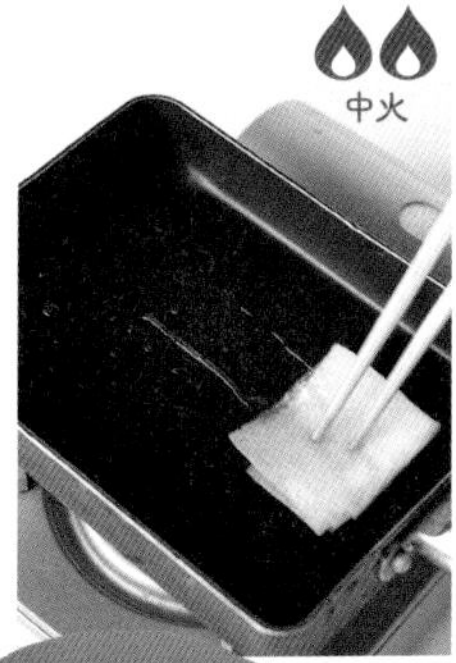

2 油をなじませる

玉子焼き器にサラダ油を熱し、キッチンペーパーなどで均一に行き渡るようにする。

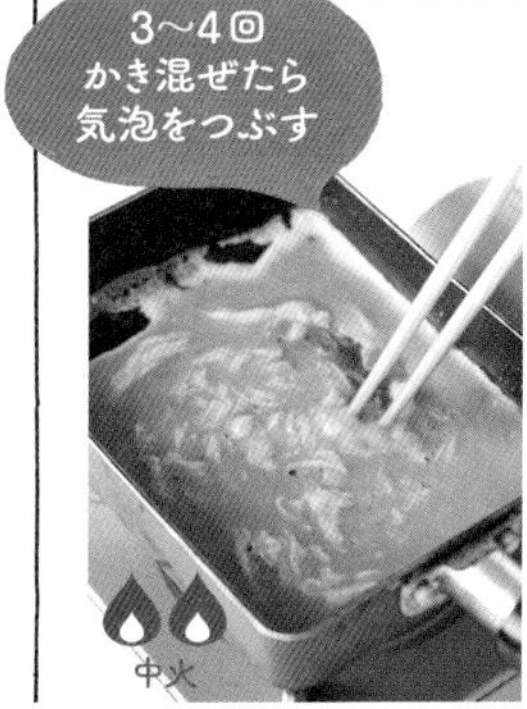
3〜4回かき混ぜたら気泡をつぶす
中火

3 卵液を流し入れる

1の$\frac{1}{4}$量を流し入れ、大きくかき混ぜ、ふくれた箇所は菜箸でつぶす。

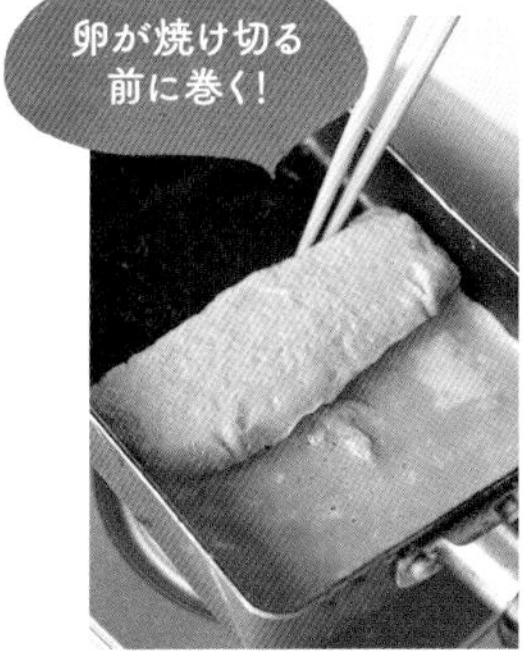
卵が焼け切る前に巻く!

4 卵を巻く

卵に軽く火が通ったら向こう側から手前側に向かって卵を巻く。

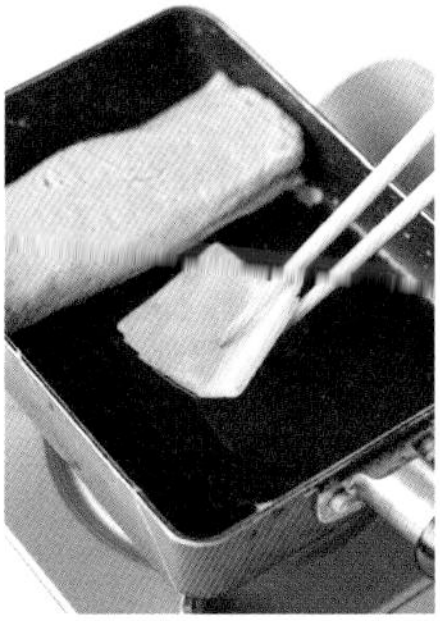

5 油をなじませる

焼けた卵を向こう側に移し、空いたところに油を塗る。

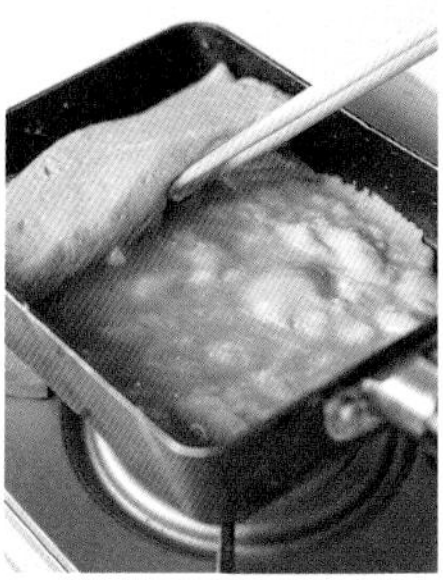

6 卵液を流し入れる

3と同量を流し入れ、巻いた卵を持ち上げて全体に卵液を広げる。**3〜5**を繰り返す。

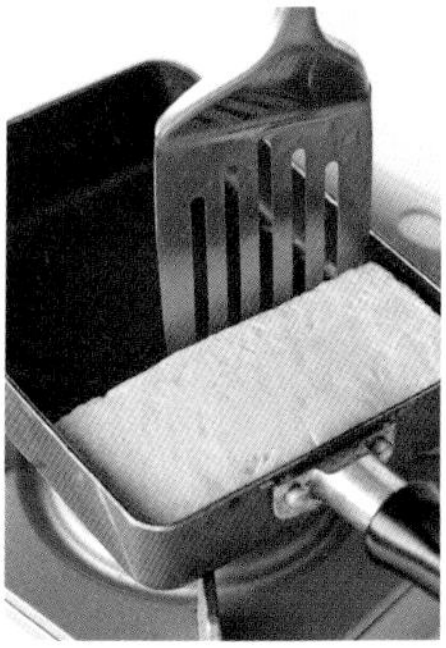

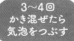

7 形を整える

卵を巻き終えたら、熱いうちに玉子焼き器の隅で形を整える。

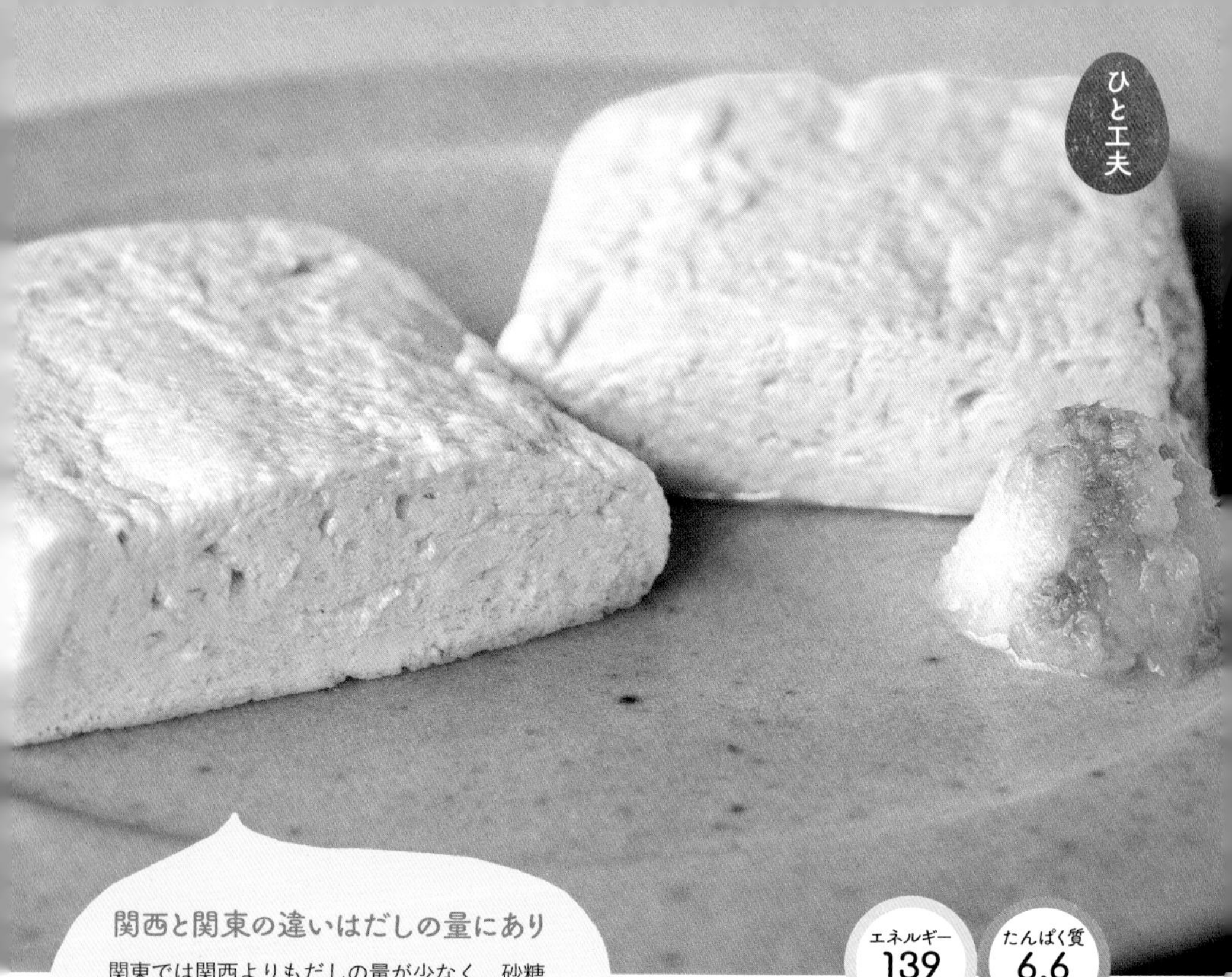

関西と関東の違いはだしの量にあり

関東では関西よりもだしの量が少なく、砂糖を多く入れる味付けです。関西では薄味、関東では濃い味を好むという味付けの地域差から生まれた違いと考えられます。

エネルギー 139 kcal
たんぱく質 6.6 g

だしの中にほんのり感じるやさしい甘み

関西風だし巻き玉子

材料（2人分）

卵…2個
A みりん…大さじ1
A しょうゆ…大さじ¼
A だし汁…100㎖
サラダ油…適量

作り方

1 ボウルに卵を割り入れ、40回ほど溶いたらAを加えて混ぜる。

2 玉子焼き器にサラダ油を熱し、お玉約1杯分の卵液を流し入れる。大きくかき混ぜ、ふくれた箇所は菜箸でつぶす。

3 軽く火が通ったら卵を巻く。卵を向こう側に移す。サラダ油を塗り、お玉1杯分の卵液を流し入れ、巻いた卵の下にも広げる。こげ目をつけないように焼く。

4 2～3を繰り返し、形を整える。食べやすい大きさに切る。

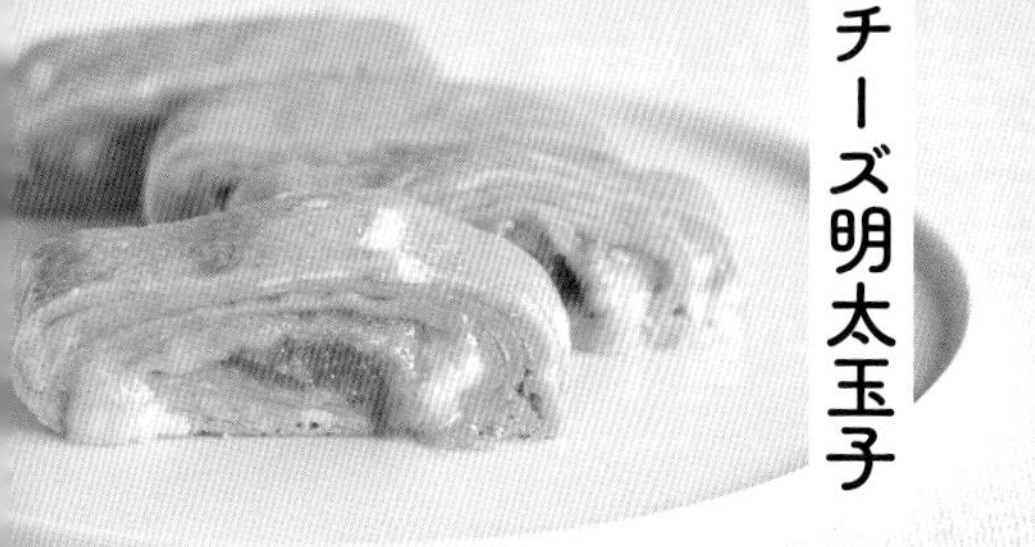

チーズ明太玉子

「きほんの玉子焼き（P.77）」の手順**3**で卵液を流し入れたあと、スライスチーズ（1枚）と明太子（¼腹）を乗せ、手順**4〜7**と同様にする。

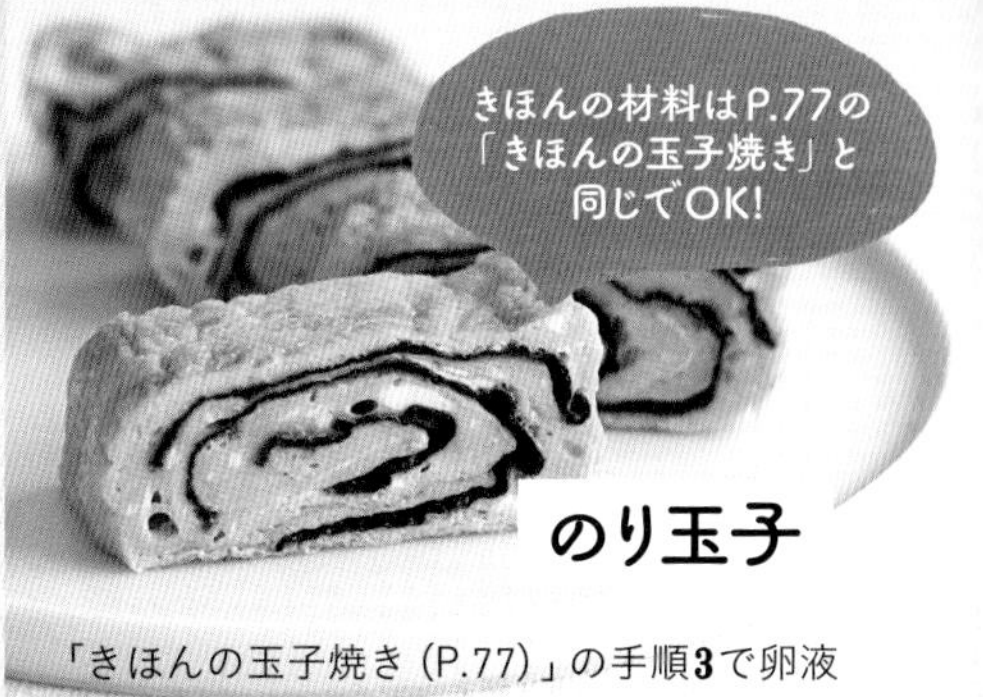

きほんの材料はP.77の「きほんの玉子焼き」と同じでOK!

のり玉子

「きほんの玉子焼き（P.77）」の手順**3**で卵液を流し入れたあと、のり（適量）を乗せ、手順**4〜7**と同様にする。

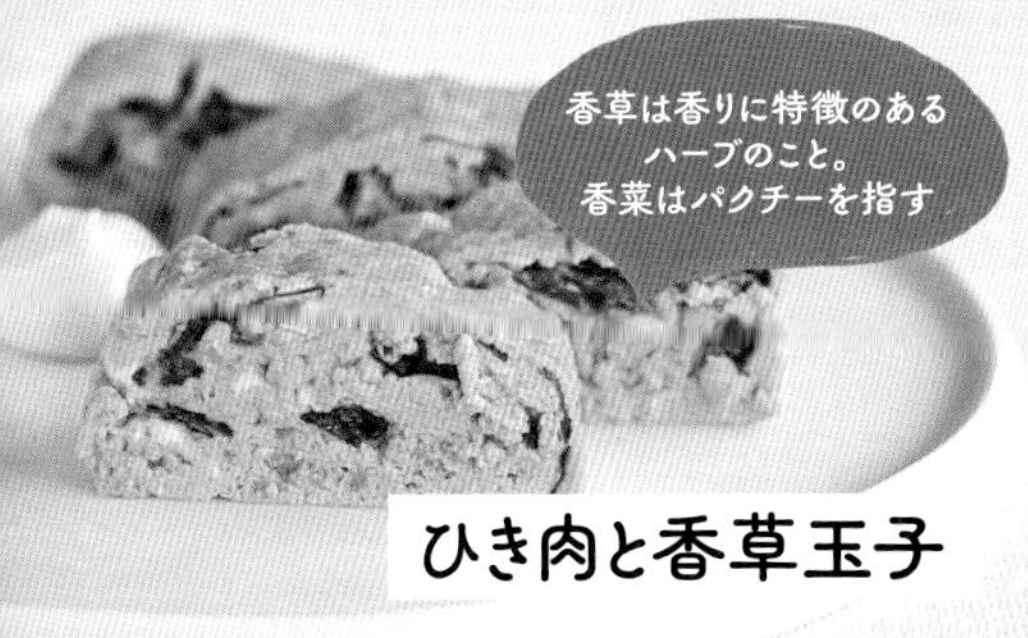

香草は香りに特徴のあるハーブのこと。香菜はパクチーを指す

ひき肉と香草玉子

豚ひき肉（50g）を電子レンジで1分程度加熱する。香草（18g：シソやバジル）は刻む。材料をすべて混ぜ、「きほんの玉子焼き（P.77）」と同様に焼く。

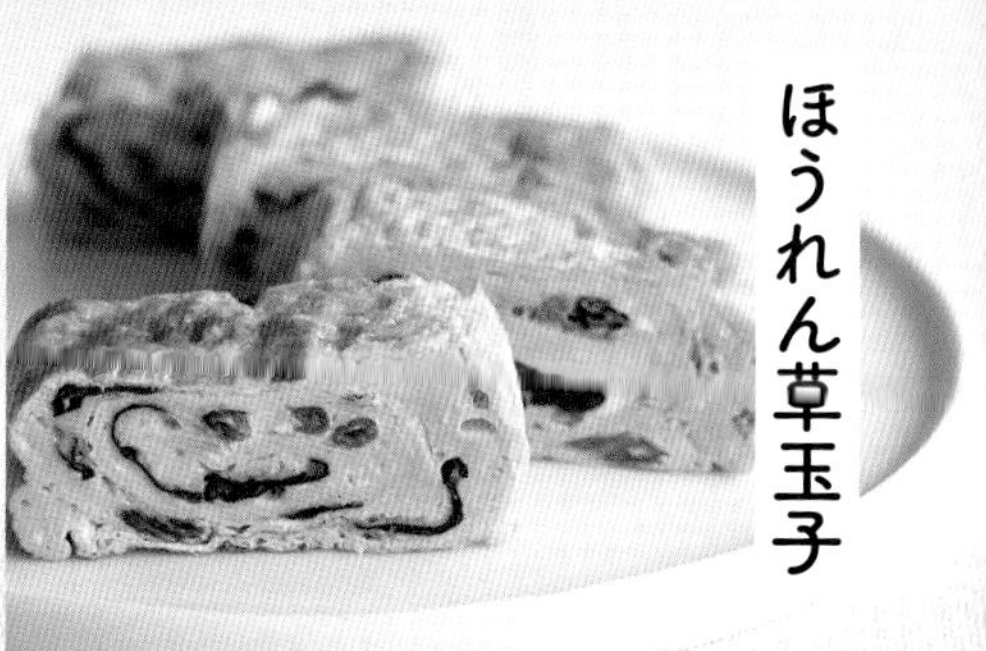

ほうれん草玉子

ほうれん草（2株）をさっとゆで、使いやすい大きさに切る。「きほんの玉子焼き（P.77）」の手順**3**で卵液を流し入れたあと、ほうれん草を散らし、手順**4〜7**と同様にする。

冷めてもやわらかい！

マヨふわ玉子

材料（2人分）

卵…2個
みりん…大さじ1
しょうゆ…大さじ¼
マヨネーズ…大さじ½
サラダ油…適量

作り方

材料をすべて混ぜ、「きほんの玉子焼き（P.77）」と同様に焼く。

●ふわふわの理由

卵にマヨネーズを加えると、乳化された植物油や酢が、加熱によるたんぱく質の結合をソフトにします。乳化された植物油は冷めても固まらないためふわふわがずっと続くのです。

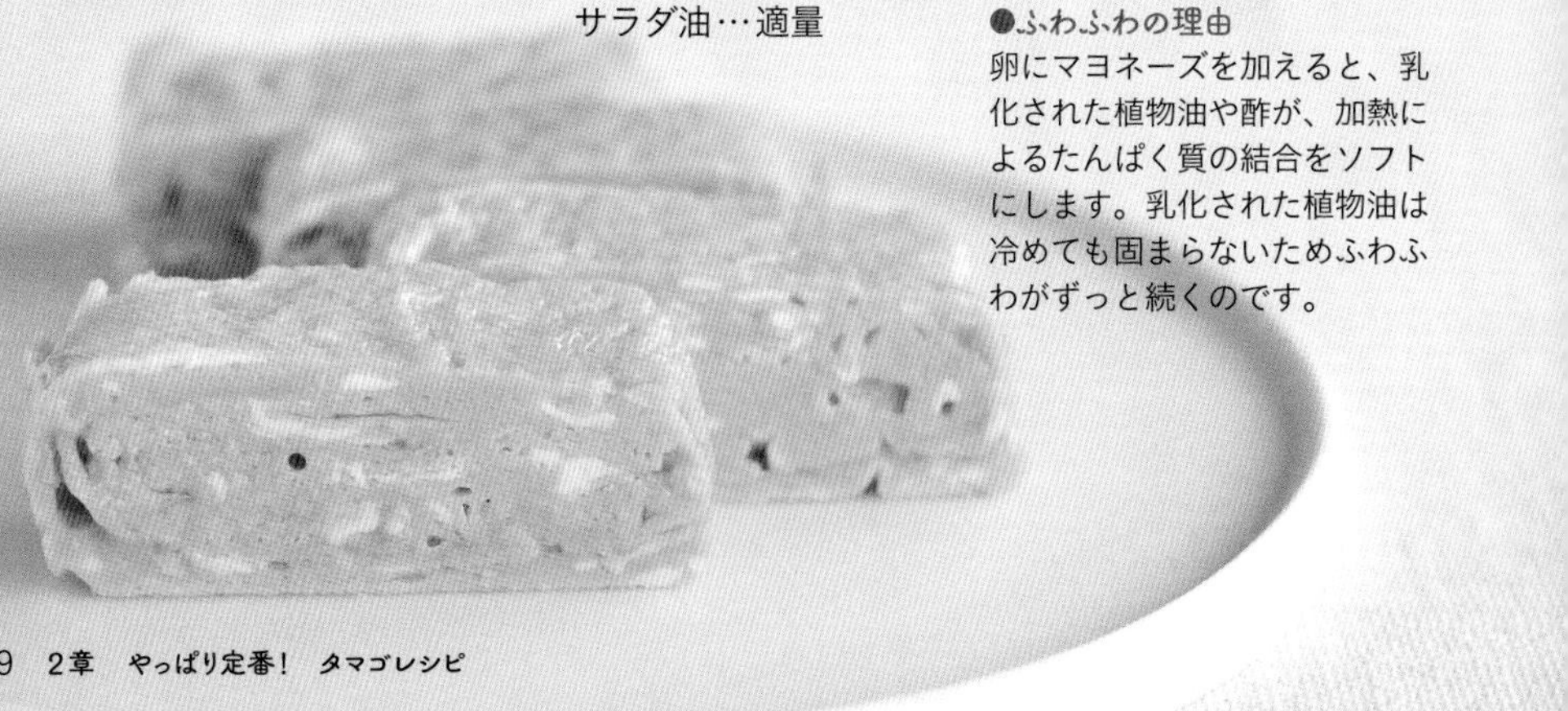

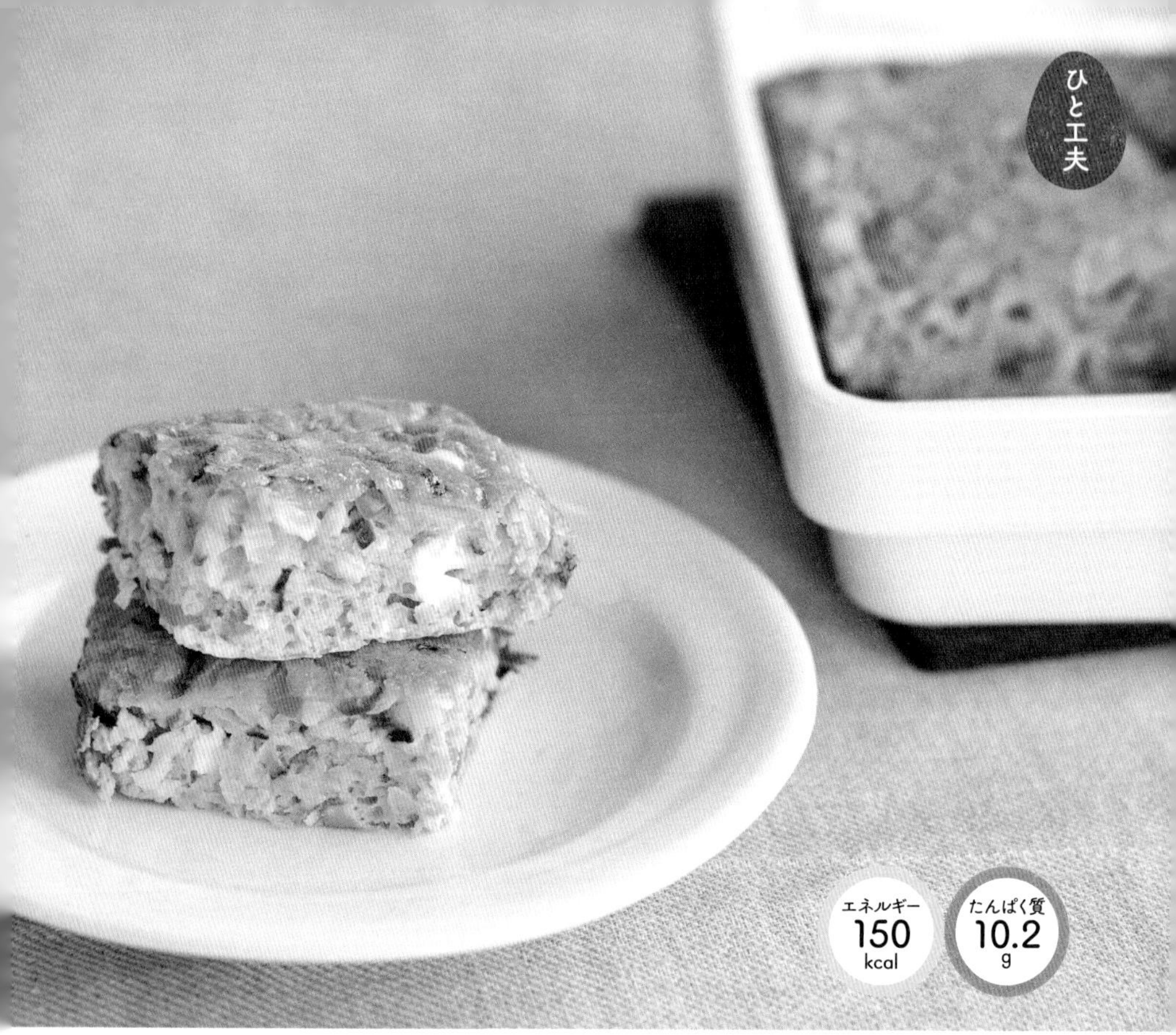
ひと工夫
エネルギー
150
kcal
たんぱく質
10.2
g

色とりどりで見た目もおいしい

具だくさん千草焼き

材料（2人分）

鶏ひき肉…30g
にんじん…1/5本
干ししいたけ
（または生しいたけ3枚）…2枚
長ねぎ…1/3本
卵…2個
A
砂糖…小さじ1
しょうゆ…小さじ1
塩…適量
水…大さじ1
サラダ油…適量

作り方

1 にんじんを粗みじん切り、水で戻した干ししいたけ、長ねぎをみじん切りにする。
2 フライパンにサラダ油を中火で熱し、鶏ひき肉と**1**を炒め、火から下ろして粗熱をとる。
3 ボウルに卵を割り入れ、**A**を入れてよく混ぜる。
4 炒めた具材と卵液を混ぜ、サラダ油を薄く引いた耐熱容器に流し込む。180℃に予熱したオーブンで25分ほど焼く。

栄養のちょこっと豆知識
にんじんに含まれるビタミンAは、夜間の視力の維持を助けます。

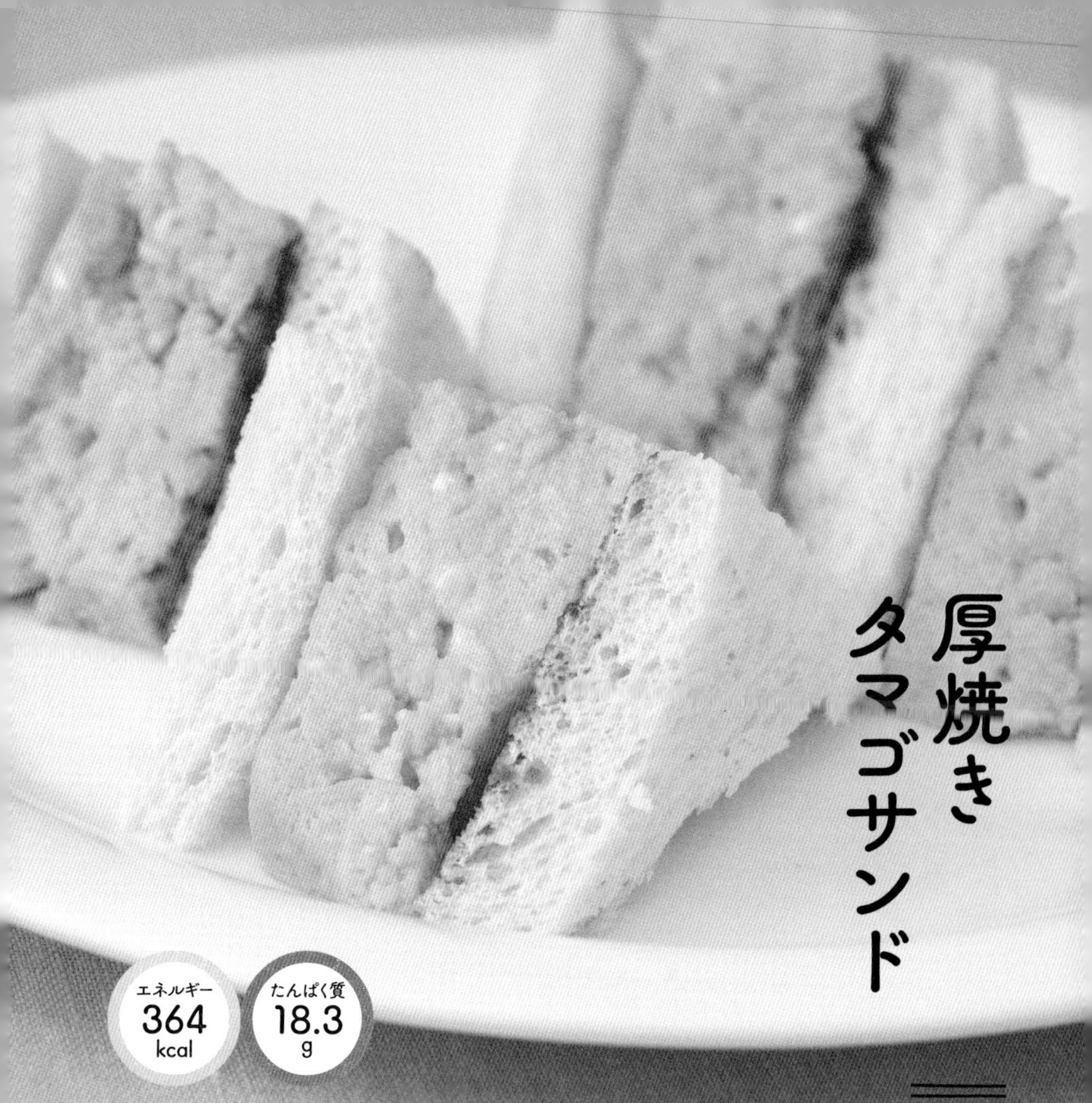

厚焼きタマゴサンド

エネルギー 364 kcal
たんぱく質 18.3 g

ばくっとかぶりつきたくなる厚焼きタマゴサンド。ケチャップの味が、どこか懐かしさも連れてきてくれます。

材料（1人分）

サンドイッチ用食パン…2枚
卵…2個
A 塩…適量
　牛乳…40㎖
トマトケチャップ…小さじ2
サラダ油…適量

作り方

1. ボウルに卵を割り入れ、**A**を加えて均一な卵液になるまでしっかり混ぜる。
2. フライパンにサラダ油を熱し、卵液を一気に流し入れ、菜箸で大きくかき混ぜる。卵が少し固まってきたらふたをして中火で蒸し焼きにする。火が通ったら、ケチャップを塗った食パンの上に乗せる。
3. もう1枚の食パンを重ね、対角線に切り四等分する。

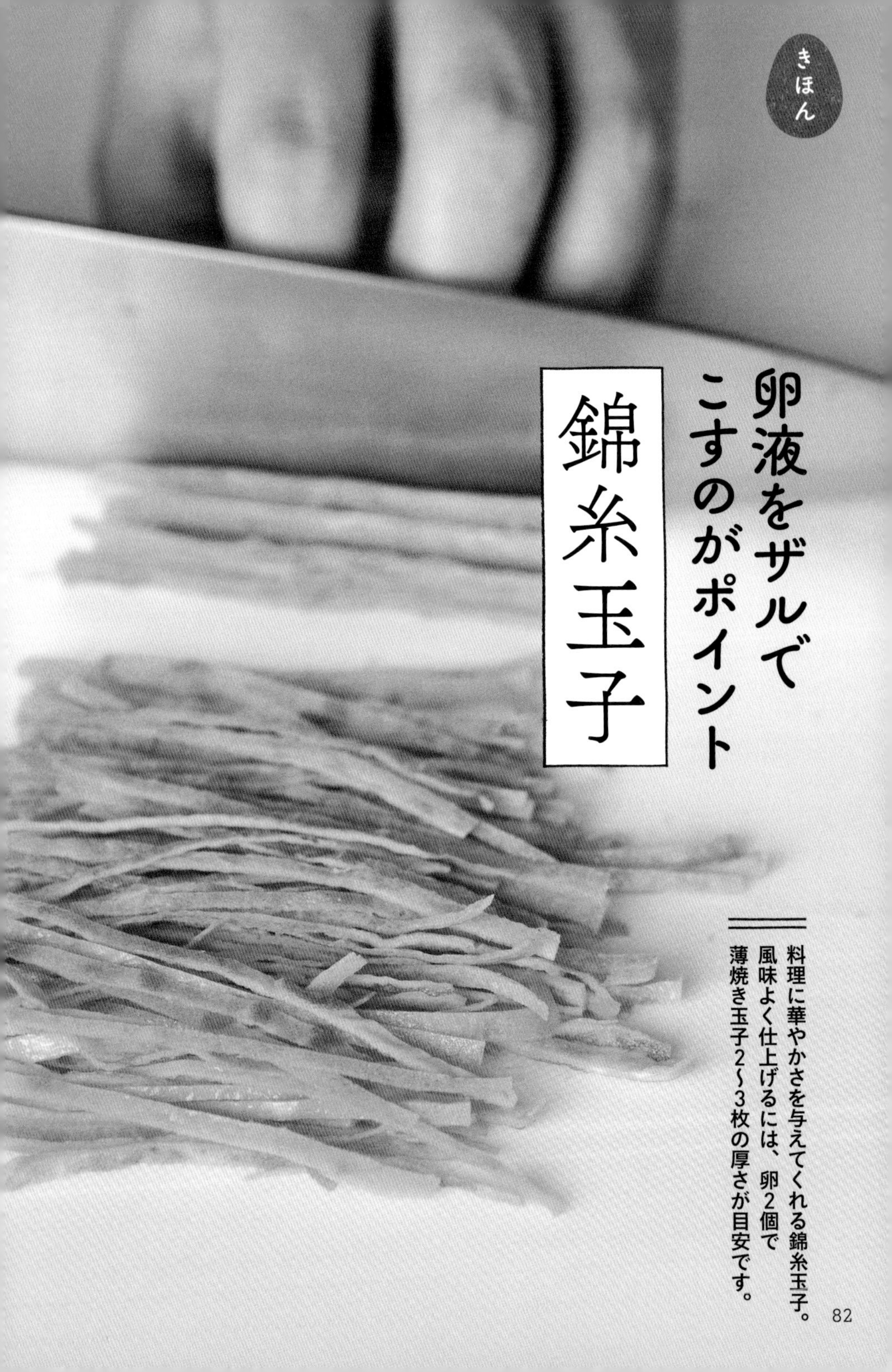

きほん

卵液をザルでこすのがポイント
錦糸玉子

料理に華やかさを与えてくれる錦糸玉子。風味よく仕上げるには、卵2個で薄焼き玉子2〜3枚の厚さが目安です。

材料（1～2人分）

卵…2個

A
- 砂糖…小さじ1
- 塩…小さじ$\frac{1}{8}$
- 酒…小さじ1

サラダ油…小さじ2

※26cmのフライパンで2～3枚が目安

1 卵を40回溶く

ボウルに卵を割り入れ、40回程度溶きほぐす。

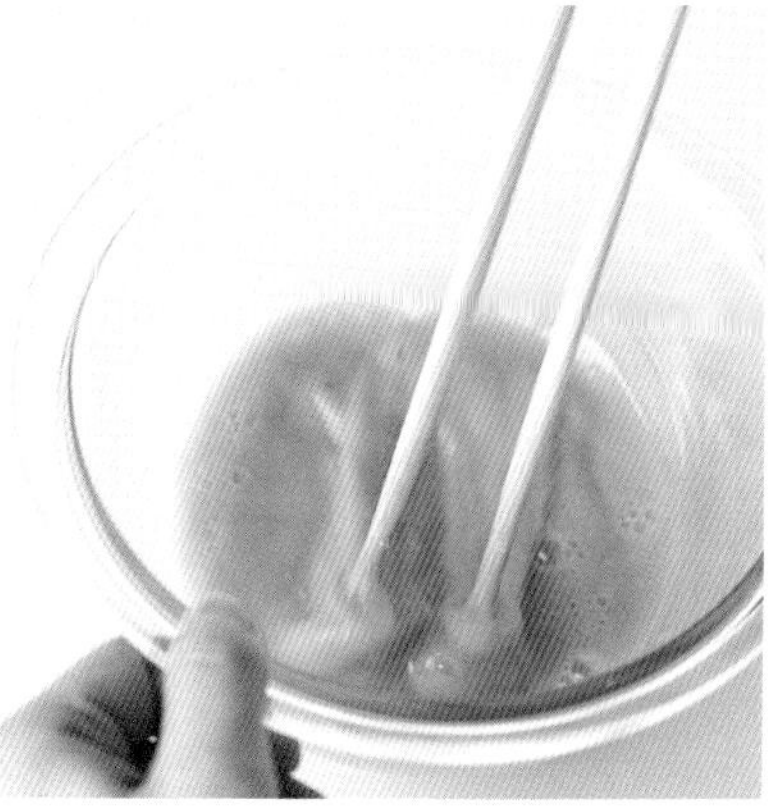

2 ザルでこす

卵液をザルでこし、**A**を加えてさらに混ぜる。

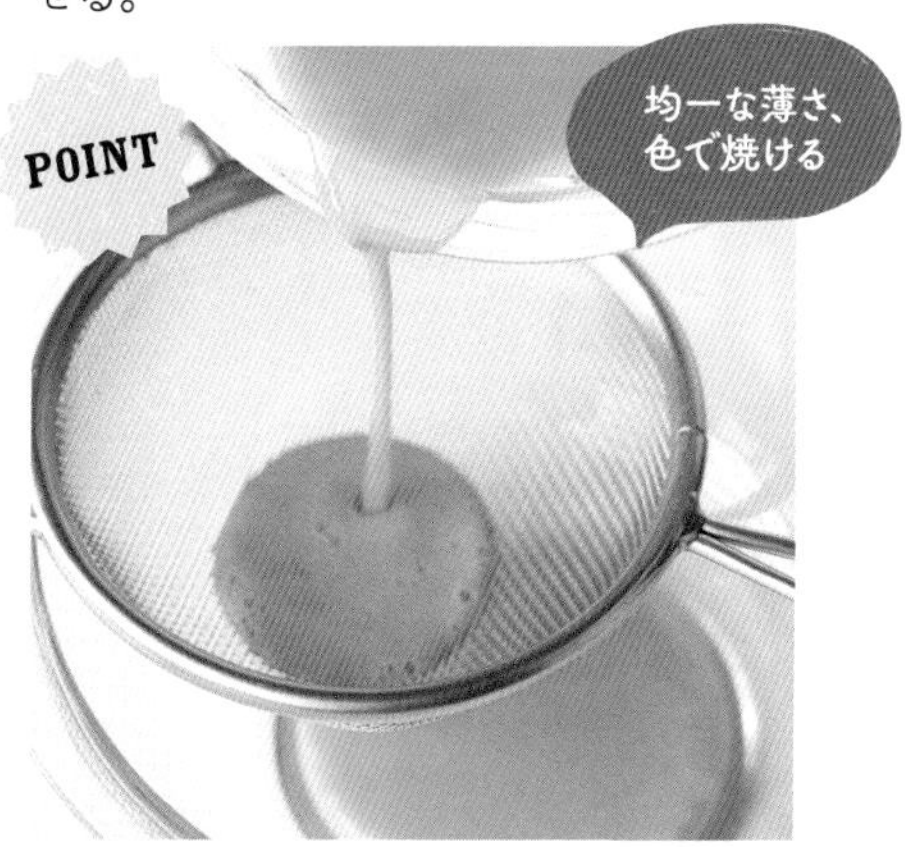

3 卵液を流し入れる

フライパンにサラダ油を弱火で熱する。フライパンが熱くなったのを確認し、お玉1杯分の**1**を手早く流し入れる。フライパンを大きく振り、薄く均一に広げる。

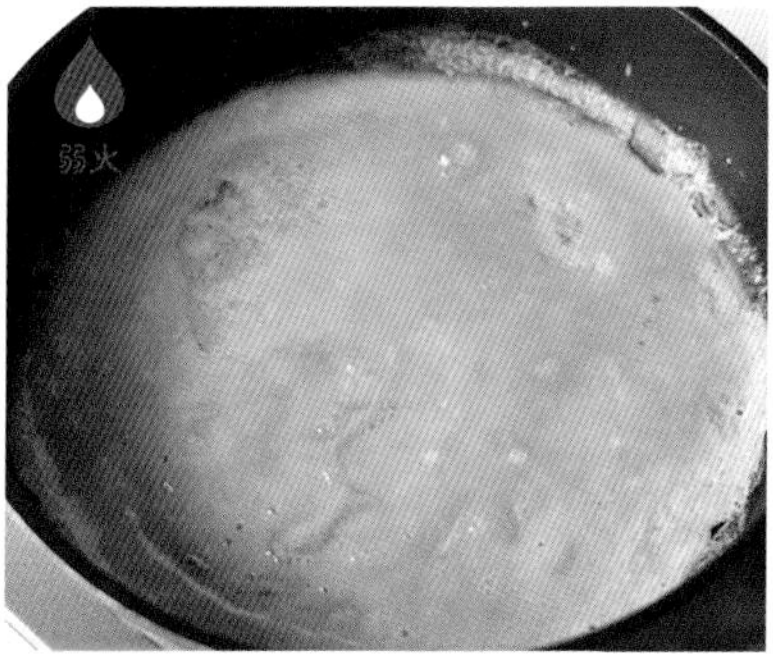

4 ひっくり返す

卵の外側が菜箸で持てるようになったら、卵の端を指でつまみ裏返す。

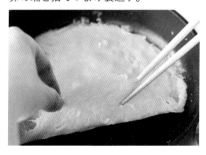

5 空気にさらす

卵が焼けたら空気にさらして粗熱をとり、細く千切りにする。

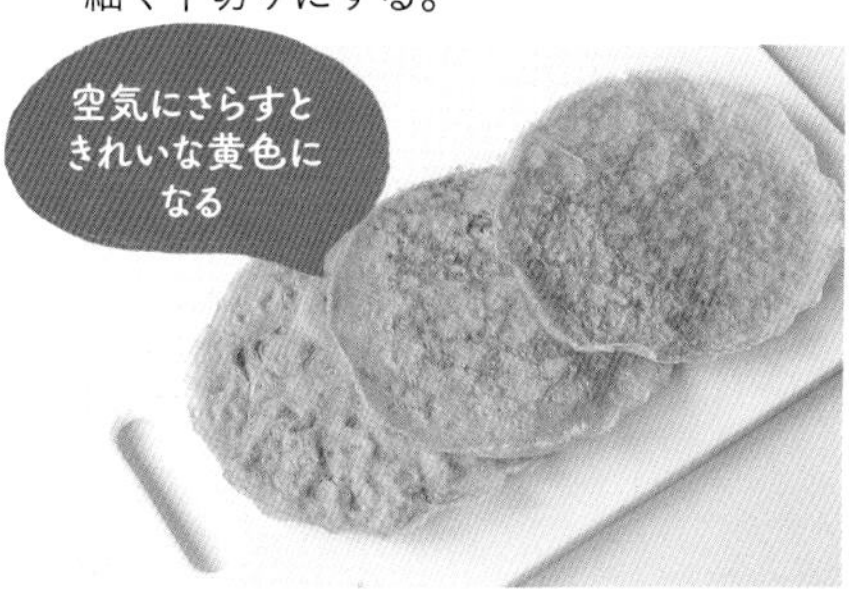

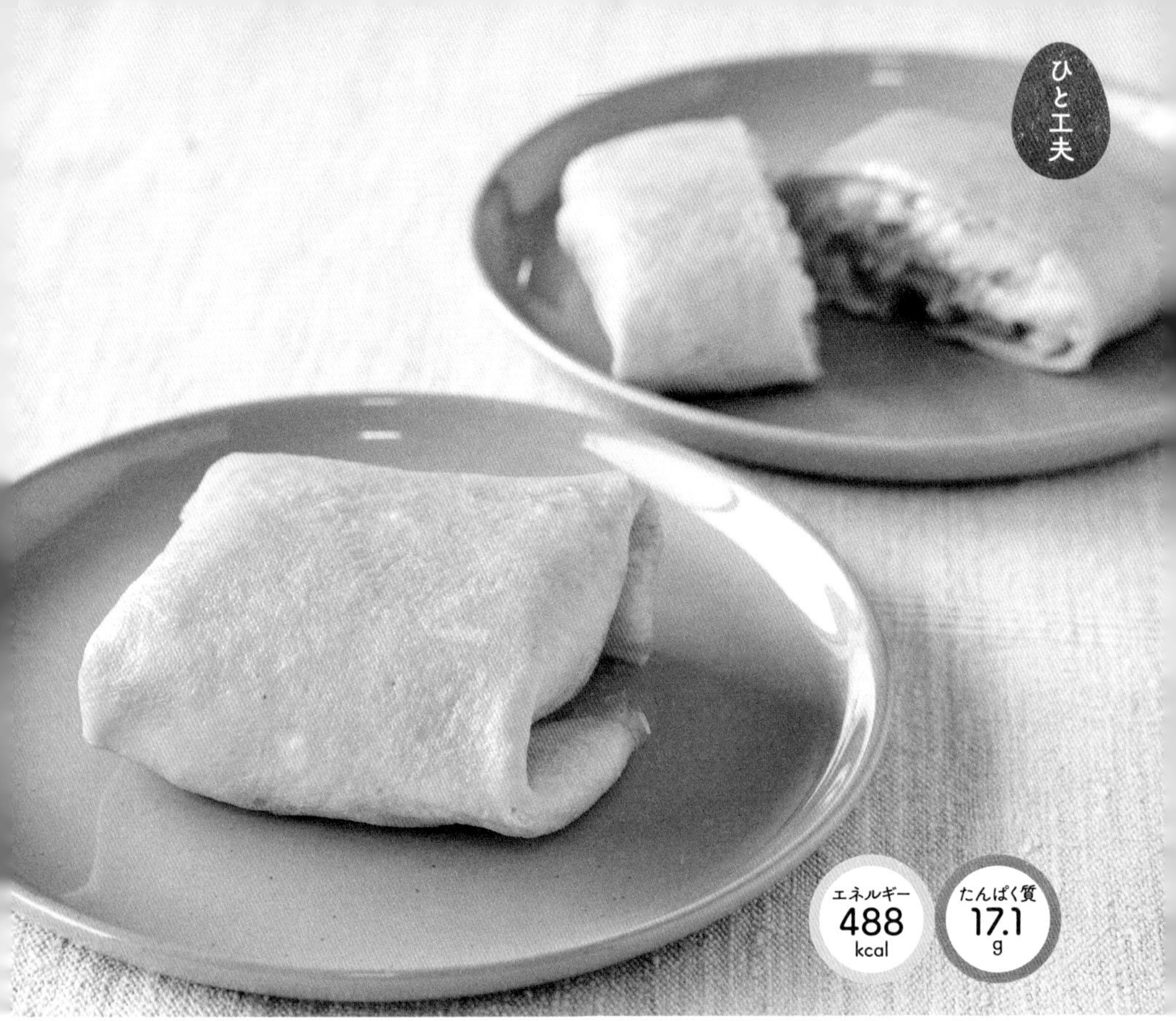
ひと工夫
エネルギー
488
kcal
たんぱく質
17.1
g

特別な日の料理を日常にも

茶巾寿司

材料（1人分）

五目寿司…180g（五目寿司の素を使用）
卵…2個
塩…適量
酒…小さじ1
片栗粉…小さじ½
（水小さじ½で溶く）
サラダ油…適量

作り方

1 ボウルに卵を割り入れて溶きほぐし、ザルでこす。塩、酒を加えて混ぜる。水で溶いた片栗粉を加えてさらに混ぜる。

2 薄焼き玉子を2枚作る（作り方は「きほんの錦糸玉子（P.83）」を参照）。

3 空気にさらした薄焼き玉子の上に五目寿司を半量ずつ乗せ、包む。

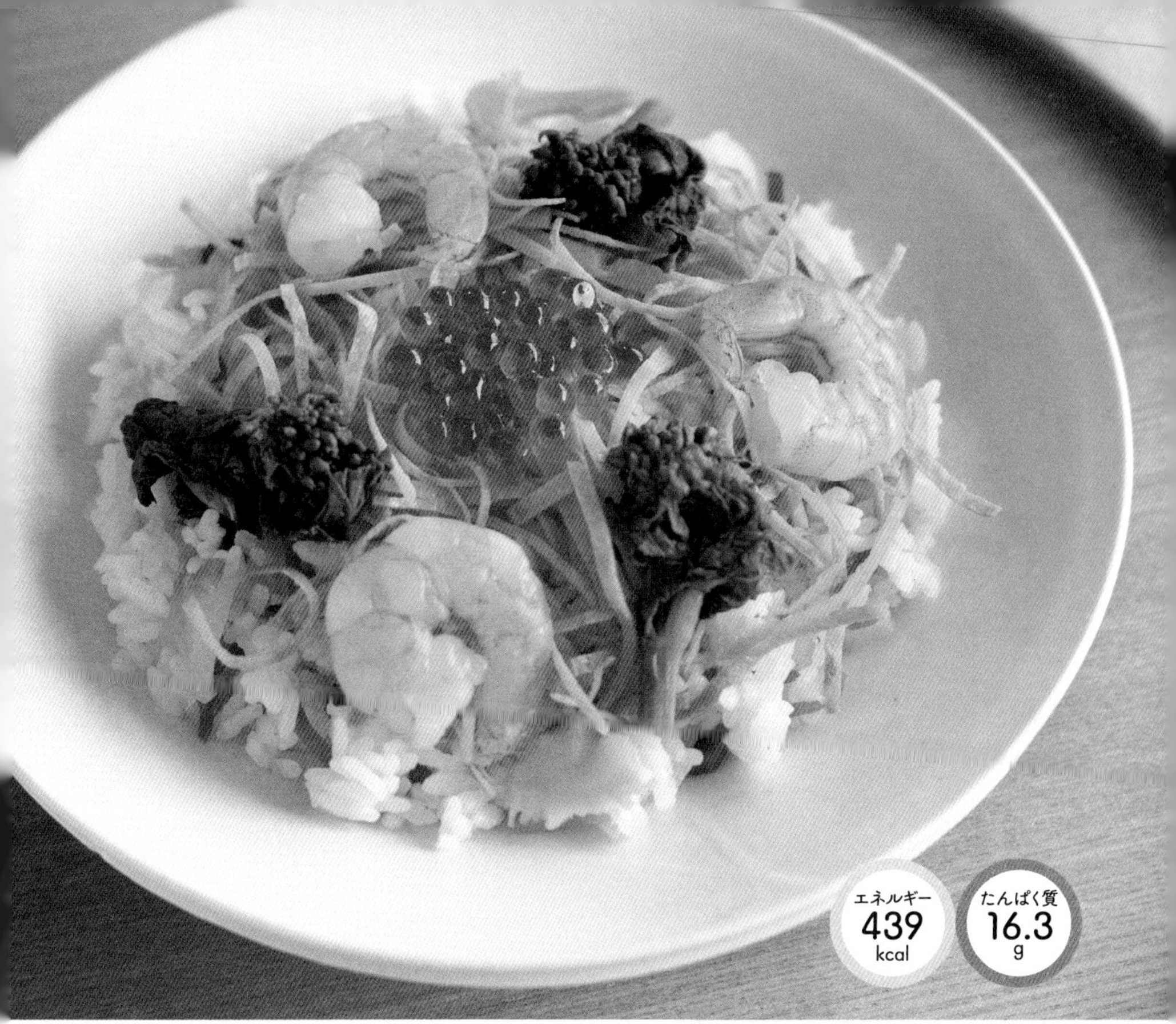

食卓を華やかに彩る、ハレの日の一品

ちらし寿司

材料（2人分）

五目寿司…360g
（五目寿司の素を使用）
卵…1個
むきえび…6尾
菜の花…¼把
いくら…10g
塩…適量
酢…適量
サラダ油…小さじ1

●具材はお好みで
鮭や穴子の照り焼き、小女子の佃煮、いかなごのくぎ煮、そぼろ、魚でんぶ、漬けまぐろなどを使ってもOKです。

作り方

1 ボウルに卵を割り入れ、塩を加えて混ぜる。

2 フライパンにサラダ油を熱し、卵液を流し入れ、錦糸玉子を作る（作り方→P.83）。5㎜幅に切る。

3 むきえびをゆで、酢に浸けておく。塩を入れた熱湯で菜の花をゆで、食べやすい大きさに切る。

4 大皿に五目寿司を盛り、錦糸玉子、えび、菜の花、いくらを乗せる。

栄養のちょこっと豆知識

いくらに含まれるビタミンDは、カルシウムの吸収をサポートします。

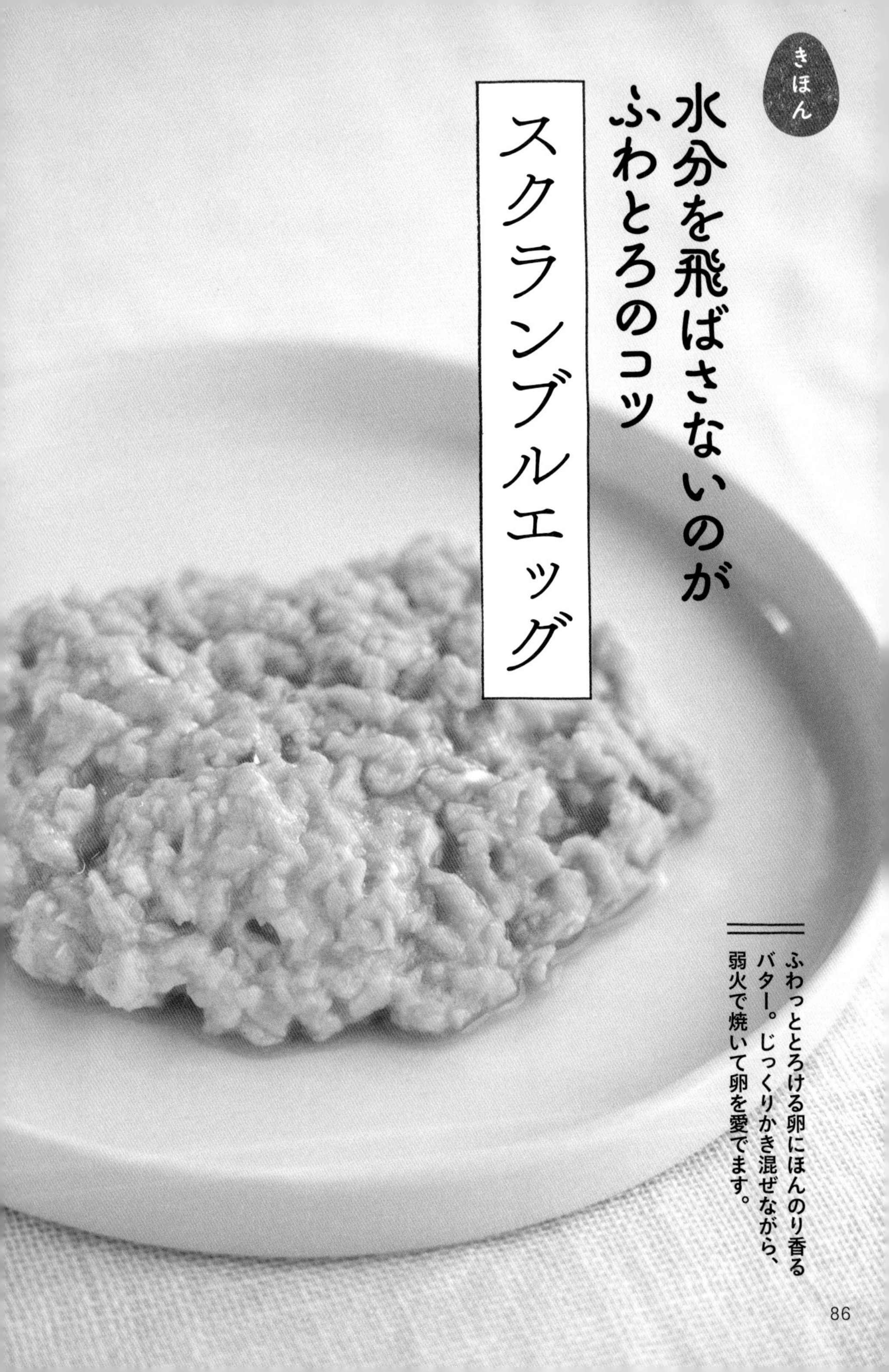

きほん

水分を飛ばさないのが
ふわとろのコツ

スクランブルエッグ

ふわっととろける卵にほんのり香るバター。じっくりかき混ぜながら、弱火で焼いて卵を愛でます。

材料（2人分）

卵…4個
塩…小さじ¼
こしょう…少々
牛乳…大さじ2
バター…10g

1 卵を溶く

ボウルに卵を割り入れ、牛乳、塩、こしょうを加えてしっかり混ぜる。

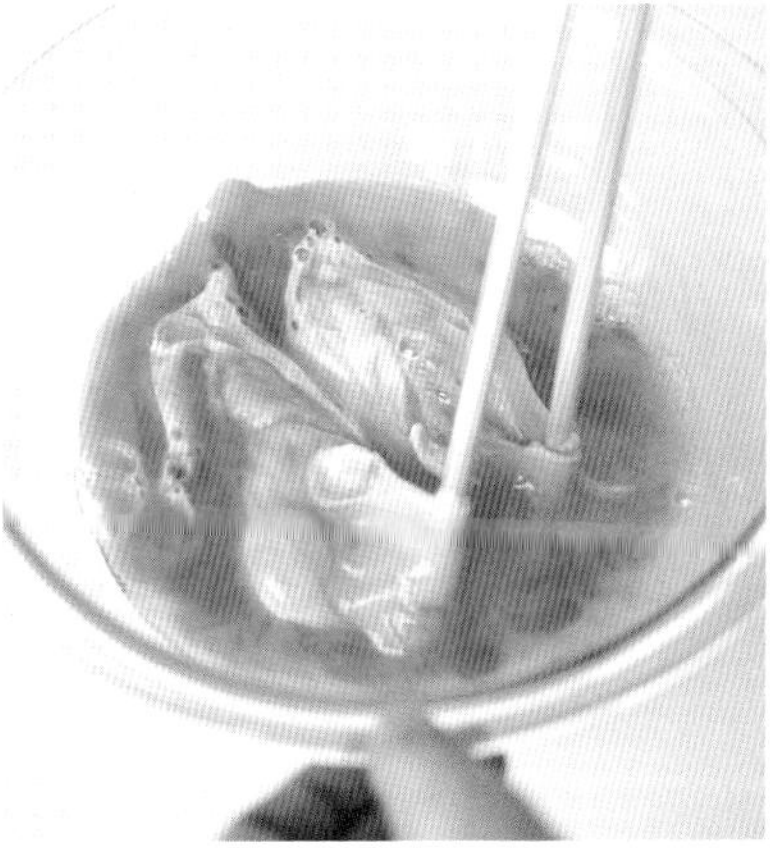

2 バターを溶かす

フライパンにバターを入れて弱火で熱する。バターが溶け始めたらフライパンを火から離し、全体に行き渡らせる。

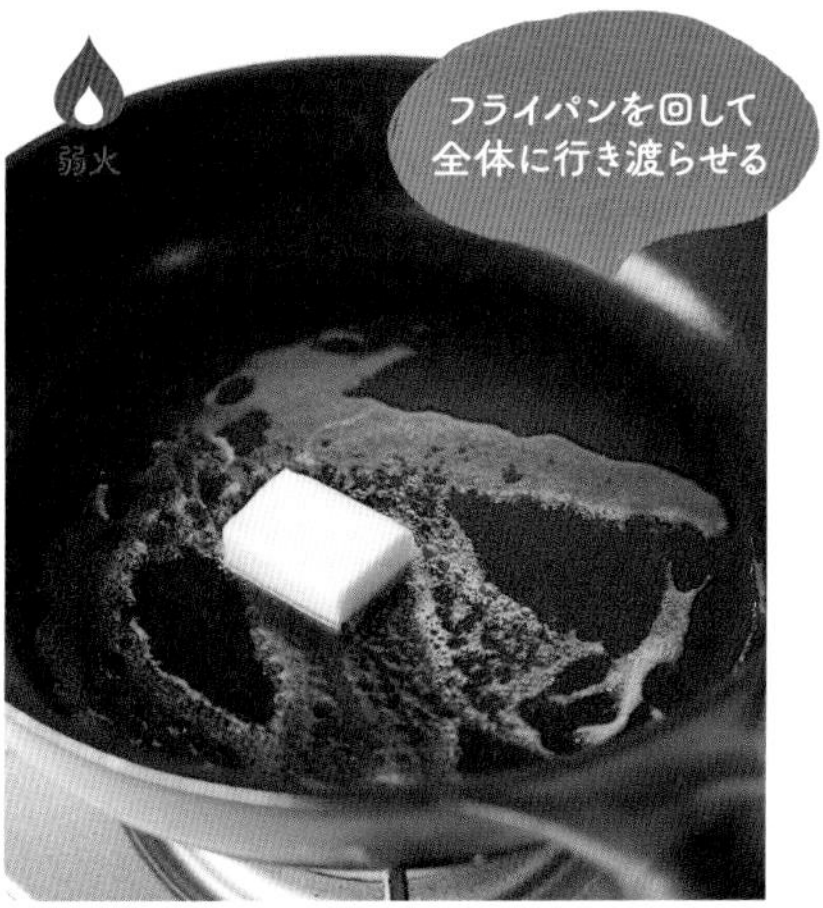
弱火
フライパンを回して全体に行き渡らせる

3 卵液を流し入れる

1を一気に流し入れ、大きく円を描くように菜箸でかき混ぜる。

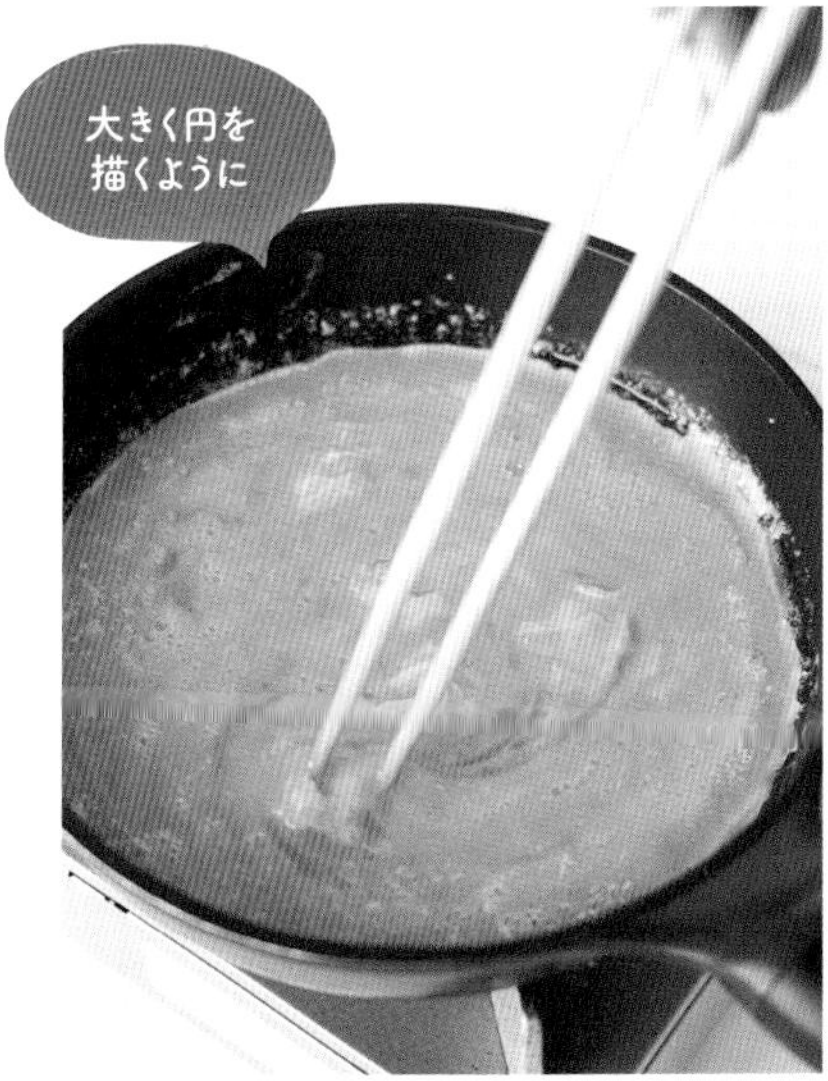
大きく円を描くように

4 じっくりかき混ぜる

好みの硬さになるまでじっくり全体をかき混ぜる。

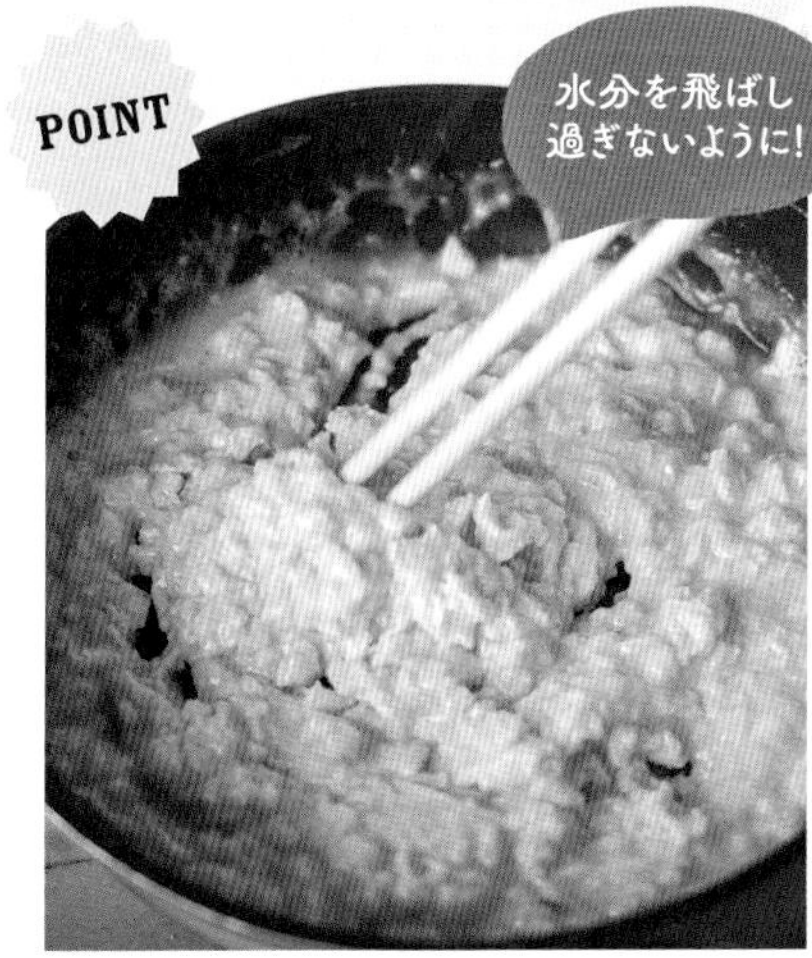
POINT
水分を飛ばし過ぎないように!

菜箸4本で混ぜれば
ふわっとぽろぽろに

炒り玉子

そぼろ丼の立役者……かと思いきや、本当においしい炒り玉子は、そのまま食べてもうんとおいしいのです。

仕上がりの好みで道具を使い分ける

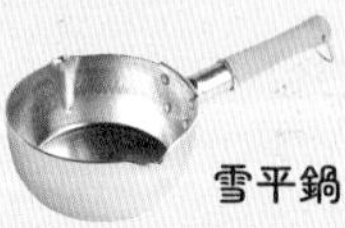

雪平鍋

深さがあるので水分が飛びづらく、ふわっとした仕上がりに。熱が通りやすく焦げ付きやすい点には注意が必要。

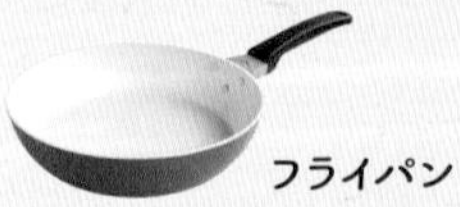

フライパン

焦げ付きにくく、口も広いので卵も扱いやすい。初心者におすすめなのはやっぱりフライパン。

材料（2人分）

卵…4個
塩…小さじ⅓
こしょう…少々
サラダ油…適量

1 卵を溶く

ボウルに卵を割り入れ、塩、こしょうを加えてしっかり溶きほぐす。

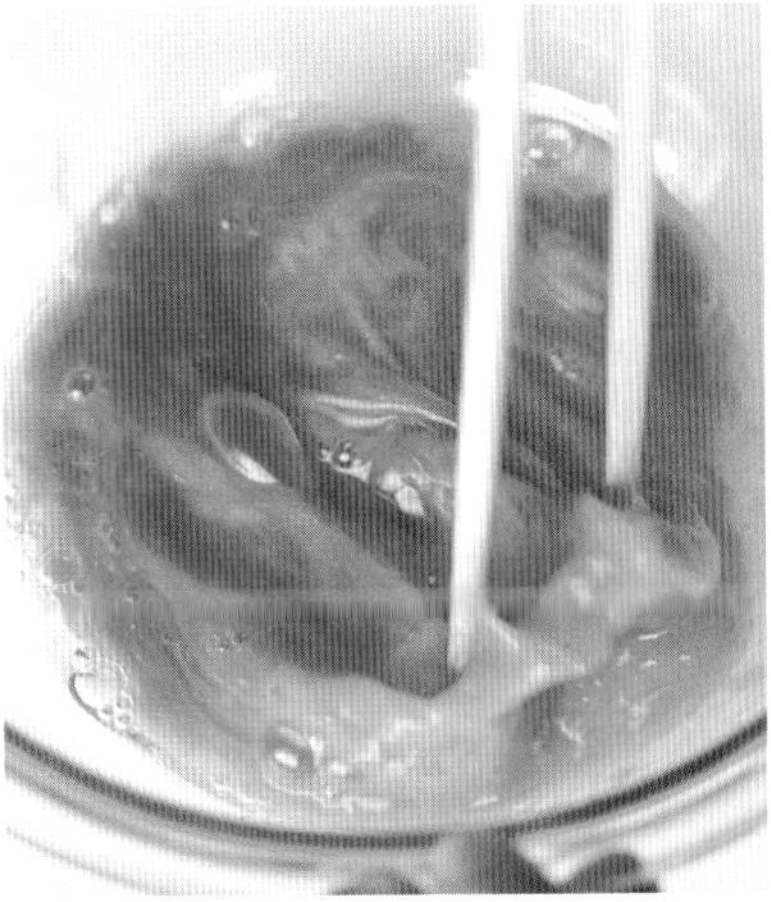

2 卵液を流し入れる

フライパンにサラダ油を弱火で熱し、**1**を一気に流し入れる。大きく円を描くように菜箸でかき混ぜる。

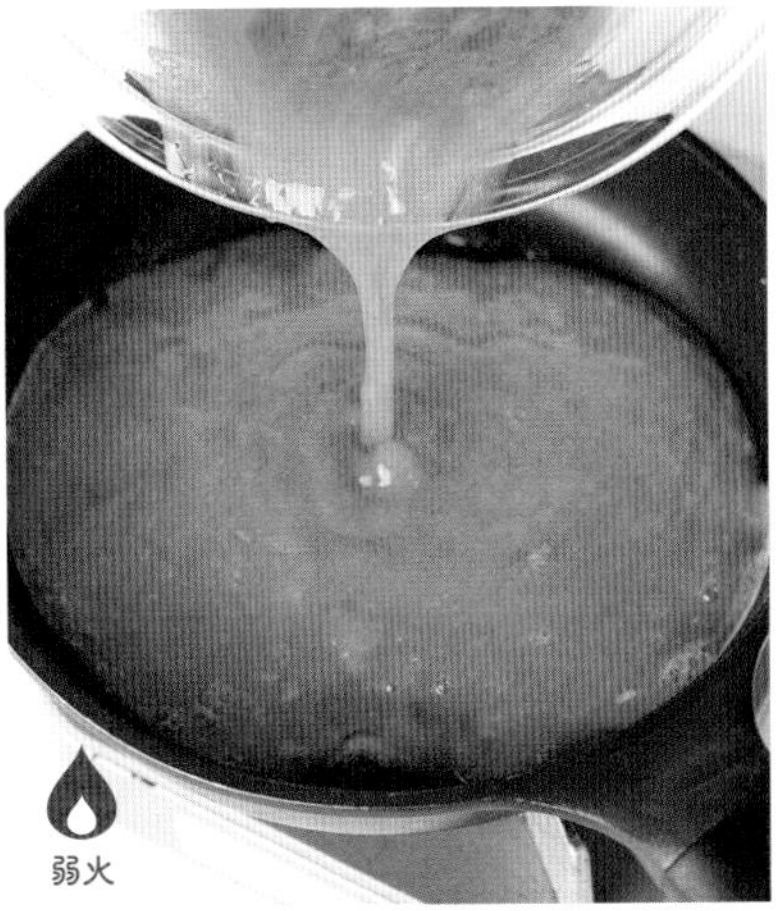

3 菜箸4本でかき混ぜる

菜箸を4本持ち、徐々に水分を飛ばしながら好みの大きさ、硬さになるまで素早くかき混ぜる。

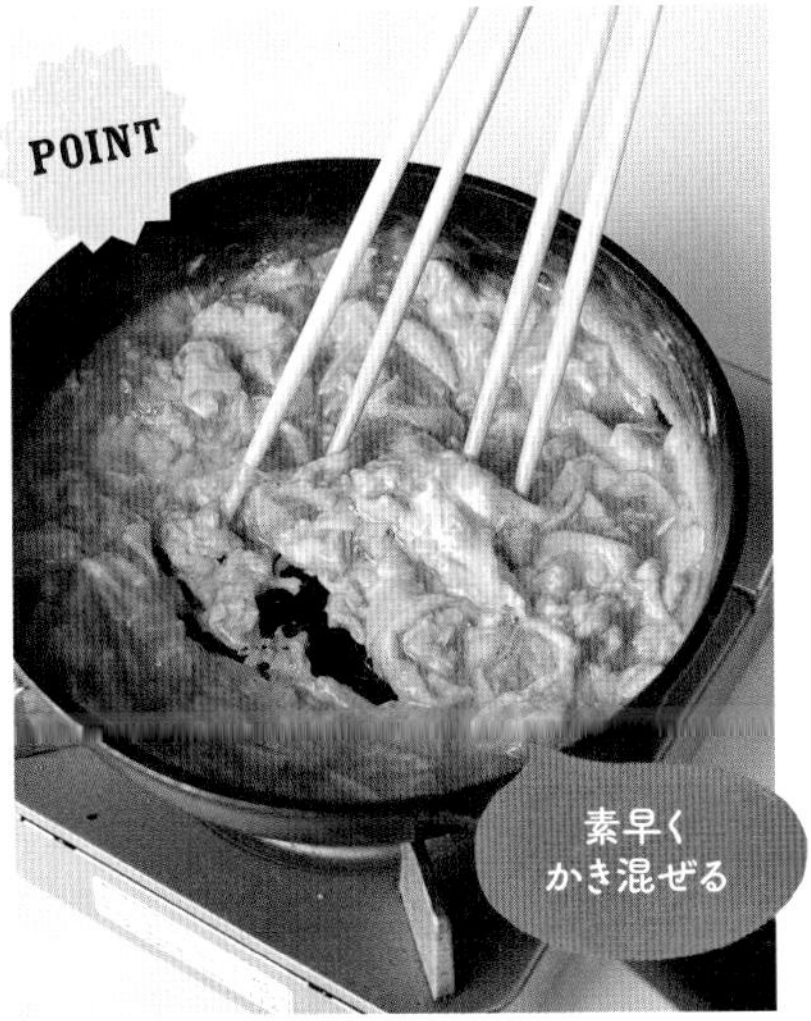
POINT
素早く
かき混ぜる

4 バットで粗熱をとる

フライパンからバットに卵を移し、粗熱をとる。

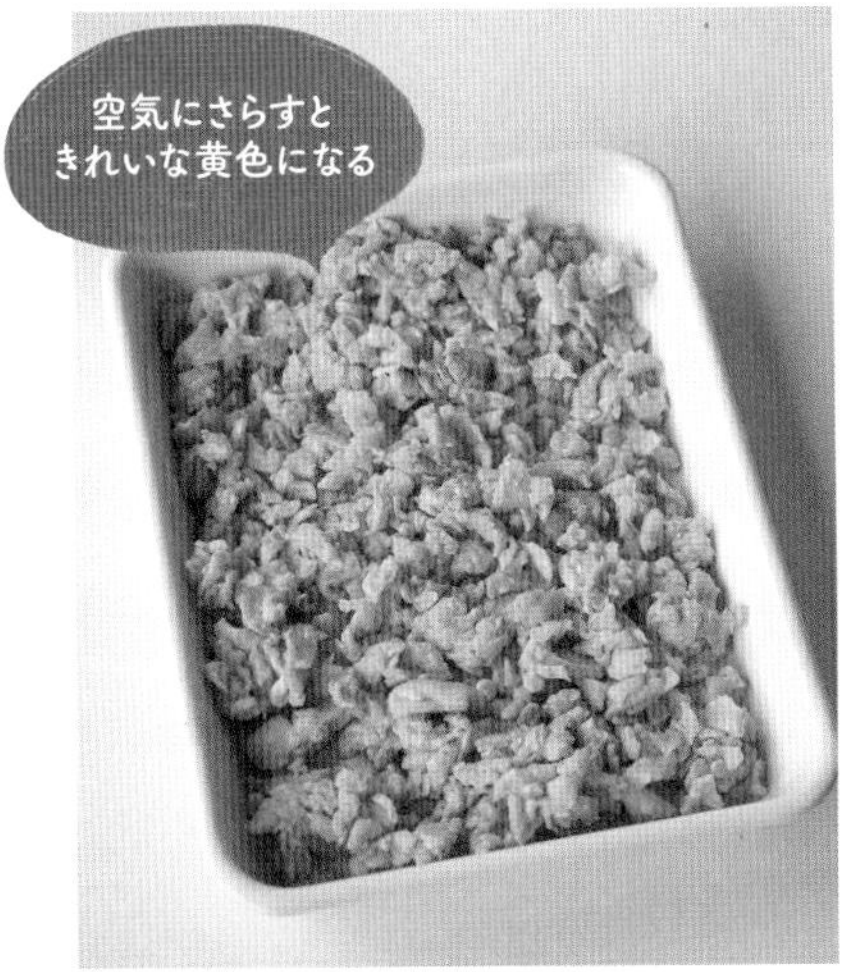
空気にさらすと
きれいな黄色になる

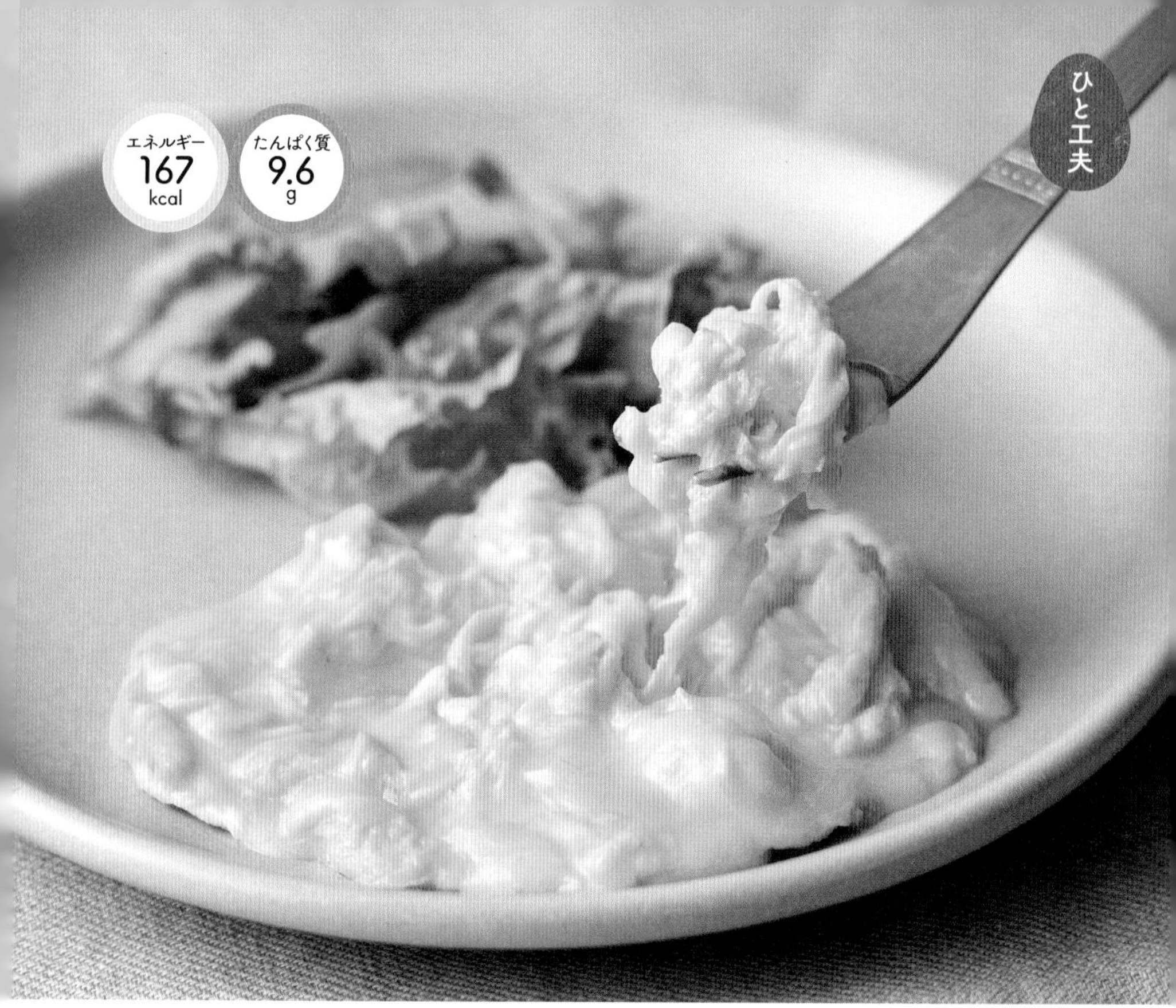
エネルギー
167
kcal
たんぱく質
9.6
g
ひと工夫

とろとろ好きにはたまらない

とろふわチーズスクランブルエッグ

材料（1人分）

卵…1個

A ┌ピザ用チーズ…15g
　 └塩・こしょう…各少々

バター…5g

作り方

1 ボウルに卵を割り入れ、Aを加えてしっかりかき混ぜる。

2 フライパンにバターを入れて弱火で熱し、卵液を一気に流し入れる。

3 菜箸で大きくかき混ぜながら半熟になるまで加熱する。

●とろとろのコツ

ピザ用チーズを使えばとろみが強く出ます。

栄養のちょこっと豆知識

チーズに含まれるカルシウムは、骨や歯の形成に必要な栄養素です。

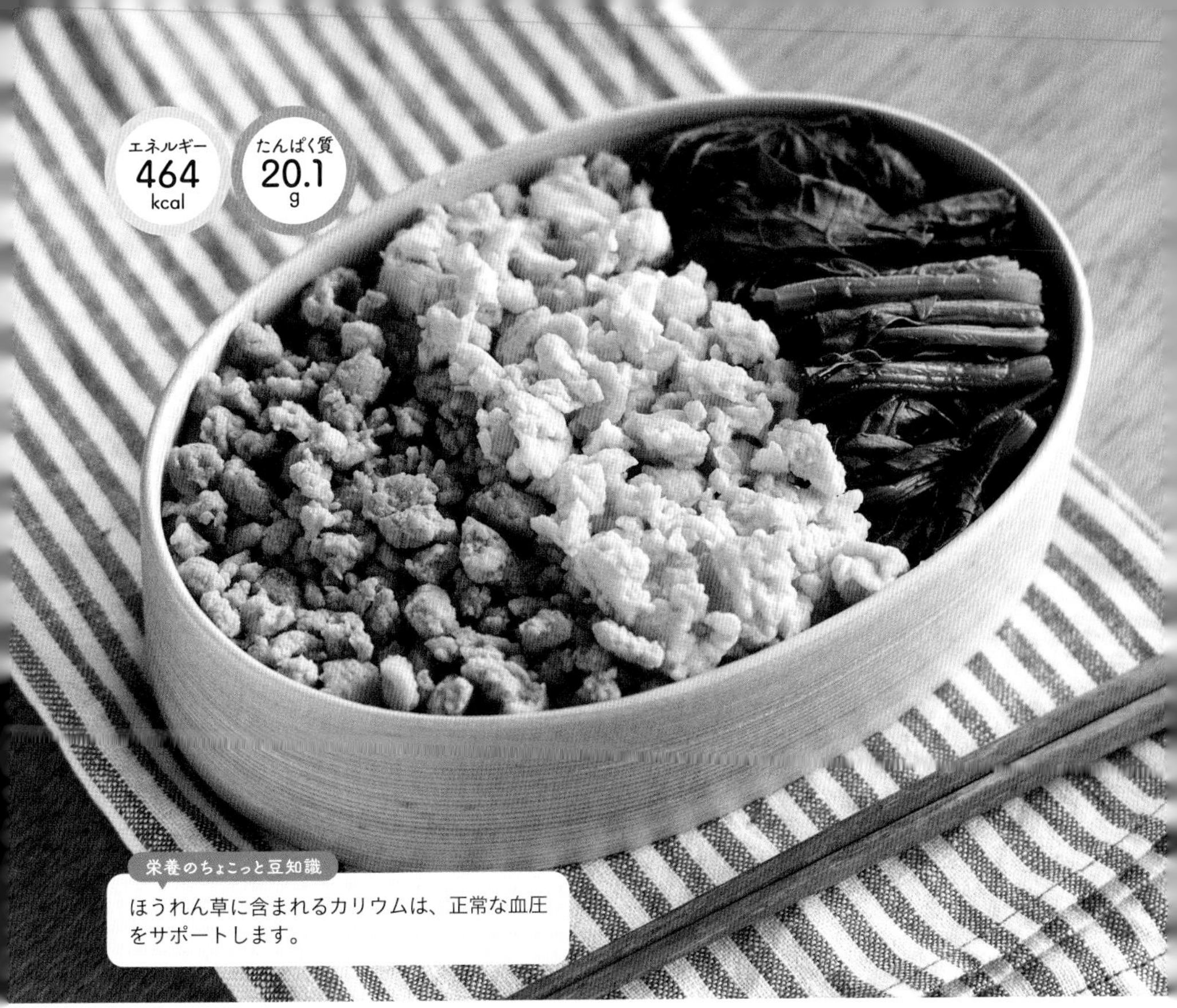
エネルギー
464
kcal
たんぱく質
20.1
g
栄養のちょこっと豆知識
ほうれん草に含まれるカリウムは、正常な血圧をサポートします。

お弁当の強い味方！ 栄養バランスもバッチリ

三色そぼろごはん

材料（1人分）

●そぼろごはん
- ごはん…茶碗1杯分（150g）
- ほうれん草…1〜2株
- 卵…1個
- A
  - 酒…大さじ½
  - みりん…小さじ½
  - 砂糖…小さじ½
  - 塩…少々
- サラダ油…適量

●鶏そぼろ
- 鶏ひき肉…50g
- B
  - 砂糖…小さじ⅔
  - しょうゆ…小さじ⅘
  - おろししょうが…小さじ⅕

作り方

1 ほうれん草をさっとゆで、食べやすい大きさに切る。

2 炒り玉子を作る（作り方→P.89）。ボウルに卵を割り入れて溶きほぐし、**A**を加えて混ぜる。フライパンにサラダ油を弱火で熱し、卵液を流し入れて焼く。

3 鶏そぼろを作る。小鍋に鶏ひき肉と**B**を入れ、よく混ぜる。鶏ひき肉に火が通るまで加熱する。

4 お弁当箱にごはんを詰める。ほうれん草、炒り玉子、鶏そぼろを乗せる。

きほん

卵を回し入れたら10秒勝負！

玉子とじ

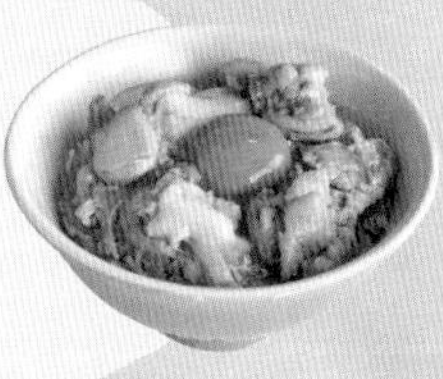

ぜいたくするなら卵3個使いもOK!

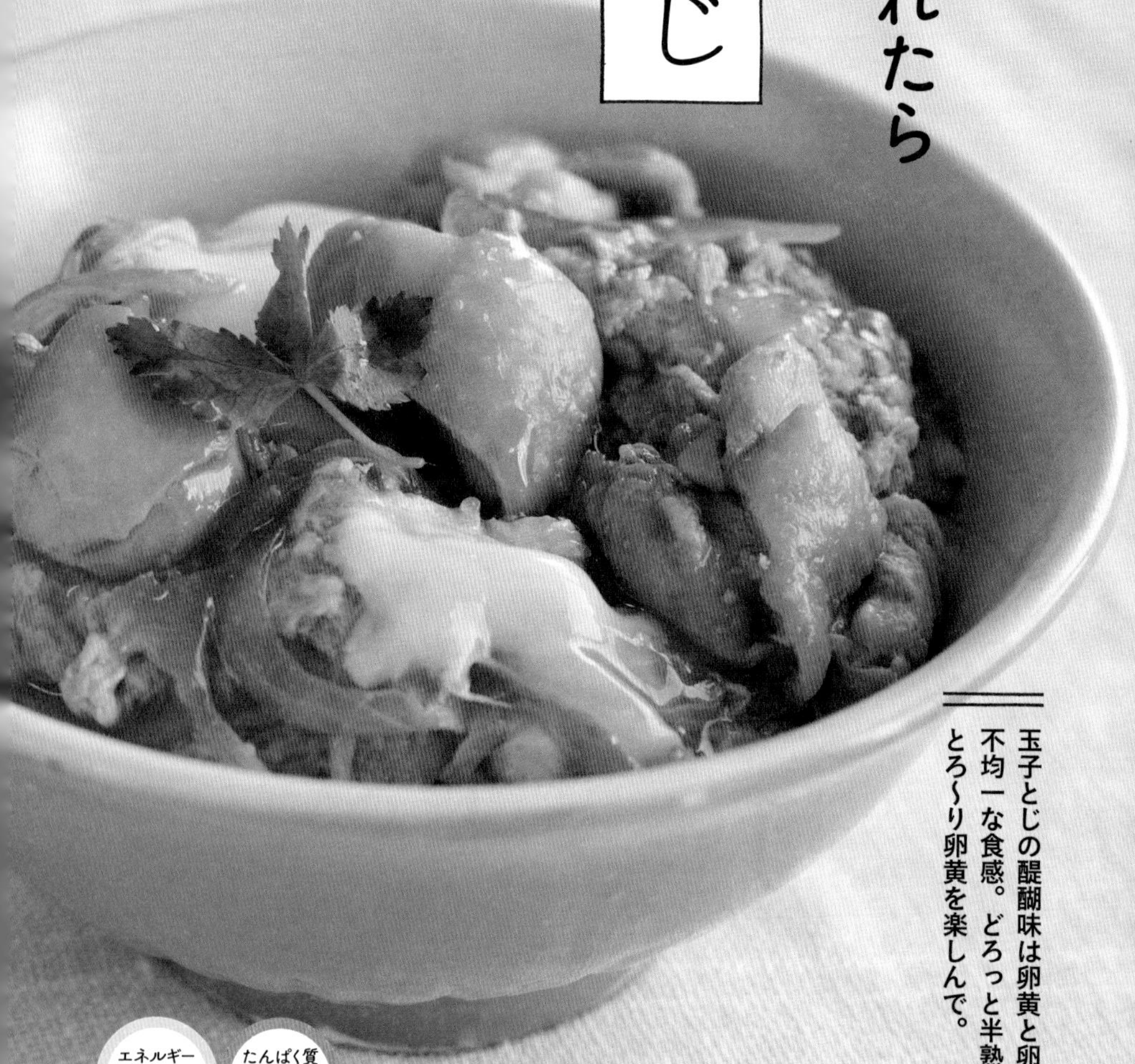

玉子とじの醍醐味は卵黄と卵白の不均一な食感。どろっと半熟卵白と、とろ〜り卵黄を楽しんで。

エネルギー 687kcal

たんぱく質 34.7g

材料（親子丼1人分）

鶏もも肉…80～100g
温かいごはん…茶碗1杯分（150g）
卵…2個
玉ねぎ…30g（または長ねぎ10㎝）

- **A**
  - だし汁…25㎖
  - みりん…大さじ1
  - しょうゆ…大さじ1
  - 砂糖…小さじ½
  - 水…75㎖

三つ葉（またはのり）…適量

1 具材を切る

鶏肉をひと口大に切り、玉ねぎは薄切りにする。

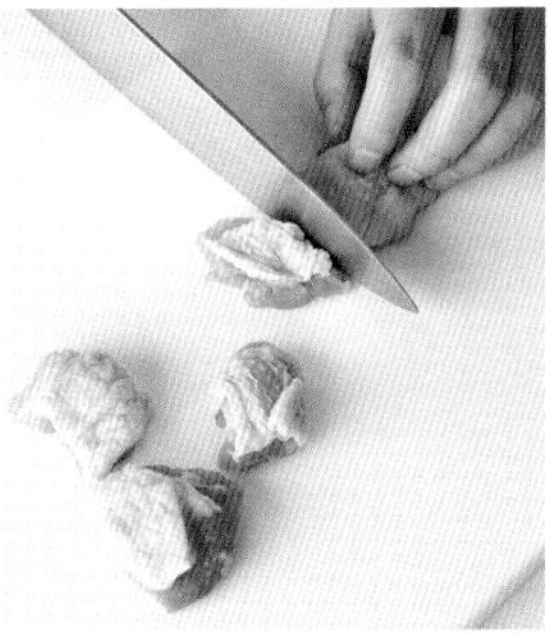

2 調味料を入れる

Aを混ぜ合わせ、フライパンに流し入れる。

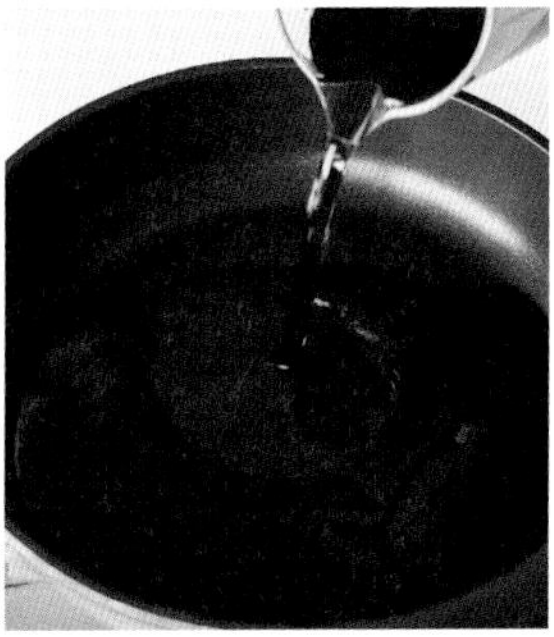

3 煮立たせる

玉ねぎを入れて煮立たせる。沸騰したら鶏肉を入れてさらに煮る。

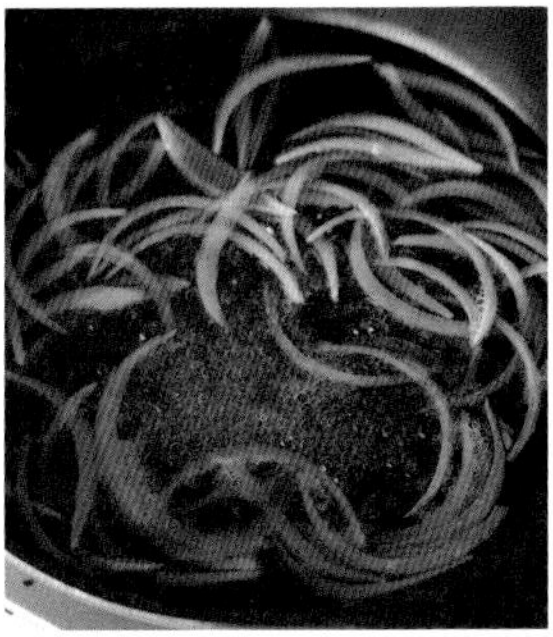

中火

4 卵を回し入れる

鶏肉に火が通ったら弱火にして、溶いた卵を「の」の字を書くように回し入れる。

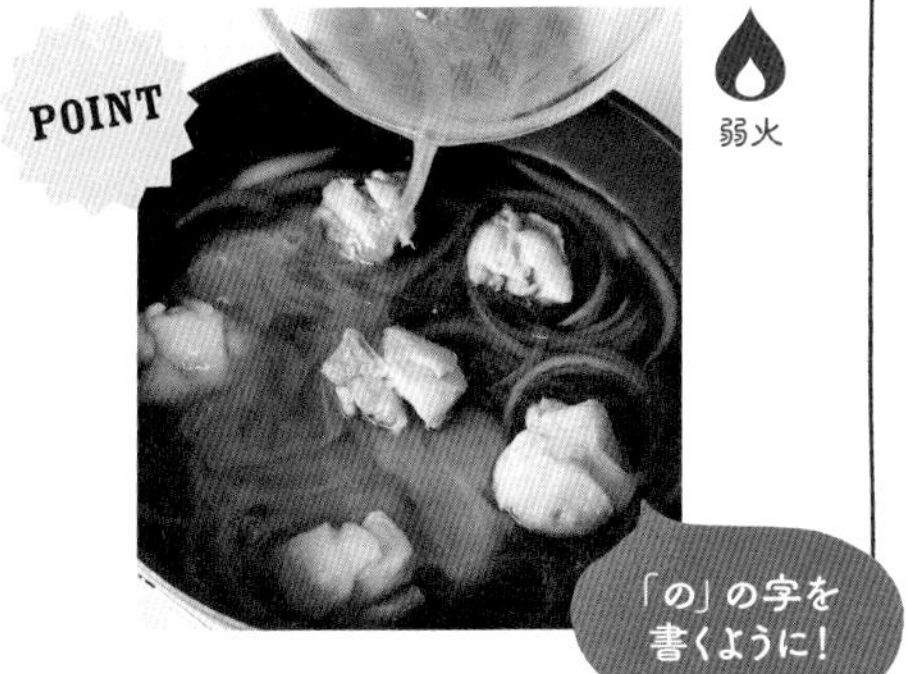
POINT
「の」の字を書くように！

弱火

5 10秒程煮立てる

ふたをして卵白に軽く火が通るまで10秒程度煮立てる。丼に盛ったごはんに乗せ、三つ葉やのりを添える。

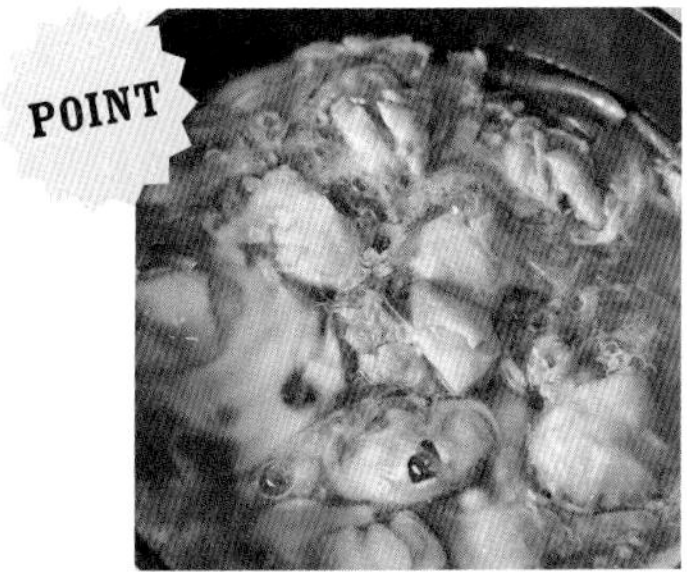
POINT

10秒

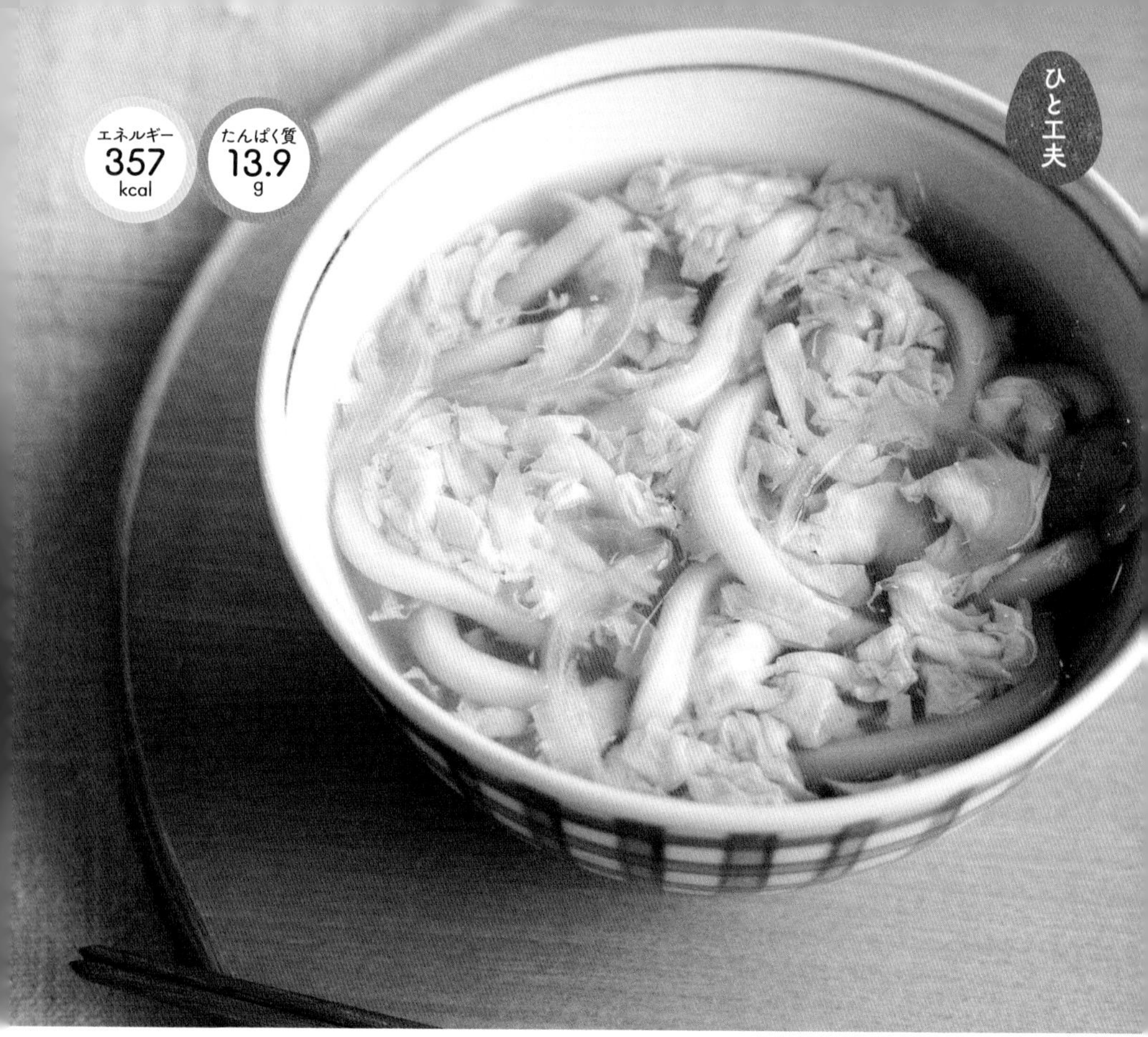
エネルギー
357
kcal
たんぱく質
13.9
g
ひと工夫

体中に染み渡るやさしい味

あんかけ玉子とじうどん

材料（1人分）

ゆでうどん…1玉
玉ねぎ…1/4個
卵…1個
A
めんつゆ（2倍濃縮）…大さじ4
水…300mℓ
おろししょうが…小さじ1
片栗粉…小さじ1（水小さじ2で溶く）

作り方

1 玉ねぎを薄切りにする。
2 鍋にAを入れて火にかける。温まってきたら玉ねぎを加え、中火で煮る。
3 玉ねぎがしんなりとしたら、うどんを加えて2分ほど煮込む。水で溶いた片栗粉を加えて混ぜる。
4 とろみがついたら火を止め、溶いた卵を流し入れて軽く混ぜる。

栄養のちょこっと豆知識

しょうがに含まれる、しょうが由来ポリフェノールは、身体の末梢部位の体温を維持、サポートします。

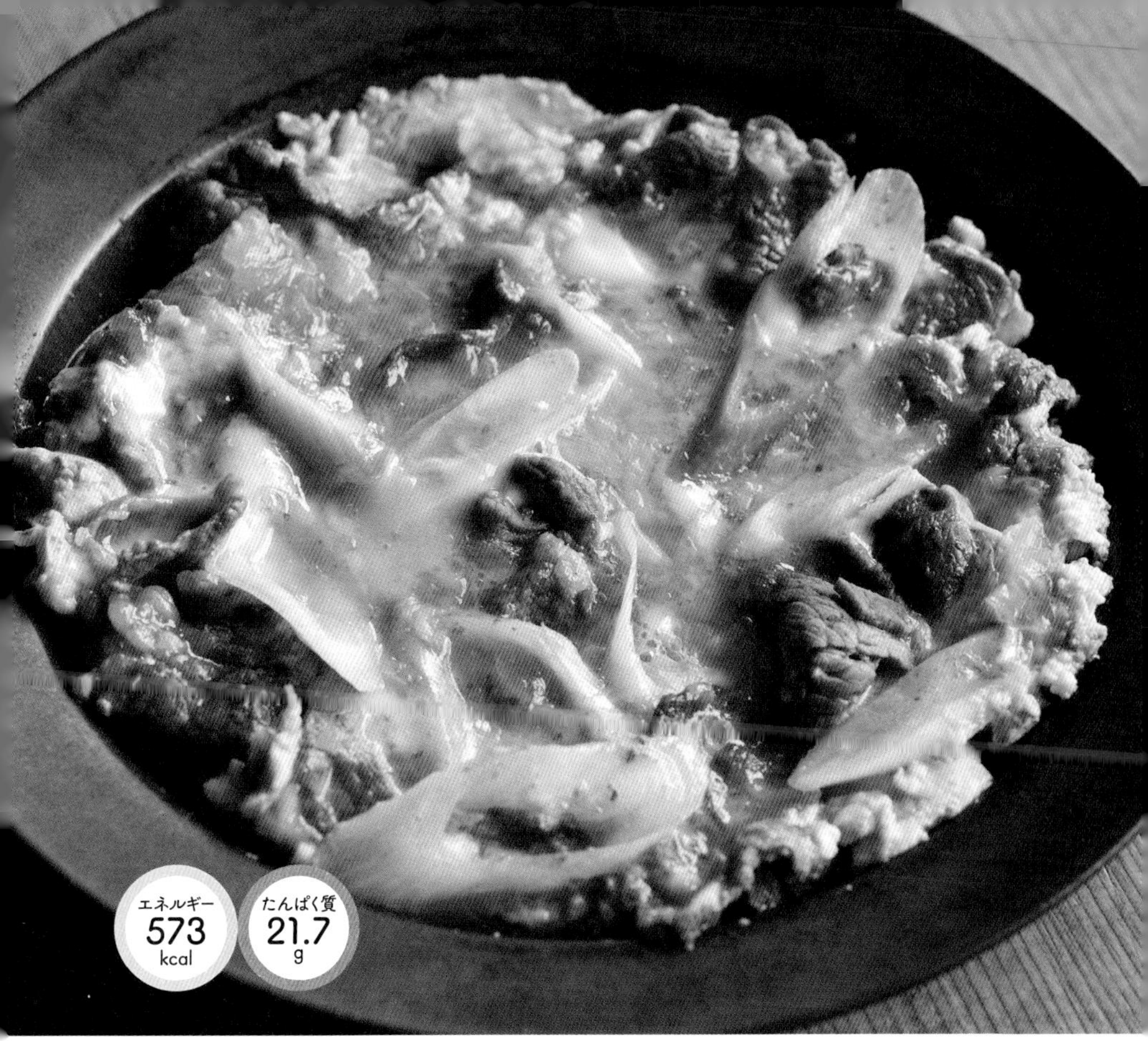

ごはんに乗せても、おかずとして食べても

牛肉とねぎの玉子とじ

材料（1人分）

牛バラ切り落とし肉…75g
長ねぎ…¼本
卵…2個
A
砂糖…大さじ¼
しょうゆ…小さじ½
めんつゆ（2倍濃縮）…小さじ2
水…50㎖

作り方

1 牛肉を食べやすい大きさに切る。長ねぎを1㎝幅の斜め切りにする。

2 フライパンに**A**を入れて中火で煮立たせる。牛肉を入れ、色が変わるまで煮る。長ねぎを加え、全体をかき混ぜながら軽く火を通す。

3 弱火にして溶いた卵を回し入れ、ふたをし、10秒程度煮る。

きほん

卵の起泡性を利用して ふっくら仕上げる

オムレツ

フォークでよくかき混ぜて、空気を含んだサラサラ卵液にすれば、ふわっと素敵に仕上がります。

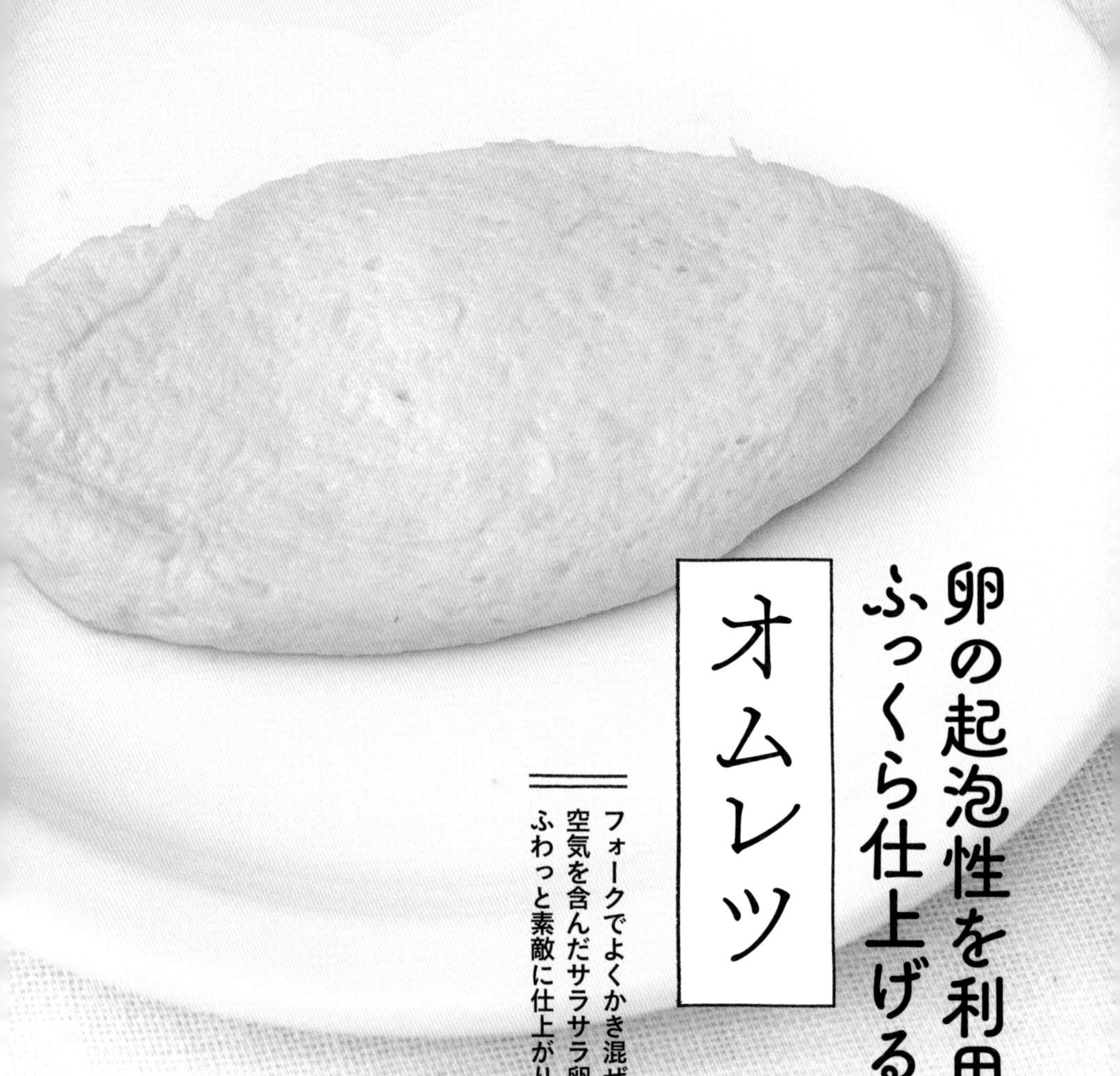

女性はとろとろ卵がお好き？

女性はホルモン量の低下などで唾液の量が少なくなることがあります。唾液は食べ物を飲み込みやすくする役割をもつため、分泌量が減ると食べ物が飲み込みづらくなることも。そのためか、女性はやわらかく水分量が多い状態の卵を好む傾向があるともいわれています。

材料 (1人分：20㎝のフライパンを使用)

卵…2個

A ┌ 塩…小さじ¼
　└ こしょう…少々

バター…10g

●お好みで
やわらかめが好きな人は牛乳大さじ1を加えてもOKです。

1 卵を溶く

ボウルに卵を割り入れ、**A**を加える。フォークを使って卵黄をつぶすように30秒ほどしっかり混ぜる。

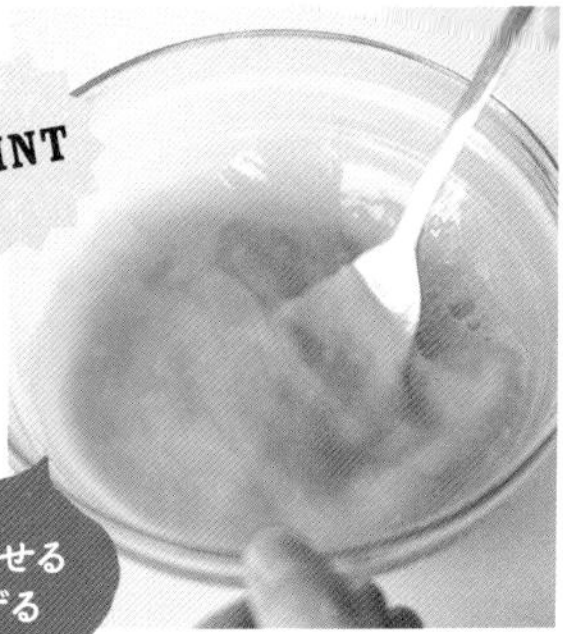
POINT
空気を含ませるように混ぜる

2 バターを溶かす

フライパンにバターを中火で熱し、泡立ってきたら**1**を流し入れる。

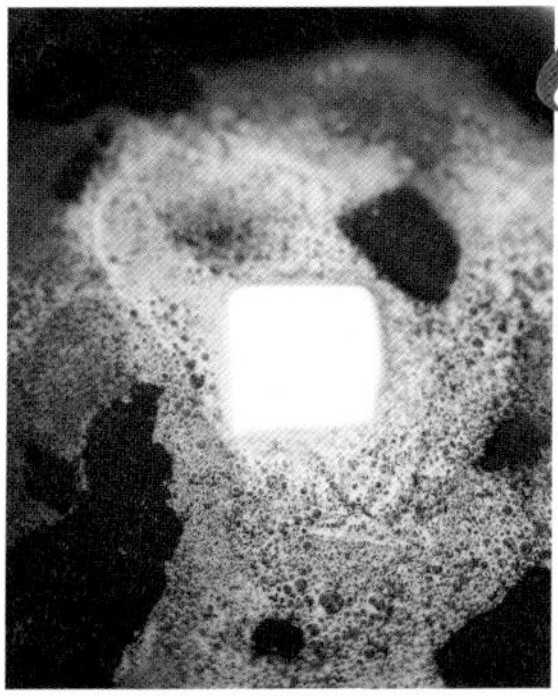
中火

3 ヘラを使って回す

卵の周りが固まってきたら、卵をフライパンのフチに沿わせるようにヘラで回す。フライパンも角度をつけながら回し、40秒ほど加熱する。

40秒

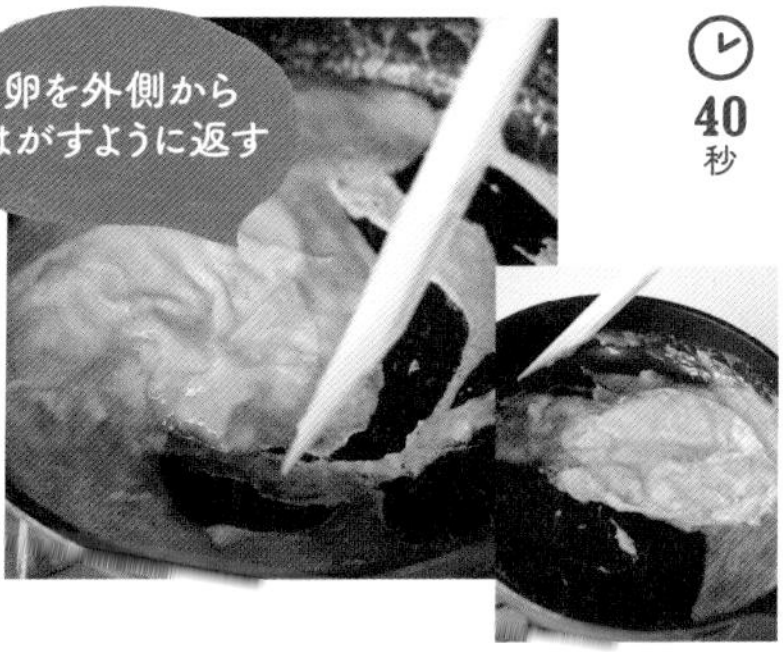
卵を外側からはがすように返す

4 フチで固める

卵が木の葉形に固まってきたら火から外し、フライパンのフチで軽く形を整える。

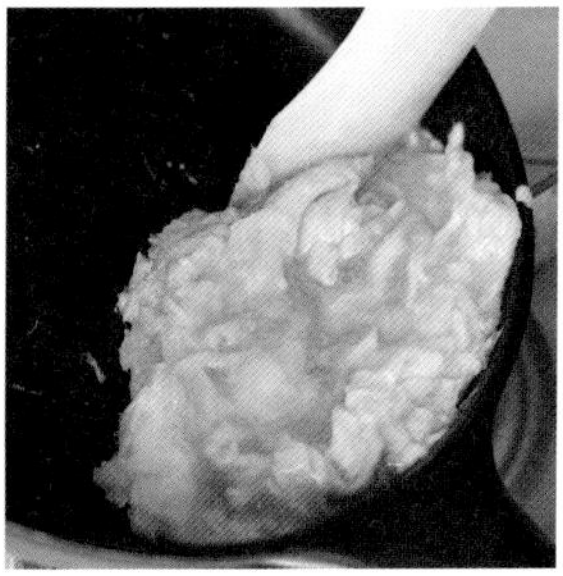

5 形を整える

フライパンを返すようにしてオムレツを器に移し、キッチンペーパーで木の葉形に整える。

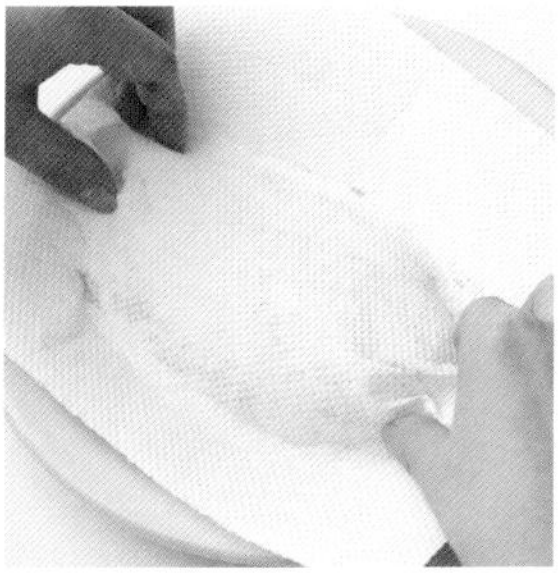

ひと工夫

極上スフレオムレツ

材料（1人分：20㎝のフライパンを使用）

卵…2個

バター…10g（またはサラダ油適量）

●お好みで

塩、こしょう、牛乳を適量入れてもおいしく仕上がります。

作り方

1 卵白と卵黄を分ける。

2 卵白をハンドミキサーで角が立つ程度に泡立ててメレンゲを作る。溶きほぐした卵黄をゆっくり静かに加えて素早く混ぜ合わせる。

3 フライパンにバターを熱し、溶けたら**2**を流し入れる。ふたをして弱火で約3分蒸し焼きにする。

4 卵を半分に折りたたむようにする。

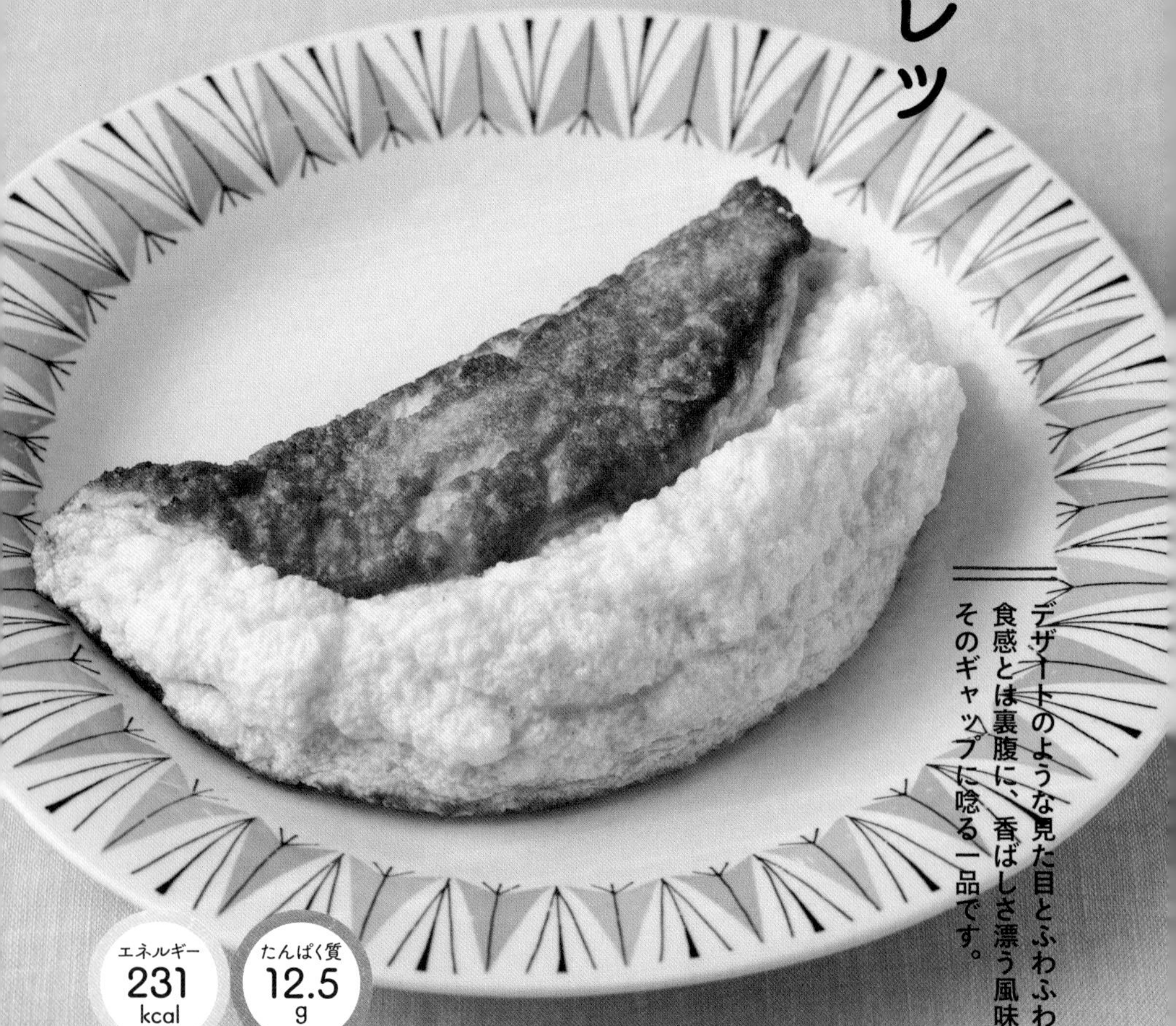

デザートのような見た目とふわふわの食感とは裏腹に、香ばしさ漂う風味。そのギャップに唸る一品です。

エネルギー 231 kcal

たんぱく質 12.5 g

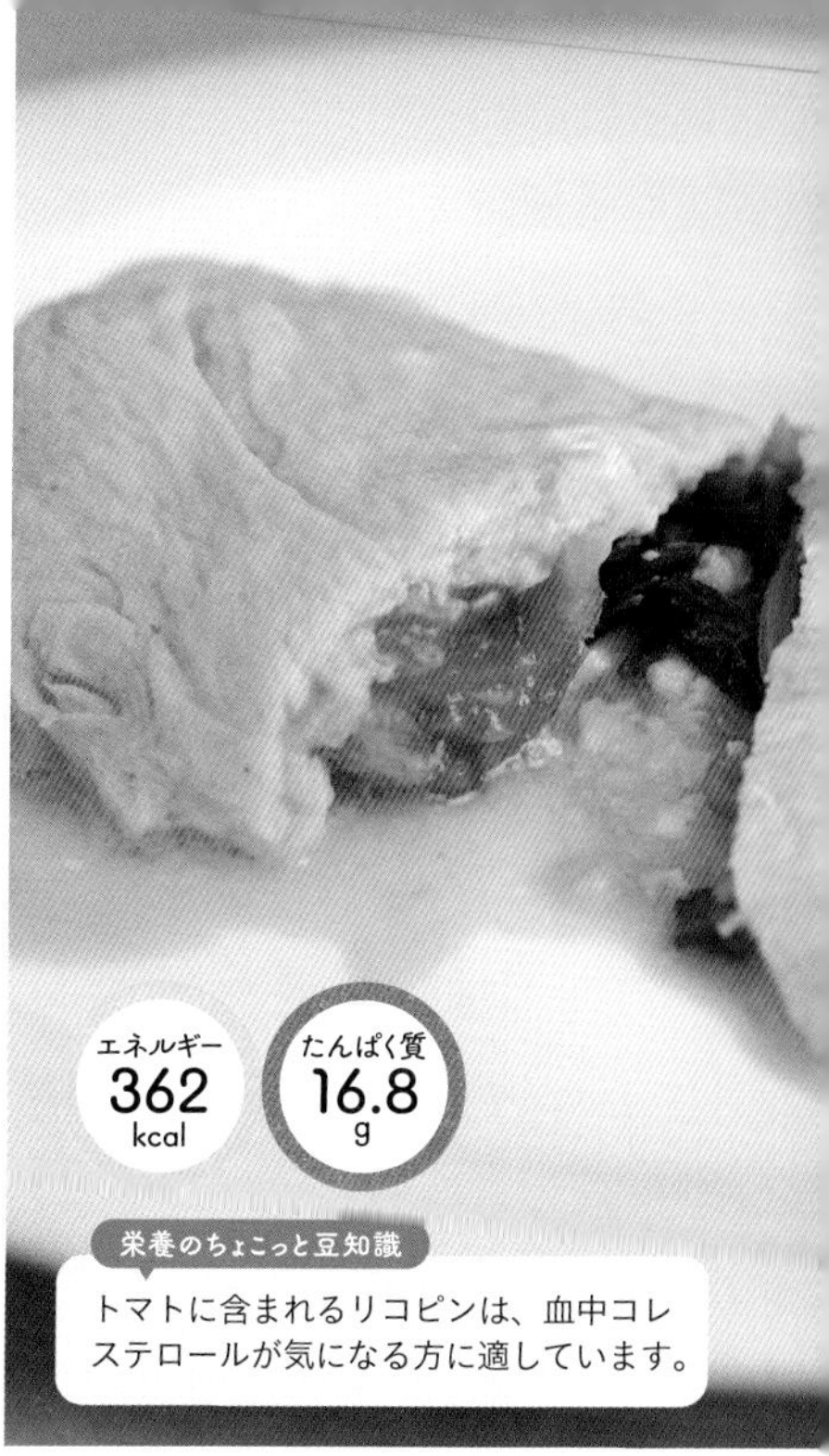

エネルギー 362 kcal　たんぱく質 16.8 g

栄養のちょこっと豆知識

トマトに含まれるリコピンは、血中コレステロールが気になる方に適しています。

ビタミン豊富な野菜で栄養バランス◎

ほうれん草とトマトのオムレツ

材料（1人分：20㎝のフライパンを使用）

卵…2個

A
- トマト…1/3個（2㎝角に切る）
- ほうれん草…2株（下ゆで、3㎝幅に切る）

B
- 粉チーズ…大さじ1
- 牛乳…大さじ1

オリーブオイル…大さじ1

塩・こしょう…各少々

作り方

1 フライパンにオリーブオイル（分量外）を熱し、Aを入れて炒める。塩・こしょうで味を調えて器に移す。

2 ボウルに卵を割り入れ、Bと塩・こしょうを加えて混ぜる。

3 1のフライパンにオリーブオイルを中火で熱し、卵液を流し入れ、大きく混ぜる。半熟になったら、手前半分に1を横長に乗せる。フライ返しで卵を半分に折りたたむ。

真っ白な姿にワクワクが止まらない

ホワイトオムレツ

材料（1人分：20㎝のフライパンを使用）

卵白…4個分

A
- 生クリーム…30㎖
- 塩・こしょう…各少々

バター…適量

パセリ…適量（みじん切り）

作り方

1 卵白をボウルに入れる。サラサラな状態になるまで混ぜ（泡立て過ぎない）、Aを混ぜ合わせる。

2 フライパンにバターを熱し、1を一気に流し入れる。卵白全体が固まってきたら、半分に折りたたんで形を整える。

3 器に盛り付け、パセリを散らす。

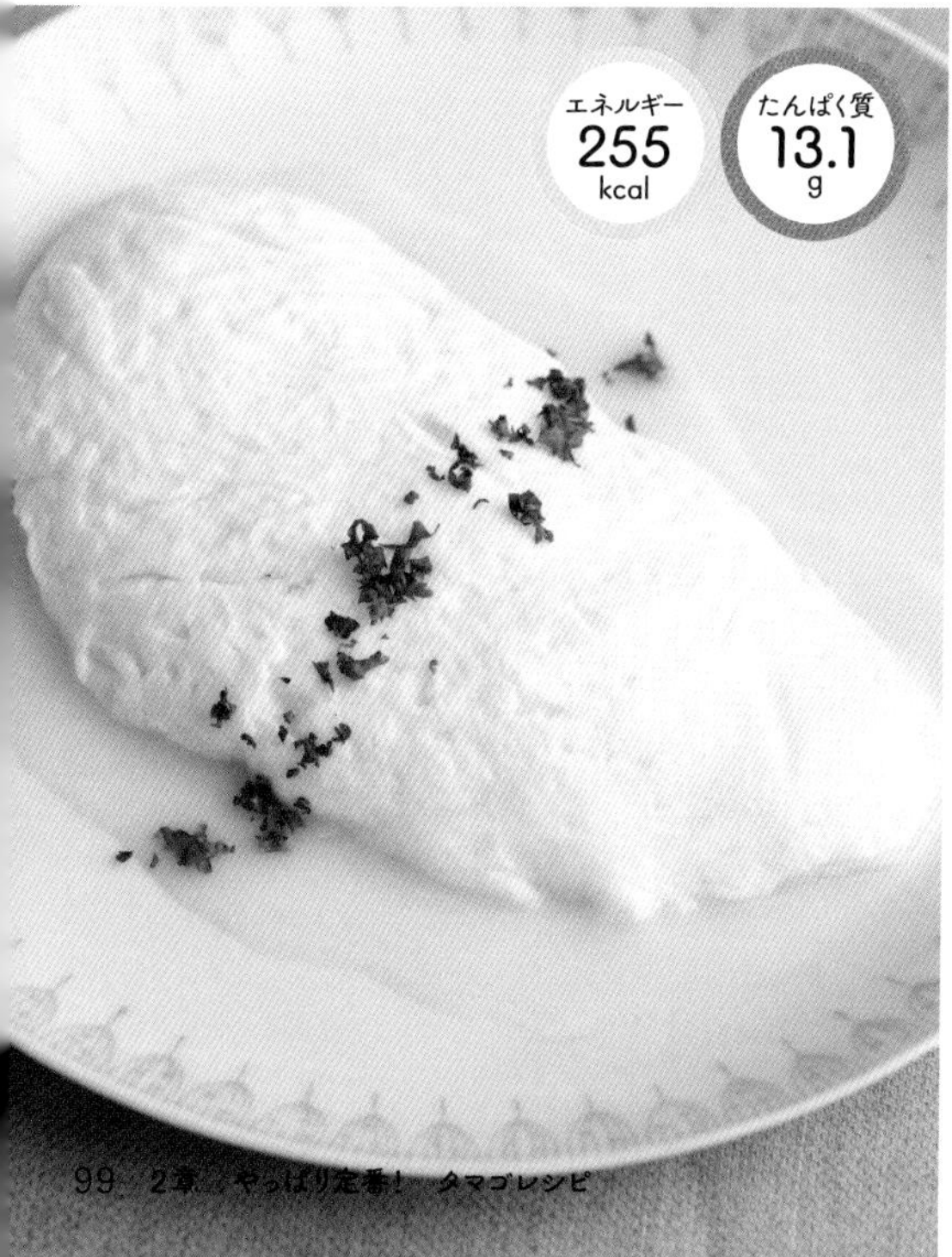

エネルギー 255 kcal　たんぱく質 13.1 g

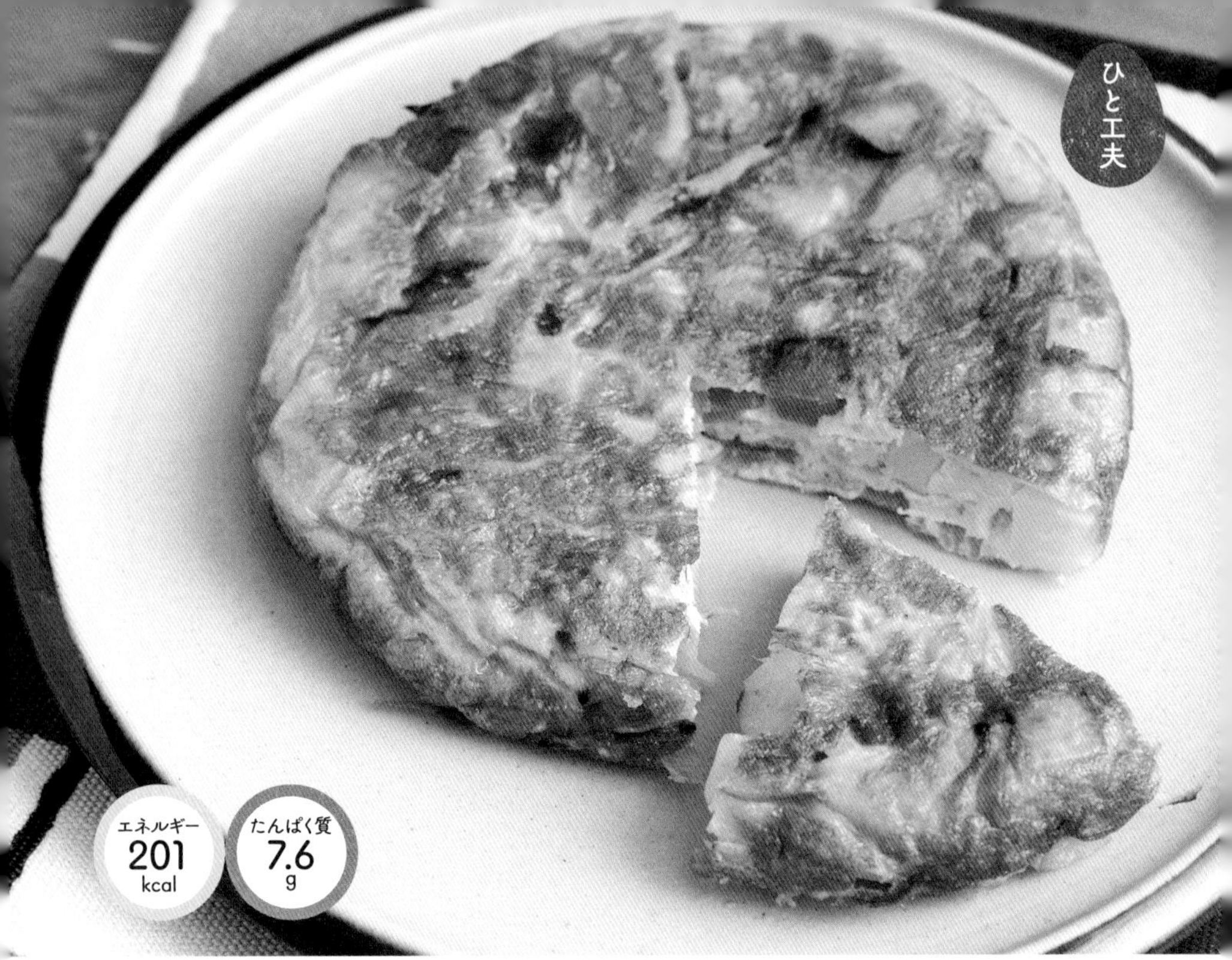
ひと工夫
エネルギー
201
kcal
たんぱく質
7.6
g

じゃがいもたっぷりでお腹も大満足

スペイン風オムレツ

材料（2人分：15cmのフライパンを使用）

卵…2個
じゃがいも…1個
にんじん…1/8本
玉ねぎ…1/8個
塩・こしょう…各少々
マヨネーズ…大さじ1
サラダ油…適量

作り方

1 じゃがいも、にんじんを1cm角、玉ねぎを薄切りにする。フライパンにサラダ油を熱し、じゃがいも、にんじん、玉ねぎを炒め、塩・こしょうで味を調える。

2 ボウルに卵を割り入れて溶きほぐす。マヨネーズ、塩・こしょうを加え、**1**を混ぜ合わせる。

3 **1**のフライパンにサラダ油を熱し、**2**を流し入れる。大きく混ぜ、弱めの中火にしてふたをする。

4 表面が固まる程度に焼けたら裏返し、軽く焼く。

栄養のちょこっと豆知識

じゃがいも、にんじん、玉ねぎに含まれるカリウムは、正常な血圧をサポートします。

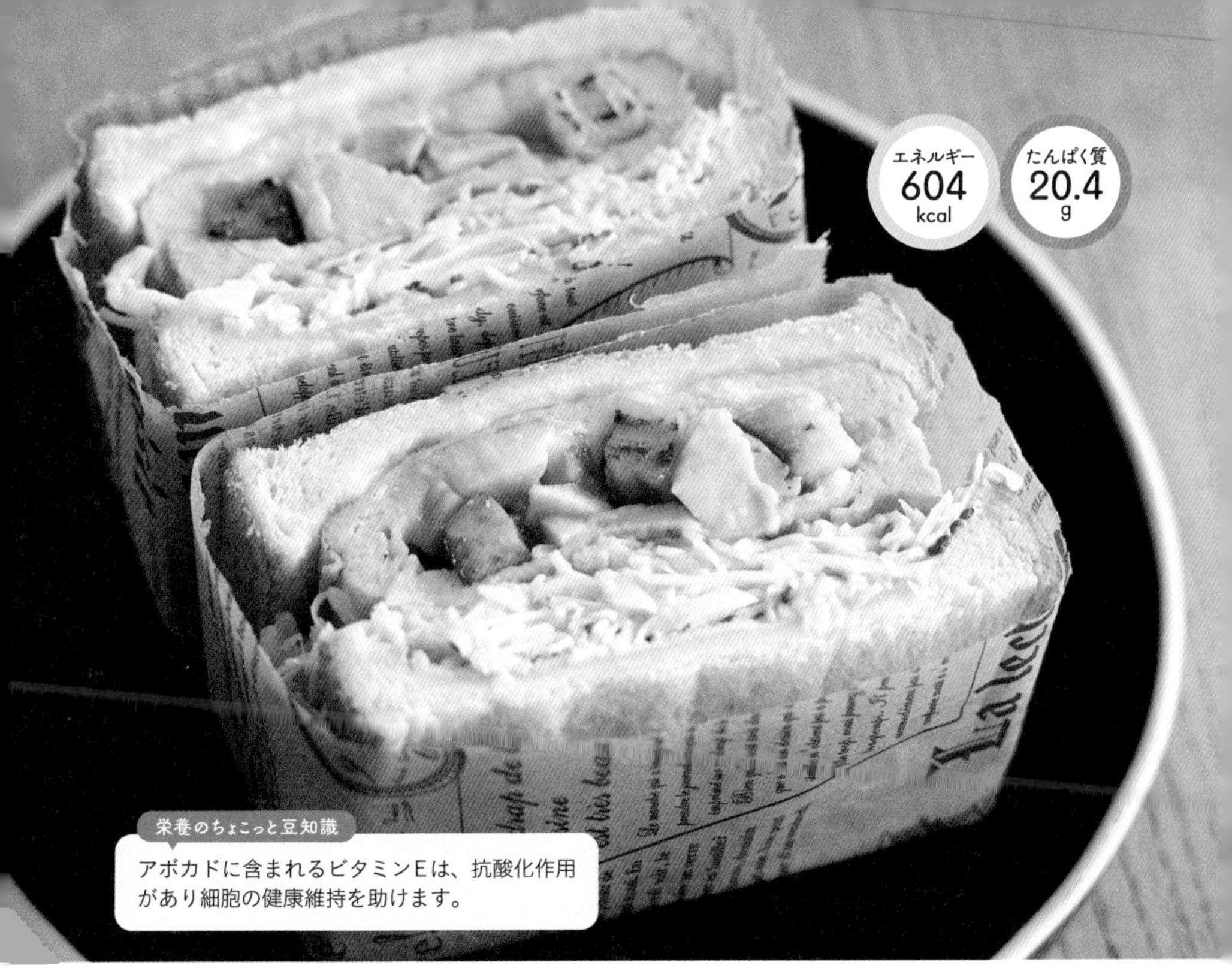

エネルギー 604 kcal

たんぱく質 20.4 g

栄養のちょこっと豆知識

アボカドに含まれるビタミンEは、抗酸化作用があり細胞の健康維持を助けます。

アボカドとベーコンで食べ応え抜群

オムレツキャベツサンド

材料（2人分）

食パン（6枚切り）…2枚
キャベツ…1枚
玉ねぎ…1/10個
アボカド…1/2個
卵…2個
ベーコン（ブロック）…50g
スライスチーズ…1枚

A 塩・こしょう…各少々
粉チーズ…大さじ1

マヨネーズ…大さじ1と1/2
粒マスタード…大さじ1
オリーブオイル…適量

作り方

1 キャベツを千切りにする。玉ねぎを薄切りにし、水にさらし水気を切る。マヨネーズとこしょう（分量外）を加えてあえる。

2 アボカド、ベーコンを1cm角に切る。ベーコンはオリーブオイルで炒める。

3 ボウルに卵を割り入れ、**A**を加えて混ぜる。

4 フライパンにオリーブオイルを熱し、卵液を流し入れる。半熟になったら手前側に**2**を乗せ、卵を折りたたむ。

5 パン1枚にスライスチーズを乗せる。もう1枚と一緒にオーブントースターで焼く。

6 何も乗せていないパンに粒マスタードを塗り、**1**、**4**を乗せてパンで挟み、食べやすい大きさに切る。

きほん

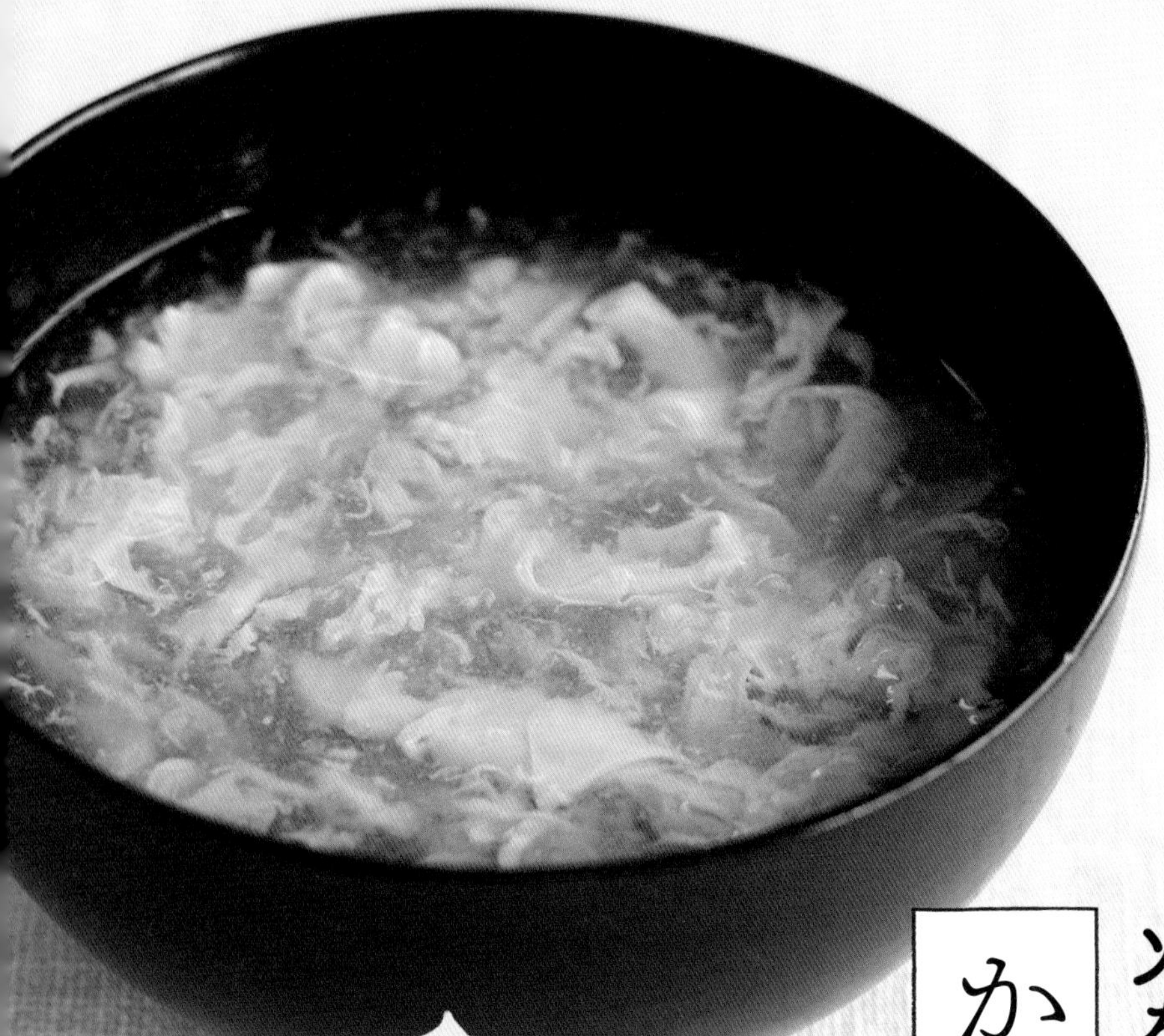

かきたま

火を止めてからが勝負

透明のだし汁に浮かぶ極薄の玉子。
卵を入れたあとはかき混ぜず、
とにかく触らないことが大切です。

だし汁がにごる原因は温度にあり？

だし汁の温度が低いときに卵を入れてかき混ぜると、卵が固まる前にだし汁と混ざってしまい、だし汁がにごります。卵は80℃で固まるため、煮立ったあとに卵を入れればにごりを防ぐことができます。

材料 （4人分）

卵…2個
水…大さじ1
だし汁…600㎖
A「しょうゆ…小さじ1
　└塩…小さじ½
片栗粉…小さじ2
（大さじ2弱の水で溶く）

1 卵を溶く

ボウルに卵を割り入れ、しっかり溶きほぐす。水を入れてさらに混ぜる。

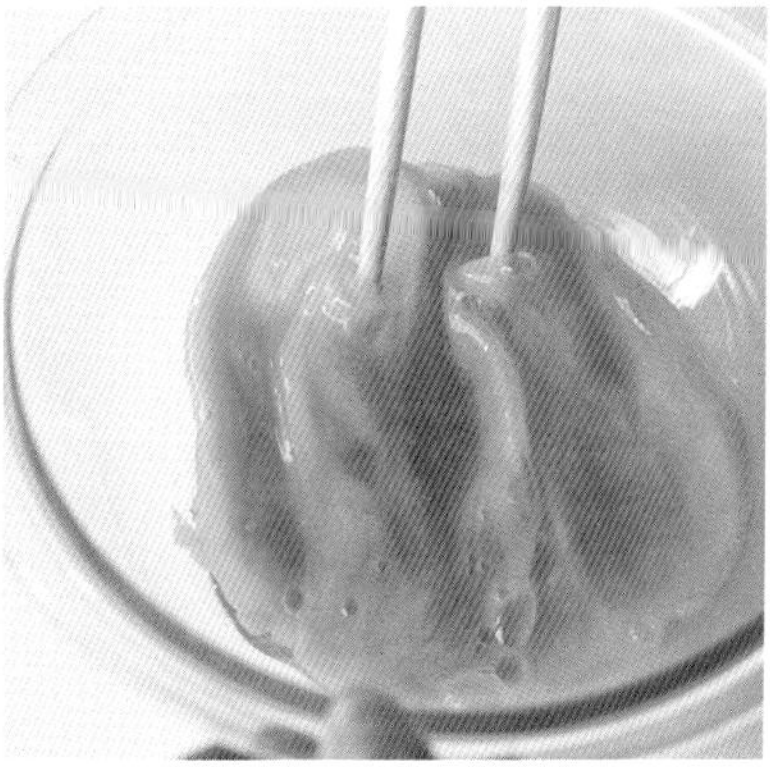

2 だし汁を火にかける

鍋にだし汁を入れて火にかける。**A**を加えて味を調える。

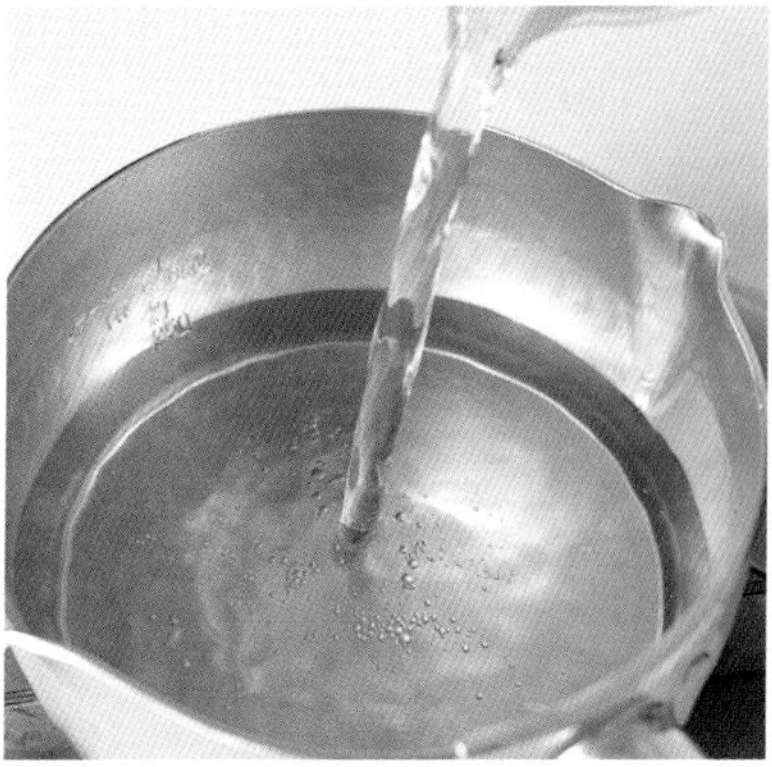

3 とろみをつける

だし汁が煮立ったら水で溶いた片栗粉を回し入れてとろみをつける。

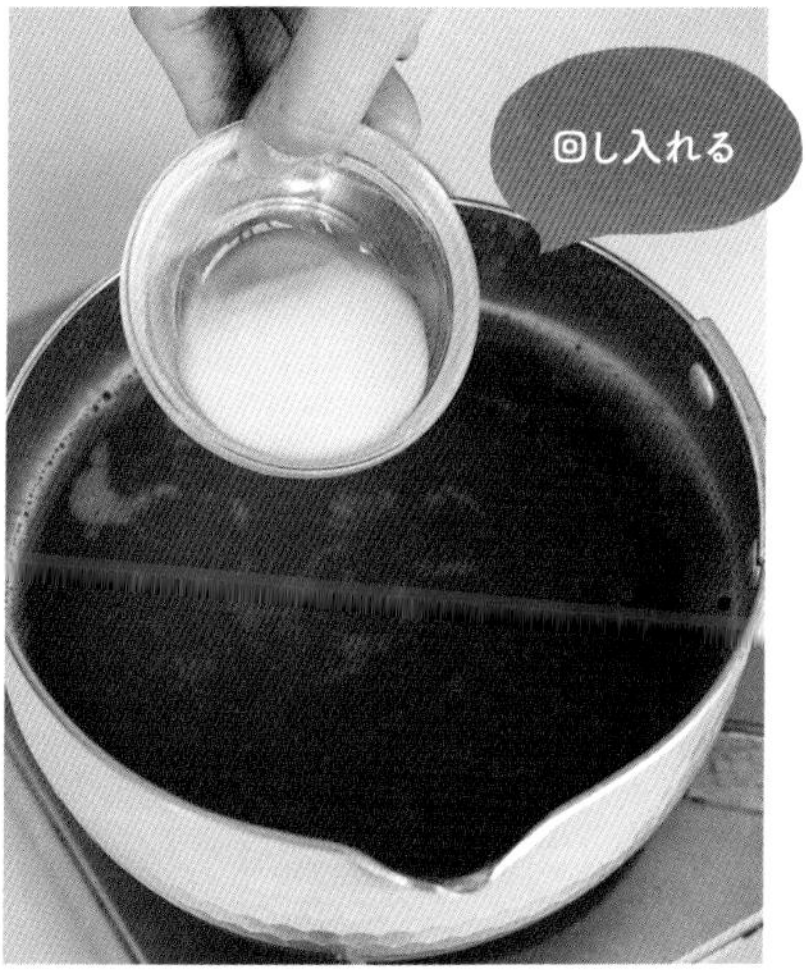

4 卵を回し入れる

火を止め、菜箸を使いつつ高い位置から「の」の字を書くように卵を回し入れる。卵が浮き上がってくるまで触らない。

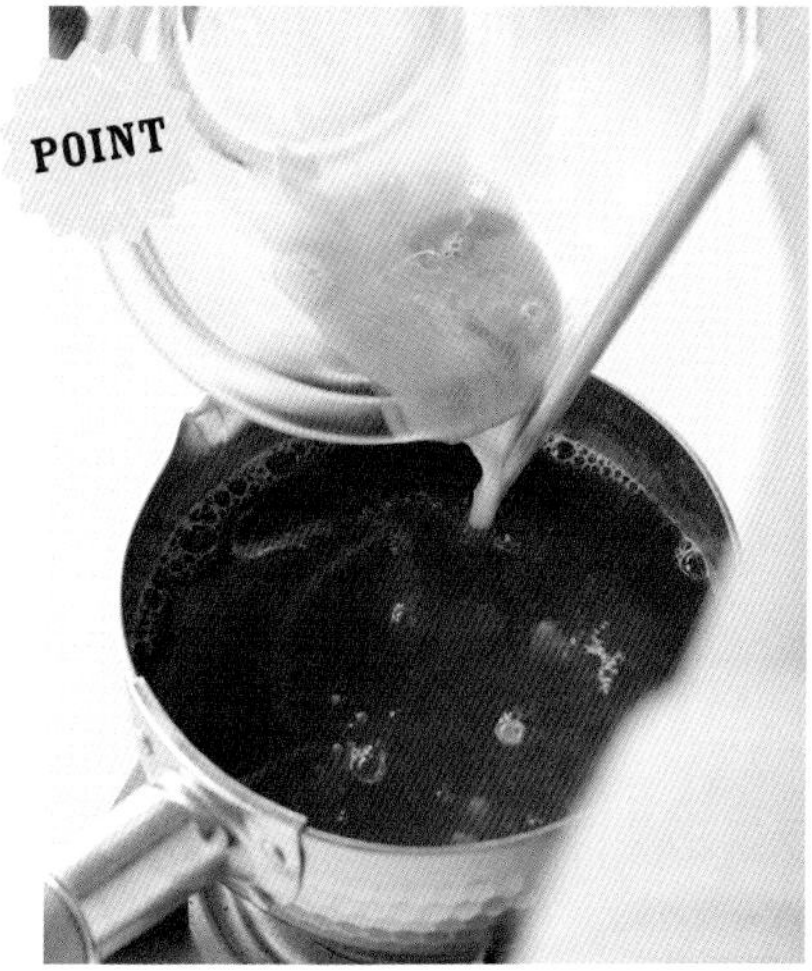

とろっと野菜かきたま

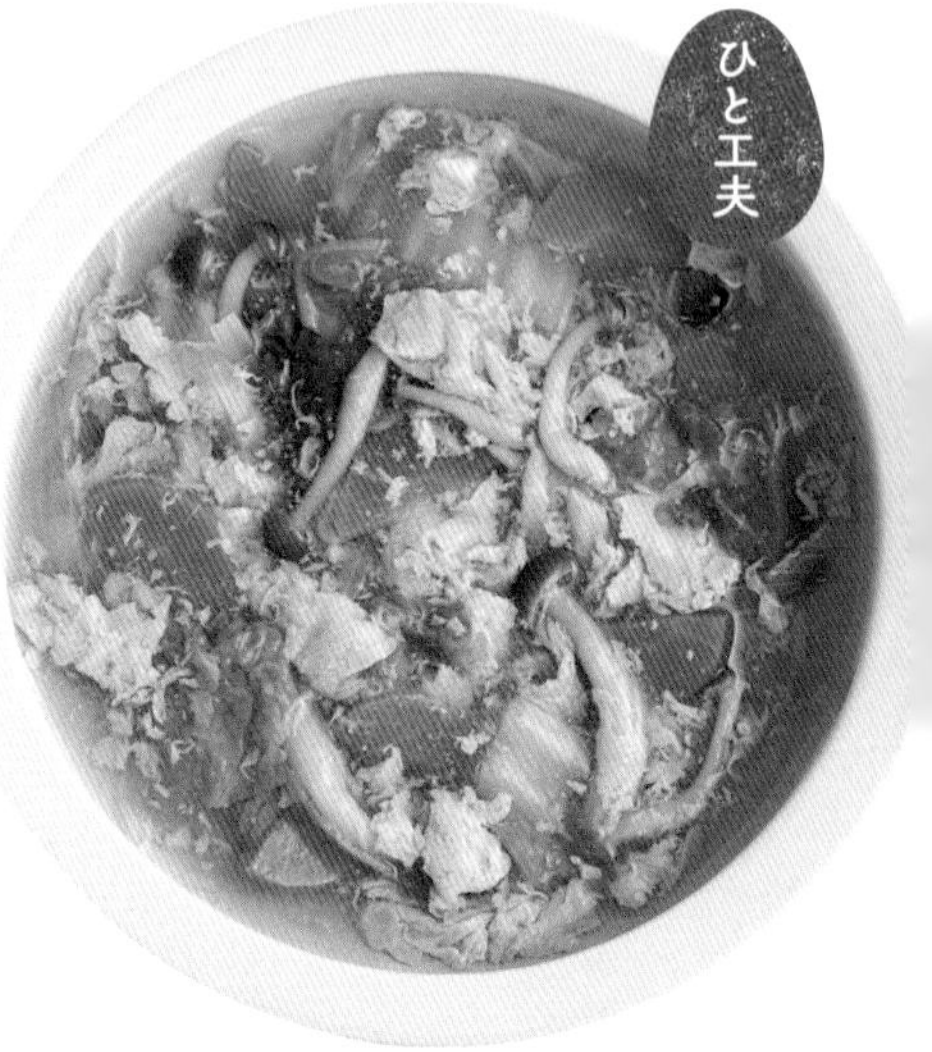

材料（2人分）

白菜…2〜3枚
にんじん…1/3本
玉ねぎ…1/8個
しめじ…1/2パック
卵…1個

A
だし汁…400mℓ
しょうゆ…小さじ1と1/2
塩…小さじ1/4
酒…大さじ1

水溶き片栗粉…適量

作り方

野菜を食べやすい大きさに切り、**A**と一緒に煮込む。野菜がしんなりしたら火を止め、水溶き片栗粉、溶き卵の順で流し入れる。

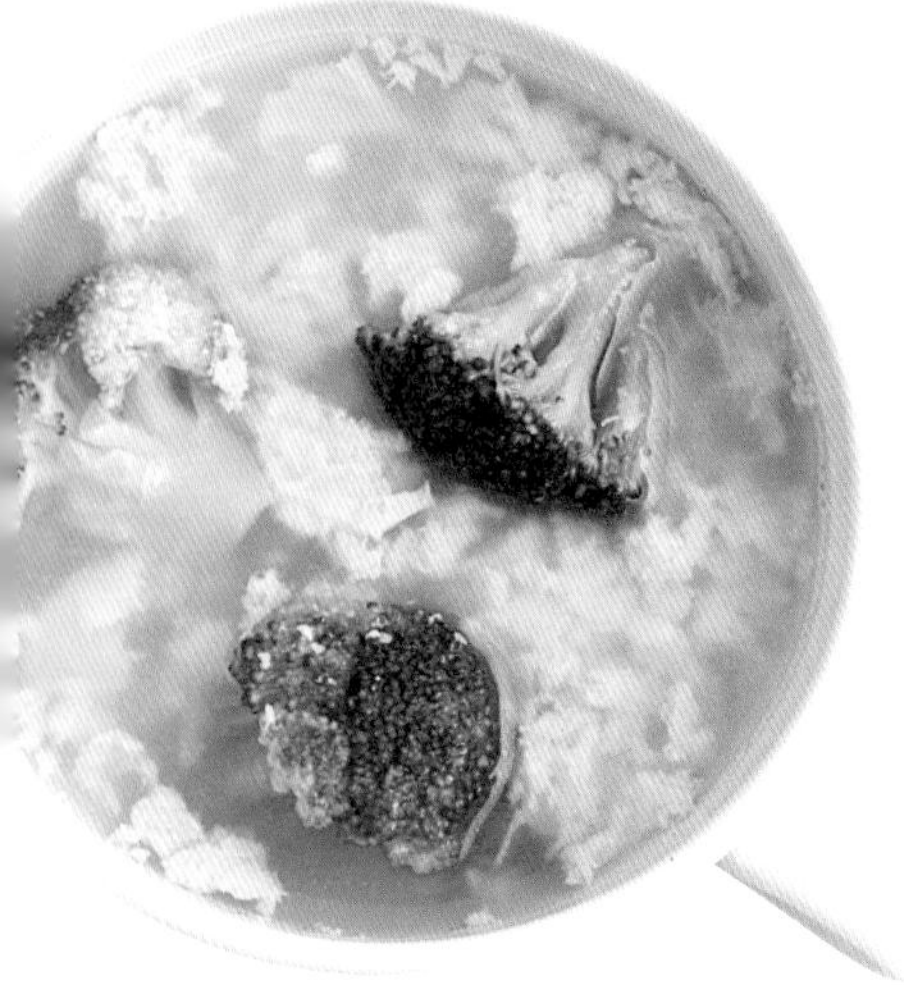

洋風かきたまスープ

材料（2人分）

ブロッコリー…60g
卵…1個
粉チーズ…大さじ1
水…400mℓ
コンソメ（顆粒）
…小さじ2/3
塩・こしょう…各少々

作り方

水を沸騰させ、コンソメとブロッコリーを加える。ブロッコリーの色が鮮やかになったら塩・こしょうで味を調える。煮立ったら火を止め、粉チーズを入れた溶き卵を流し入れる。

中華風コーンスープ

材料（2人分）

卵…1/2個
小ねぎ…適量（小口切り）

A
固形スープの素…1個
粒入りコーンクリーム…75g

塩・こしょう…各少々
水…300mℓ
水溶き片栗粉…適量
ごま油…適量

作り方

水を沸騰させ、**A**を加える。煮立ったら塩・こしょうで味を調える。火を止めて水溶き片栗粉、溶き卵の順で流し入れる。ごま油で風味付けをし小ねぎを散らす。

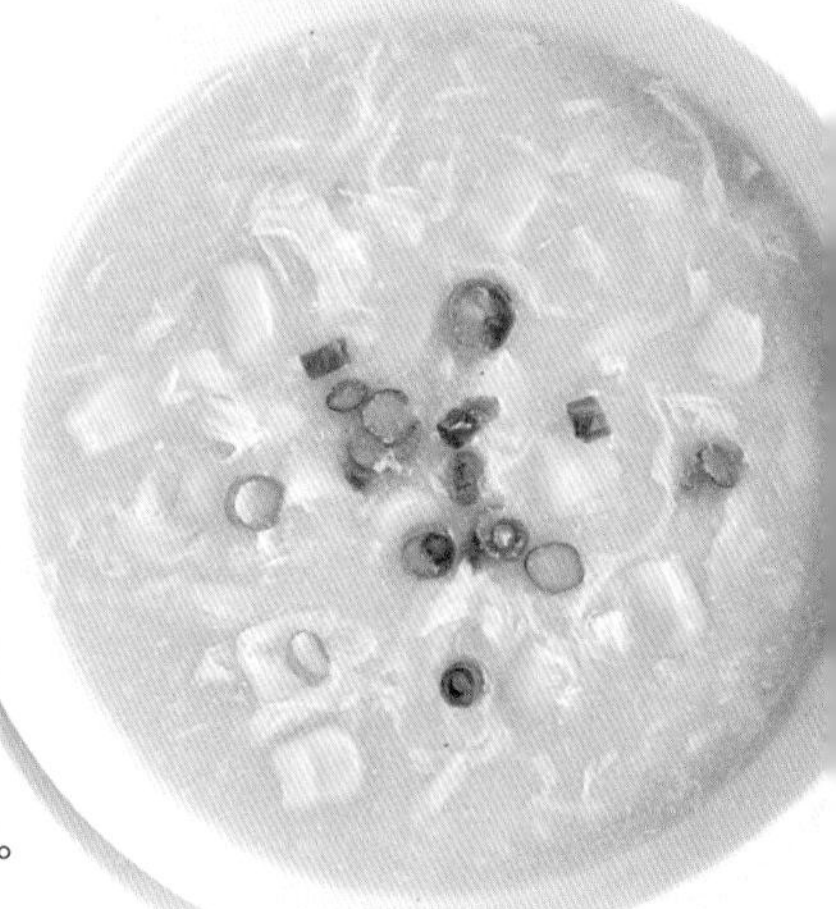

身体や胃が疲れたときの救世主

落とし玉子のみそ汁

材料（2人分）

卵…2個

A
- 乾燥わかめ…1g（水で戻す）
- 絹ごし豆腐…¼パック（さいの目切り）
- だし汁…400ml

みそ…大さじ2

作り方

1 鍋にAを入れる。煮立ったら弱火にしてみそを溶く。器に卵を割り入れ、そっと鍋に落とす。広がる白身をお玉で集め、卵にかぶせる。

2 ふたをして2～3分煮立てる。鍋底についた卵をそっと外す。

3 もう一度ふたをして卵黄が好みの硬さになるまで弱火で加熱する。

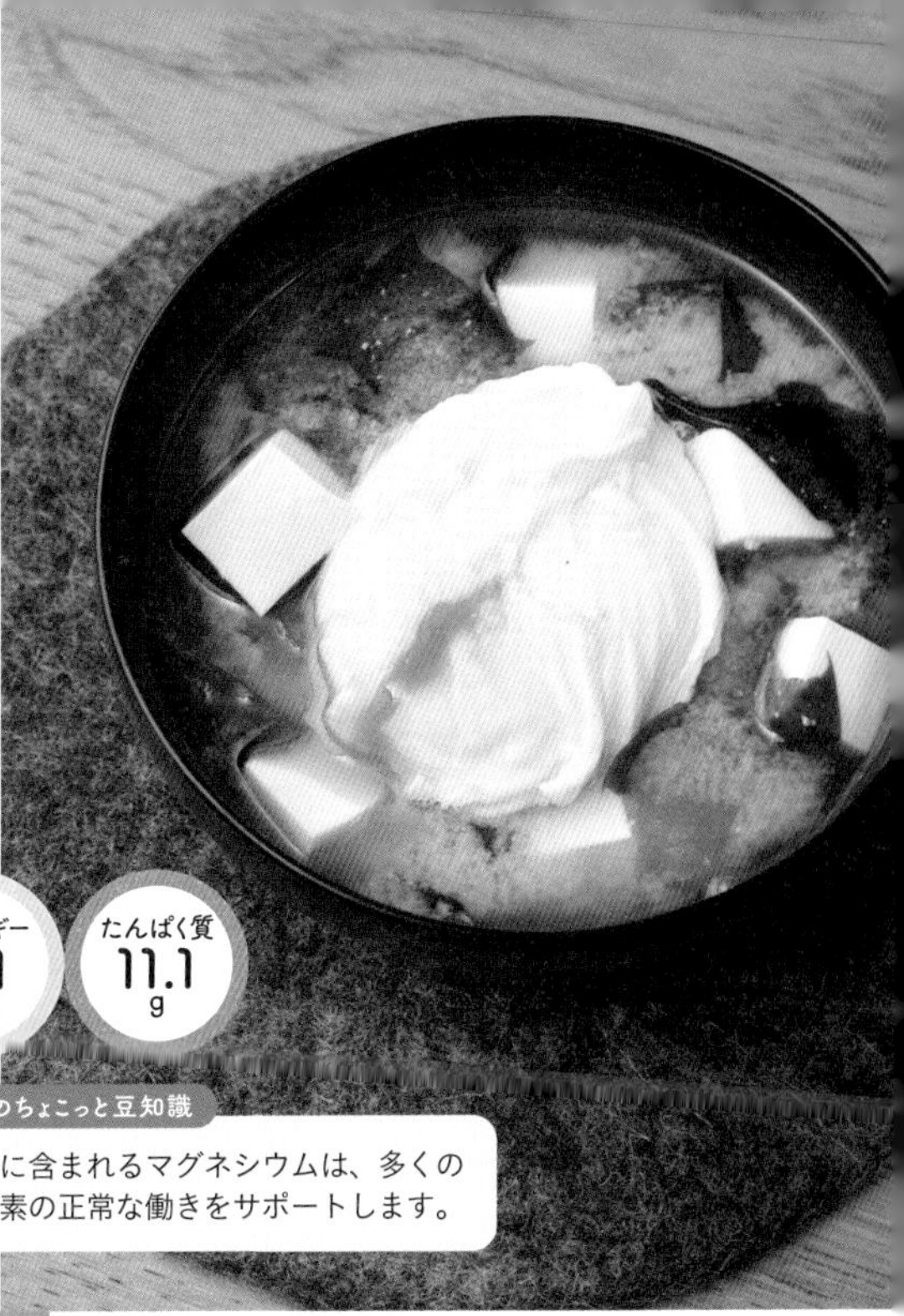

エネルギー 141 kcal

たんぱく質 11.1 g

栄養のちょこっと豆知識

わかめに含まれるマグネシウムは、多くの体内酵素の正常な働きをサポートします。

玉ねぎのとろけるような甘みが半熟の卵黄と絡み合う

ポーチドエッグスープ

材料（2人分）

卵…2個

玉ねぎ…⅓個（薄切り）

ベーコン…1枚（1cm幅に切る）

A
- 洋風スープの素…1個
- 水…400ml

酢…大さじ2

塩・こしょう…各少々

作り方

1 ポーチドエッグを作る（作り方→P.65）。

2 鍋にAを入れて火にかけ、煮立ったら玉ねぎ、ベーコンを加える。

3 玉ねぎが透明になったら、塩・こしょうで味を調えて器に盛る。中央にポーチドエッグを入れる。

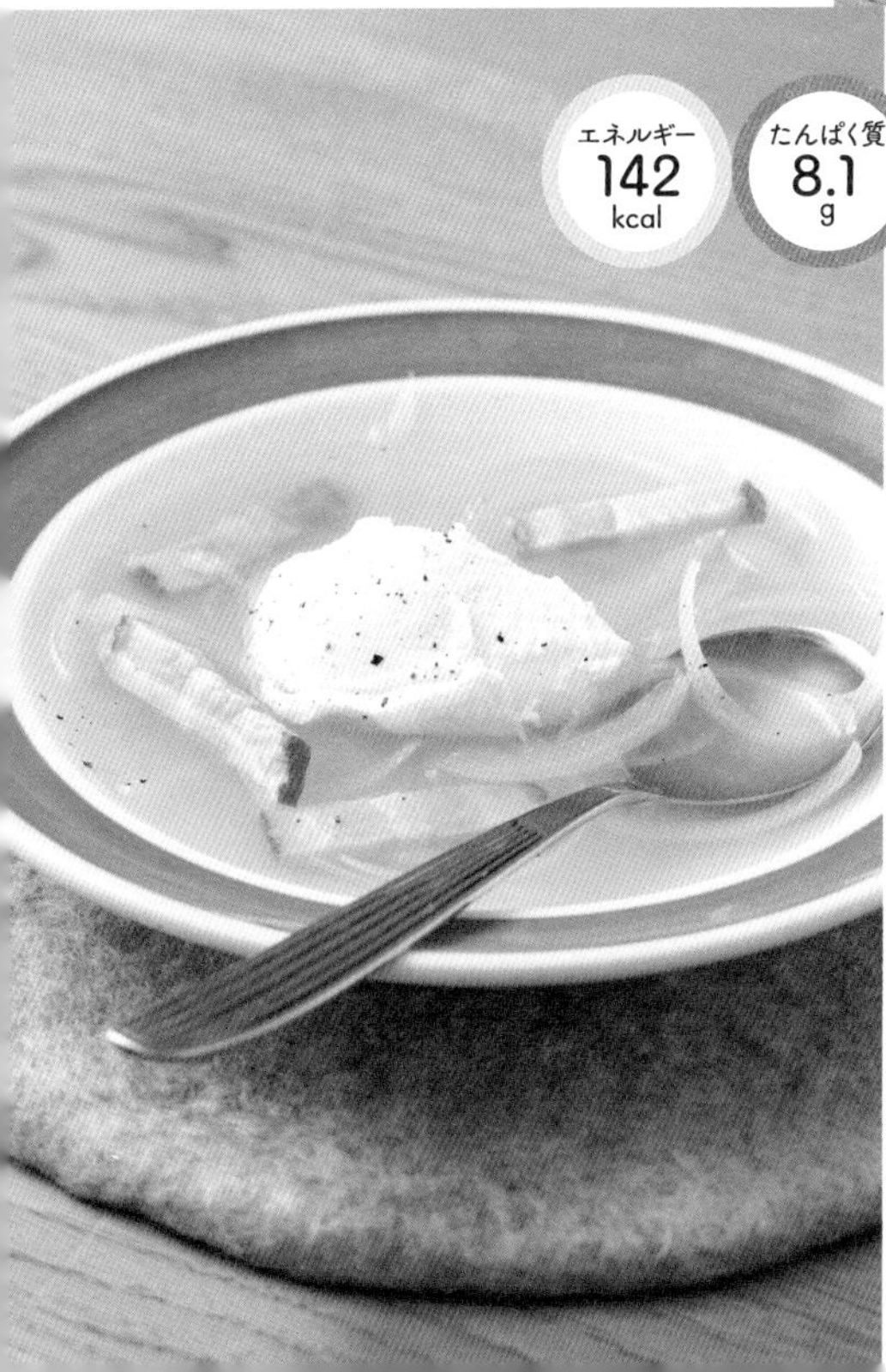

エネルギー 142 kcal

たんぱく質 8.1 g

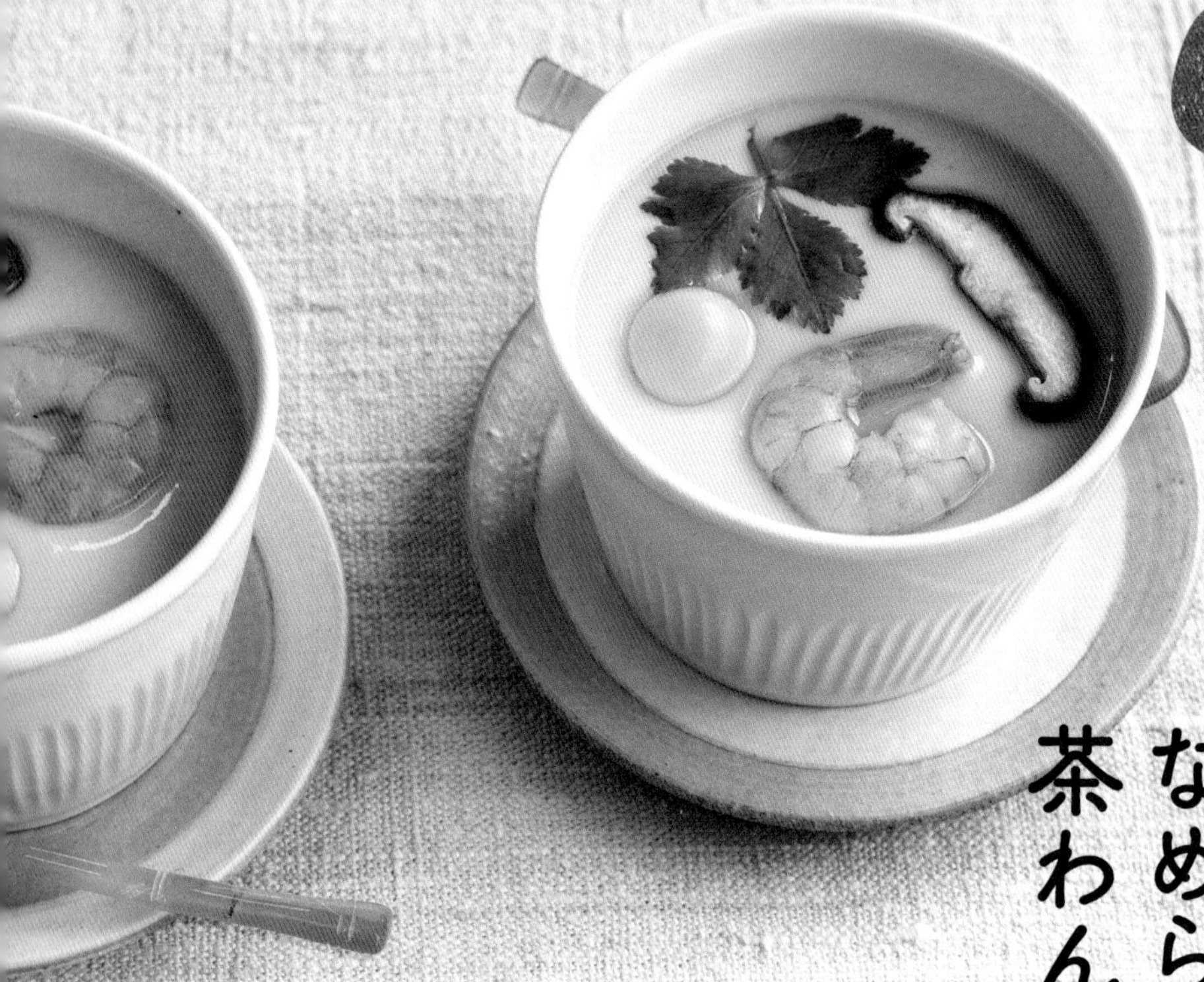

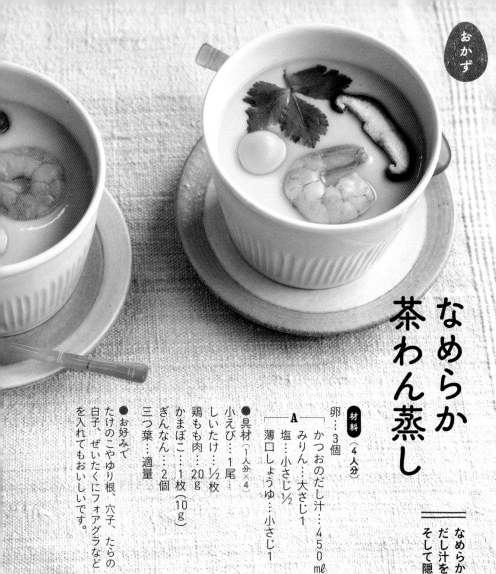

おかず

なめらか茶わん蒸し

なめらかな舌触りとやさしい味の秘訣は、だし汁を卵の3倍量にすること、そして隠し味のみりんでした。

材料（4人分）

卵…3個

A
- かつおのだし汁…450mℓ
- みりん…大さじ1
- 塩…小さじ½
- 薄口しょうゆ…小さじ1

●具材（1人分×4）

小えび…1尾
しいたけ…½枚
鶏もも肉…20g
かまぼこ…1枚（10g）
ぎんなん…2個
三つ葉…適量

●お好みで

たけのこやゆり根、穴子、たらの白子、ぜいたくにフォアグラなどを入れてもおいしいです。

作り方

1 ボウルに卵を割り入れる。しっかり溶きほぐし、Aを加えて混ぜる。ザルまたはふきんで裏ごしする。

2 器に具材を1人分ずつ入れ、卵液を流し入れる。

3 蒸し器が沸騰したら、2を入れ、ふたをして強火で5分蒸す。火を止め、余熱で7分程度火を通す。

エネルギー 131 kcal
たんぱく質 10.2 g

たまごふわふわ

ふわふわのたまごは
あっという間に口の中で消え、
わずかに残るだしのやさしい香り。
静岡のご当地タマゴ料理をどうぞ。

材料（1人分）

卵…1個
塩…少々
A ┌ だし汁…200㎖
　│ しょうゆ…小さじ⅔
　└ みりん…小さじ½
小ねぎ…適量（小口切り）

作り方

1 卵を卵黄と卵白に分ける。卵白に塩を入れ、ハンドミキサーでしっかりと角が立つまで泡立てる。卵黄を加えて軽く混ぜる。
2 小さめの鍋に**A**を入れて沸騰させる。
3 沸騰したら火を止め、**1**を加えてすぐにふたをし、20〜30秒蒸らす。
4 ふたを開けて小ねぎを散らす。

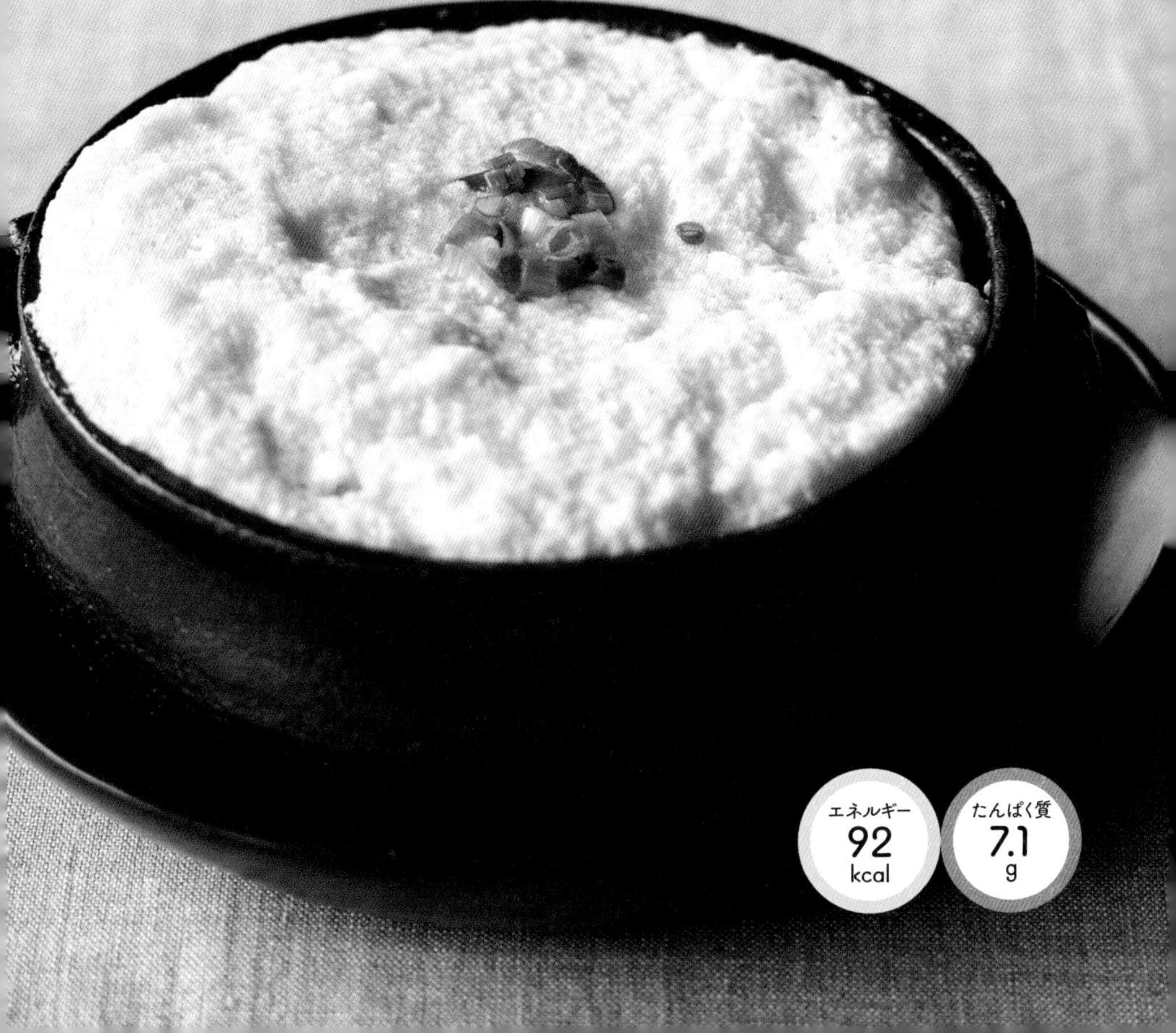

エネルギー 92 kcal
たんぱく質 7.1 g

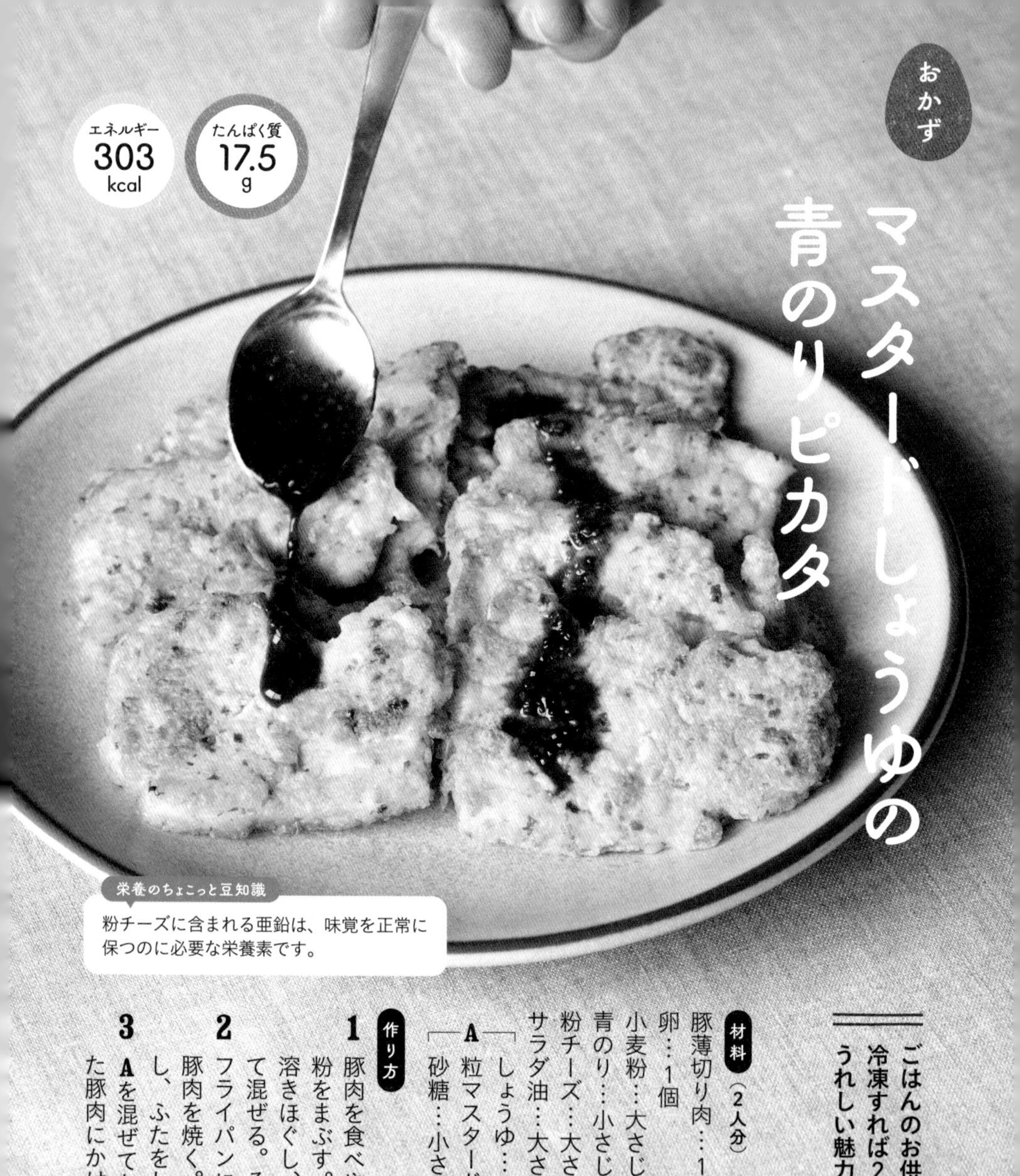

おかず

マスタードしょうゆの青のりピカタ

エネルギー 303 kcal　たんぱく質 17.5 g

栄養のちょこっと豆知識

粉チーズに含まれる亜鉛は、味覚を正常に保つのに必要な栄養素です。

ごはんのお供にもってこいのピカタ。冷凍すれば2〜3週間保存できるのもうれしい魅力です。

材料（2人分）

豚薄切り肉…120g
卵…1個
小麦粉…大さじ1
青のり…小さじ½
粉チーズ…大さじ1
サラダ油…大さじ1
A
- しょうゆ…大さじ1
- 粒マスタード…大さじ½
- 砂糖…小さじ½

作り方

1 豚肉を食べやすい大きさに切り、小麦粉をまぶす。ボウルに卵を割り入れて溶きほぐし、粉チーズ、青のりを加えて混ぜる。そこに豚肉をくぐらす。

2 フライパンに中弱火でサラダ油を熱し、豚肉を焼く。片面に火が通ったら裏返し、ふたをして蒸し焼きにする。

3 **A**を混ぜてたれを作り、器に盛り付けた豚肉にかける。

にんにく&ごま油の香ばしさをふわふわ卵が包み込む

トマトのにんにく玉子炒め

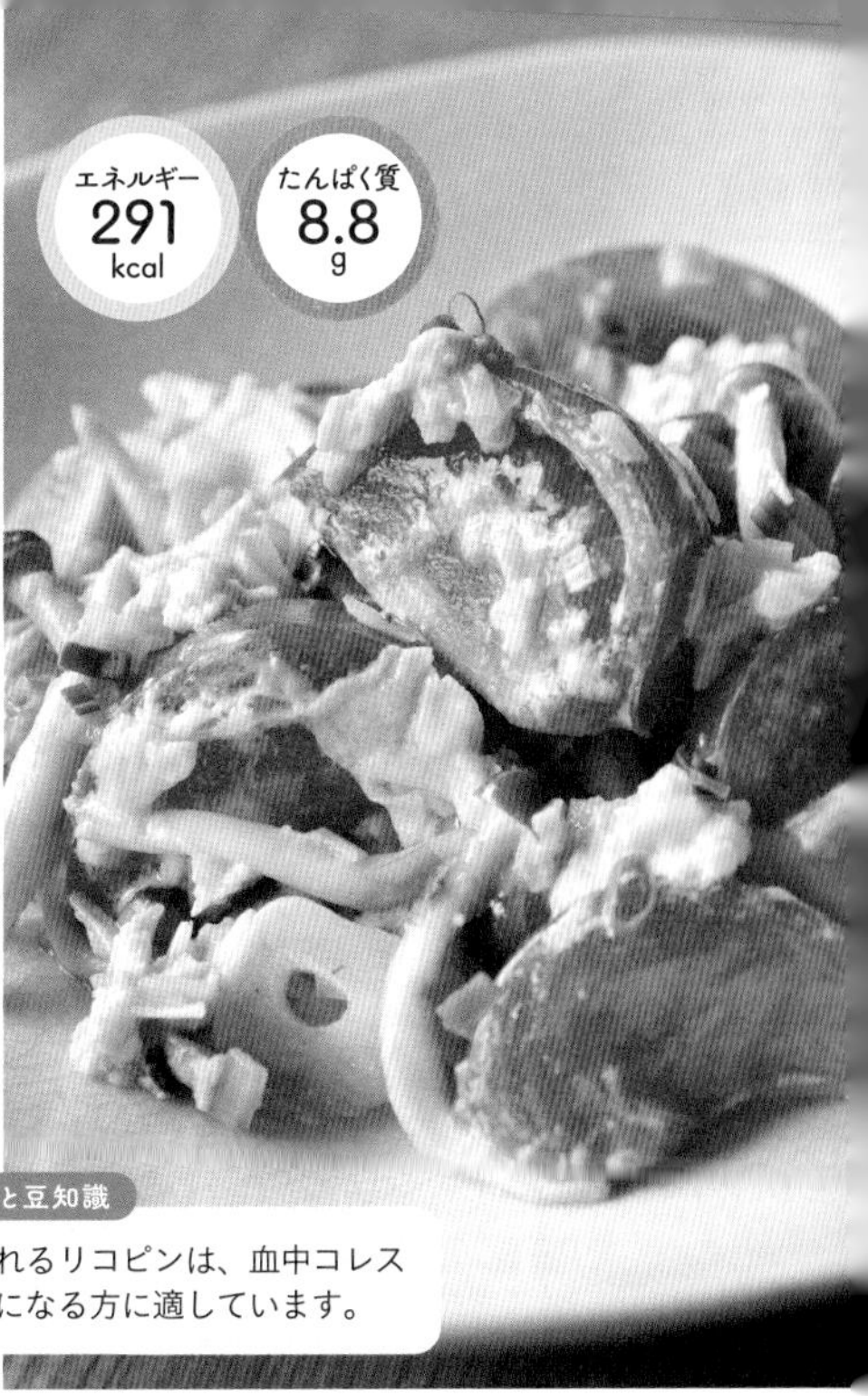

エネルギー 291 kcal
たんぱく質 8.8 g

材料（2人分）

トマト…1個（くし形切り）
ぶなしめじ…60g（石づきを取って小房に分ける）
長ねぎ…40g（粗みじん切り）
小ねぎ…適量（小口切り）
卵…2個
ごま油…大さじ1と1/3
にんにく…2片（スライス）
マヨネーズ…大さじ2

作り方

1 ボウルに卵を割り入れて溶き、マヨネーズを加えて混ぜる。
2 フライパンにごま油を熱し、にんにくを加熱したら弱火にする。長ねぎ、しめじの順に加えて炒める。
3 トマトを加えてさっと炒め、具材をフライパンの端に寄せる。空いたところに卵液を流し入れ、半熟になったら全体を混ぜ合わせる。
4 器に盛り付け、小ねぎを散らす。

栄養のちょこっと豆知識
トマトに含まれるリコピンは、血中コレステロールが気になる方に適しています。

たっぷりかけたおろし玉ねぎがピリッと利く！

小松菜と豚こまの玉子炒め

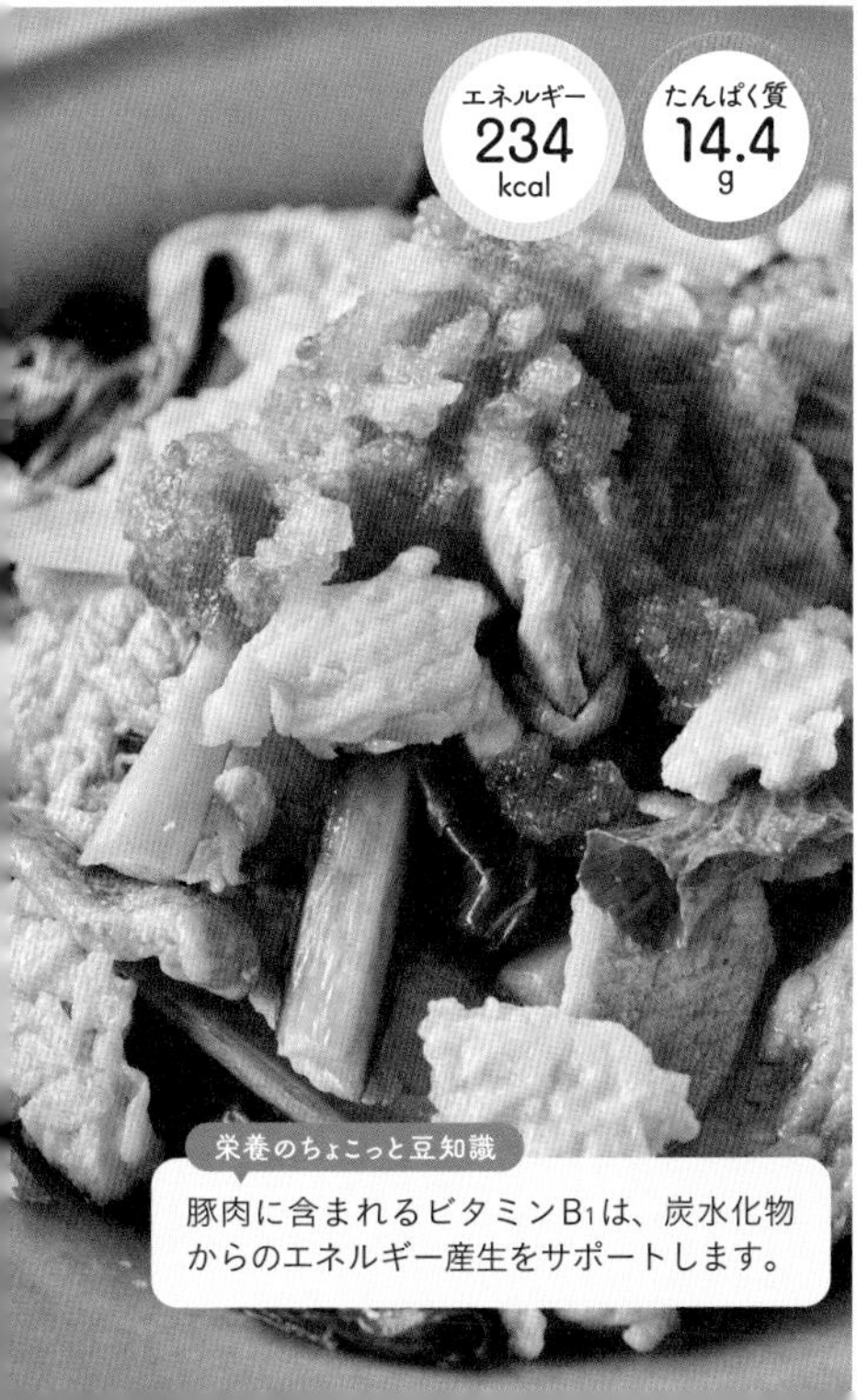

エネルギー 234 kcal
たんぱく質 14.4 g

材料（2人分）

豚こま切れ肉…100g
A
小松菜…100g（5cm長さに切る）
長ねぎ…1/2本（5cm長さに切る）
卵…1個
塩…小さじ1/4
こしょう…少々
しょうゆ…小さじ1
玉ねぎ…50g（すりおろし）
サラダ油…小さじ2

作り方

1 豚肉に塩とこしょうを振る。
2 フライパンにサラダ油半量を熱する。溶いた卵を流し入れてスクランブルエッグを作り、取り出す。
3 2のフライパンに残りのサラダ油を熱し、豚肉とAを炒める。豚肉に火が通ったら2を戻し入れ、さっと混ぜる。
4 器に盛り付け、しょうゆと玉ねぎを混ぜたものをかける。

栄養のちょこっと豆知識
豚肉に含まれるビタミンB_1は、炭水化物からのエネルギー産生をサポートします。

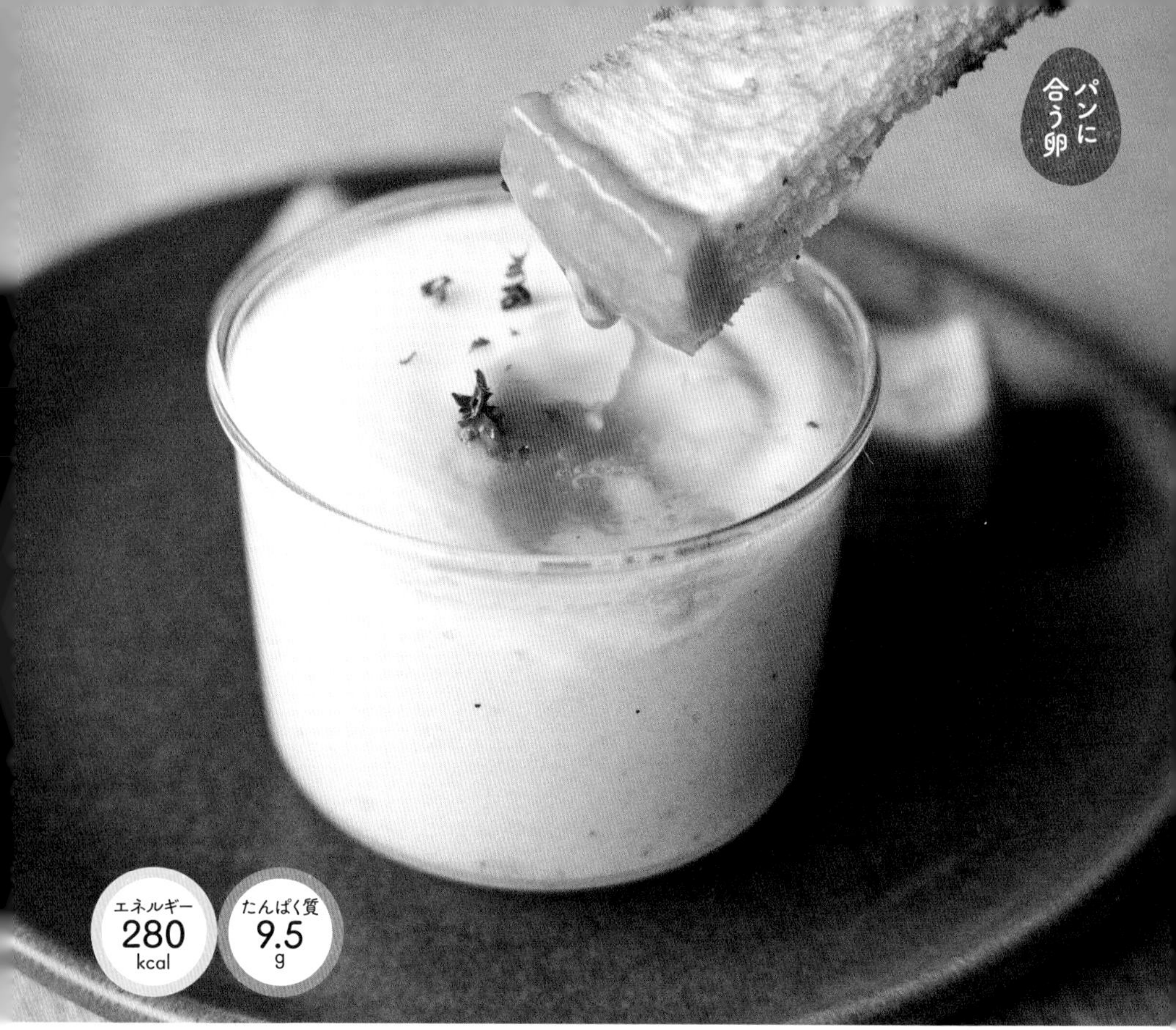
パンに合う卵
エネルギー
280
kcal
たんぱく質
9.5
g

とろ〜り玉子と新じゃがの濃厚な味わい

新じゃがのエッグスラット

材料（2人分）

卵…2個
じゃがいも…2個
［A］牛乳…100㎖
　　バター…大さじ2
［B］塩・こしょう…各少々
　　ナツメグパウダー…少々
パセリ…適量（みじん切り）

作り方

1 じゃがいもを洗い、濡れたままクッキングペーパー、ラップの順でふんわり包む。電子レンジで約5分加熱して、熱いうちに皮をむく。ボウルに入れ、フォークで1㎝ほどの粒が残るようにつぶし、**A**を加えて混ぜる。ラップをかけて電子レンジで1分加熱する。

2 **1**に**B**を混ぜ合わせ、耐熱容器に半量ずつ入れる。それぞれに卵を割り入れてアルミホイルでふたをする。

3 蒸し器に並べて約10分蒸し、パセリを散らす。

栄養のちょこっと豆知識

じゃがいもに含まれるカリウムは、正常な血圧をサポートします。

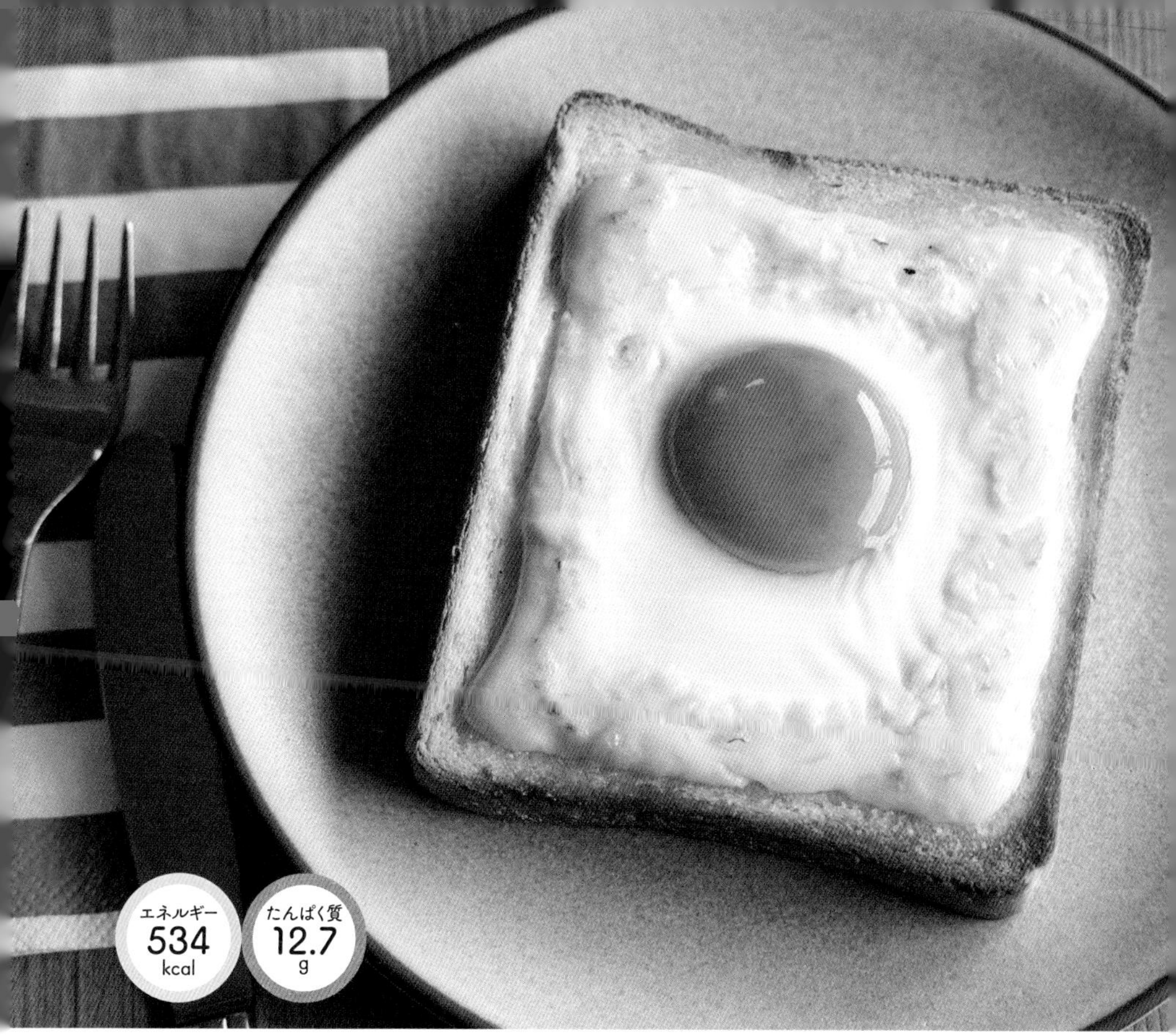

サクサクのパンに半熟玉子がよく似合う！

とろ〜り玉子の月見マヨトースト

材料（1人分）

食パン（6枚切り）…1枚
卵…1個
マヨネーズ…適量
●お好みで
トマトケチャップを添えてもおいしく食べられます。

作り方

1 パンの耳の内側にマヨネーズを絞って土手を作り、内側に卵を割り落とす。

2 アルミホイルに乗せる。オーブントースターで卵が好みの硬さになるまで焼く。

オーブン卵

スパイシーとろろグラタン

材料（2人分）

長いも…300g
卵…1個
ピザ用チーズ…60g
小ねぎ…1本
刻みのり…適量
コブサラダドレッシング…大さじ4

●ドレッシングがない場合はめんつゆに七味唐辛子や、柚子こしょうを入れてもOKです。

作り方

1 ボウルに卵を割り入れ、溶きほぐす。すりおろした長いも、チーズ40g、ドレッシングを加え、混ぜ合わせる。

2 耐熱容器に**1**を入れ、残りのチーズを乗せる。オーブントースターで約15分焼く。小口切りにした小ねぎとのりを散らす。

エネルギー 368 kcal
たんぱく質 13.8 g

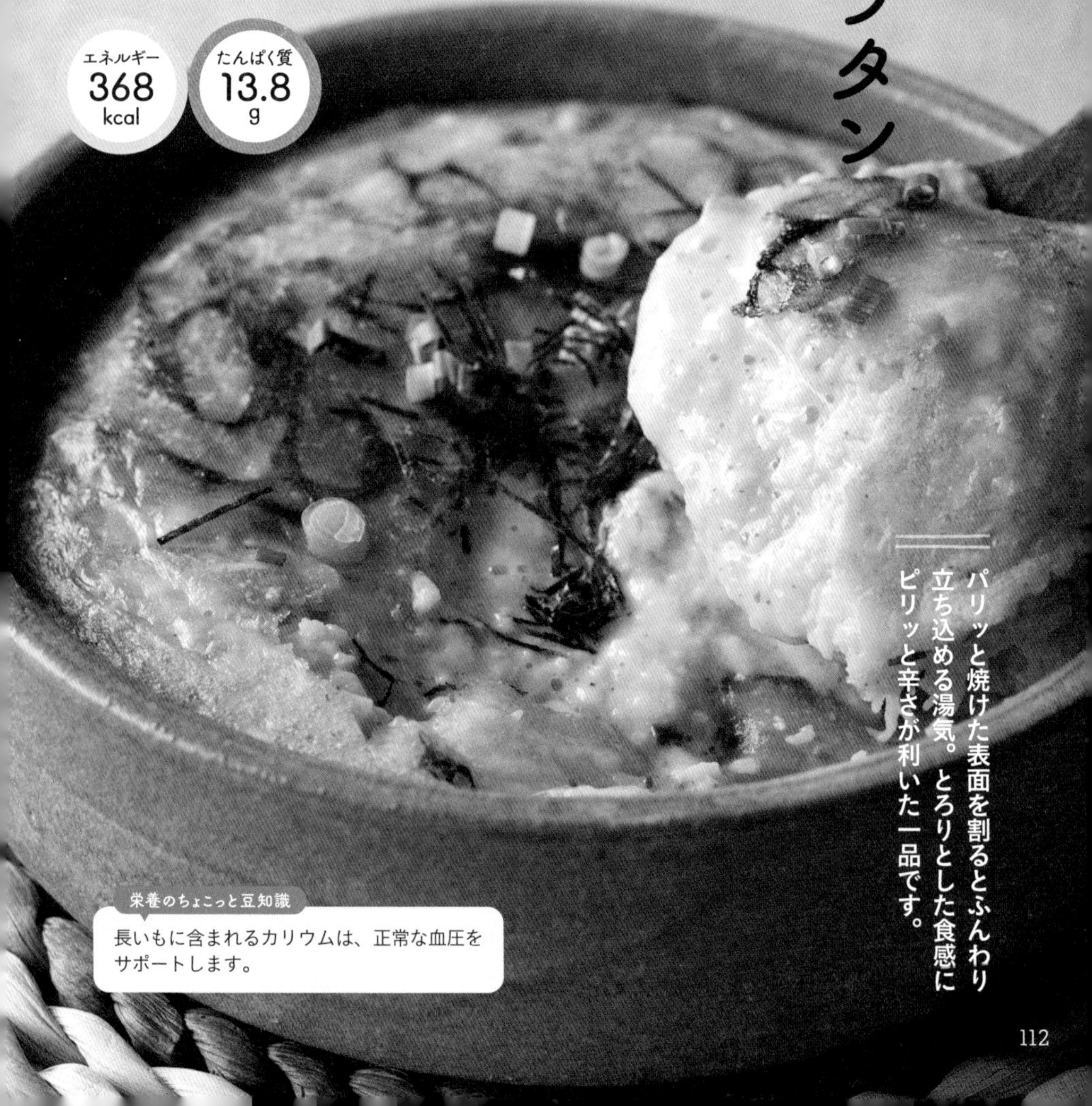

パリッと焼けた表面を割るとふんわり立ち込める湯気。とろりとした食感にピリッと辛さが利いた一品です。

栄養のちょこっと豆知識

長いもに含まれるカリウムは、正常な血圧をサポートします。

卵の朝食レシピの定番

さやえんどうと卵のココット

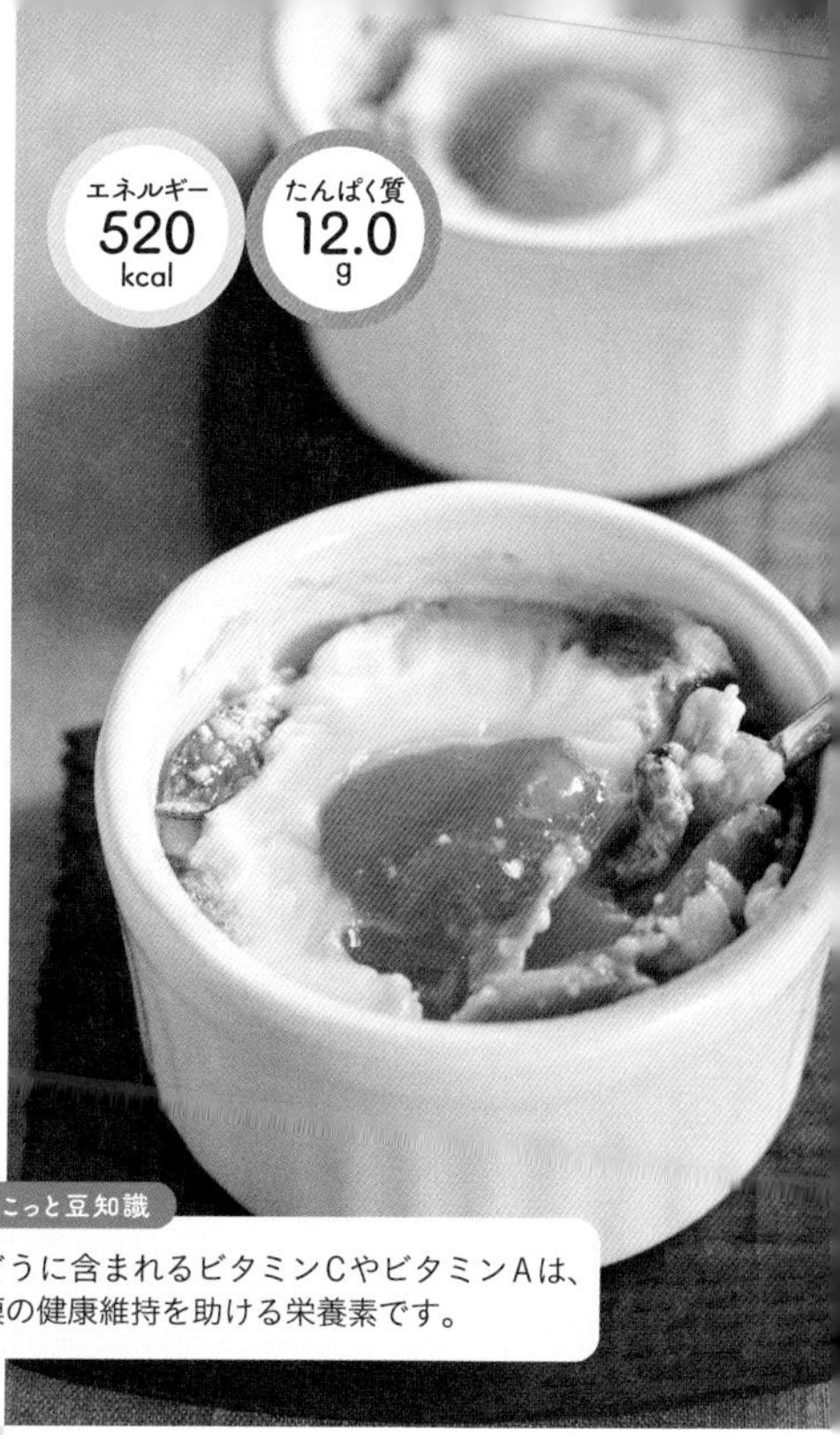
エネルギー
520
kcal
たんぱく質
12.0
g

材料（1人分）

卵…1個

A
- さやえんどう…25g
- ベーコン…1枚（短冊切り）
- マッシュルーム…1個（薄切り）
- じゃがいも…30g（短冊切り）
- マヨネーズ…大さじ2

B
- 牛乳…大さじ1と½
- 生クリーム…小さじ2

バター…適量

サラダ油…適量

作り方

1 フライパンにサラダ油を熱し、**A**を炒める。バターを塗った耐熱容器に入れる。

2 **B**を混ぜ合わせ、**1**にかけ、卵を割り落とす。

3 180℃に熱したオーブンで、12～15分、卵が半熟状になるまで焼く。

栄養のちょこっと豆知識

さやえんどうに含まれるビタミンCやビタミンAは、皮膚や粘膜の健康維持を助ける栄養素です。

食べ応え抜群！　でも卵だから重くない

ほうれん草とツナのキッシュ風

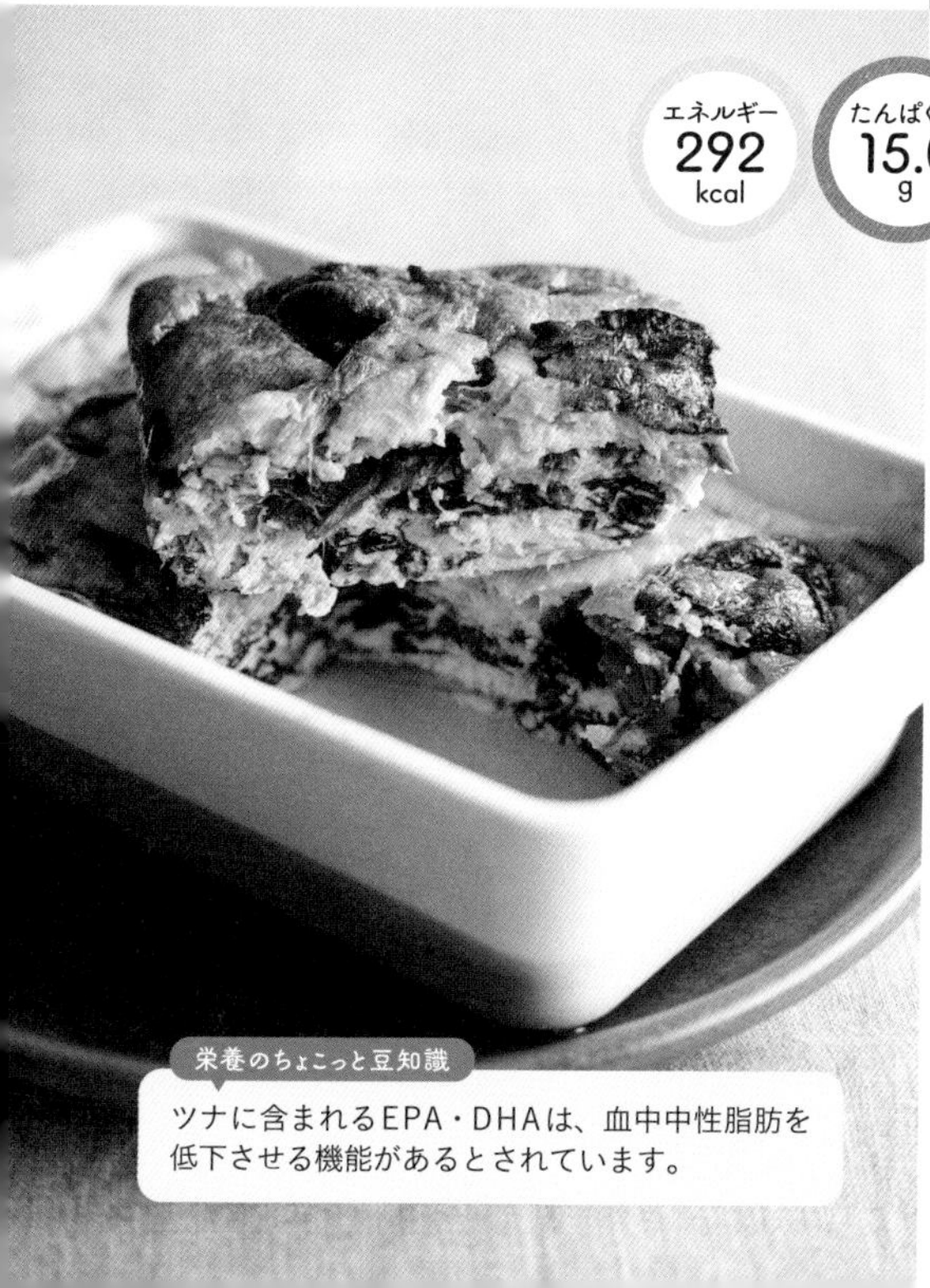
エネルギー
292
kcal
たんぱく質
15.0
g

材料（1人分）

ほうれん草…2株

ツナ缶…25g

A
- 卵…1個
- 牛乳…大さじ1
- 塩…少々
- マヨネーズ…大さじ1
- 粉チーズ…大さじ1

作り方

1 ほうれん草をさっとゆでる。水気を絞って食べやすい大きさに切る。**A**を混ぜ合わせ、ほうれん草を入れる。

2 耐熱容器に**1**、ツナを入れ、オーブントースターでこんがり焼き目がつくまで焼く。

栄養のちょこっと豆知識

ツナに含まれるEPA・DHAは、血中中性脂肪を低下させる機能があるとされています。

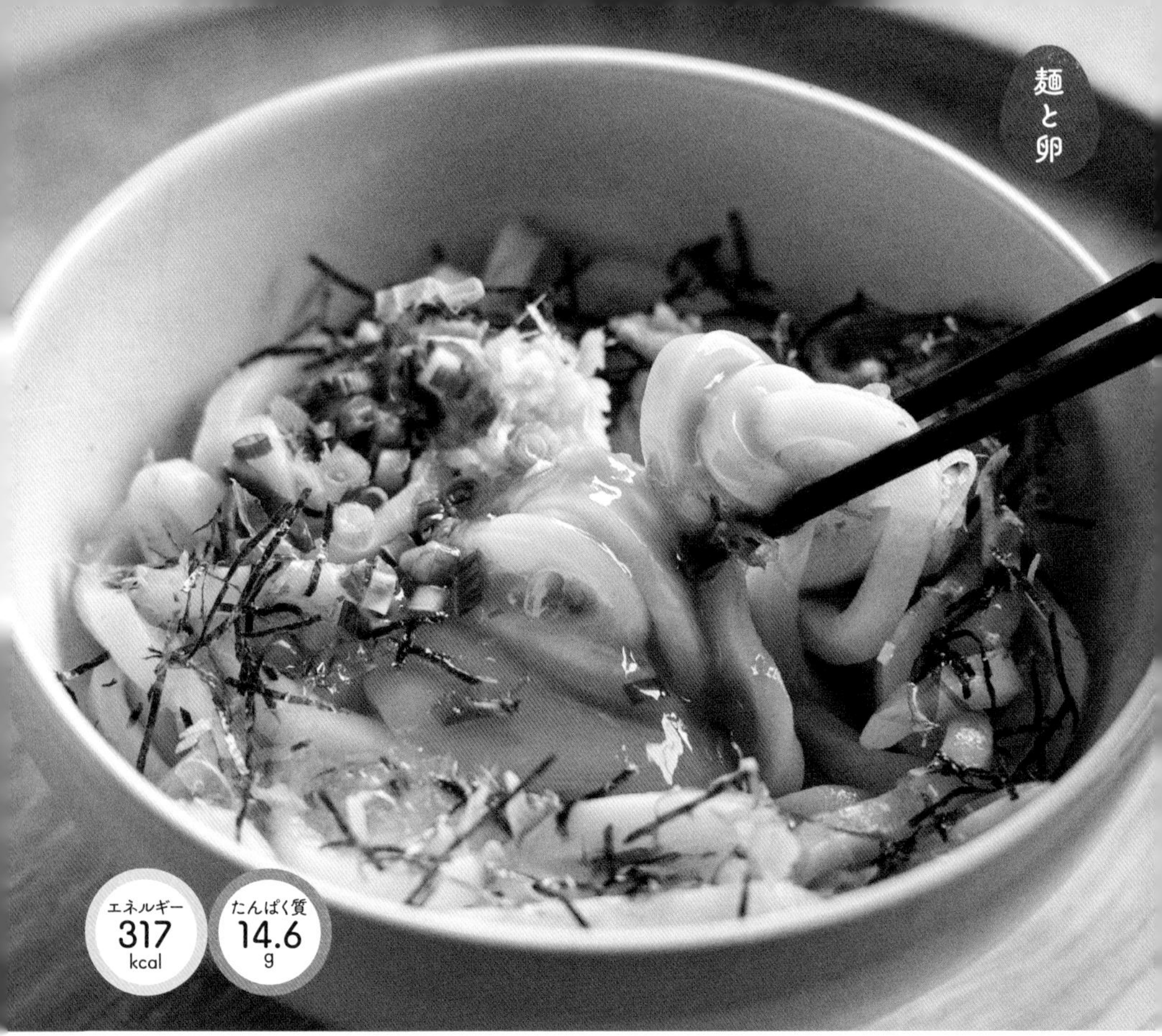

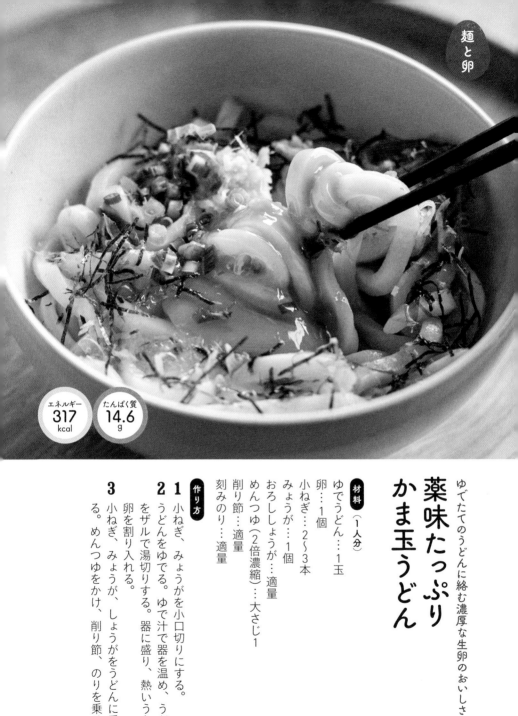

エネルギー 317 kcal
たんぱく質 14.6 g

ゆでたてのうどんに絡む濃厚な生卵のおいしさ

薬味たっぷりかま玉うどん

材料（1人分）

ゆでうどん…1玉
卵…1個
小ねぎ…2～3本
みょうが…1個
おろししょうが…適量
めんつゆ（2倍濃縮）…大さじ1
削り節…適量
刻みのり…適量

作り方

1 小ねぎ、みょうがを小口切りにする。
2 うどんをゆでる。ゆで汁で器を温め、うどんをザルで湯切りする。器に盛り、熱いうちに卵を割り入れる。
3 小ねぎ、みょうが、しょうがをうどんに乗せる。めんつゆをかけ、削り節、のりを乗せる。

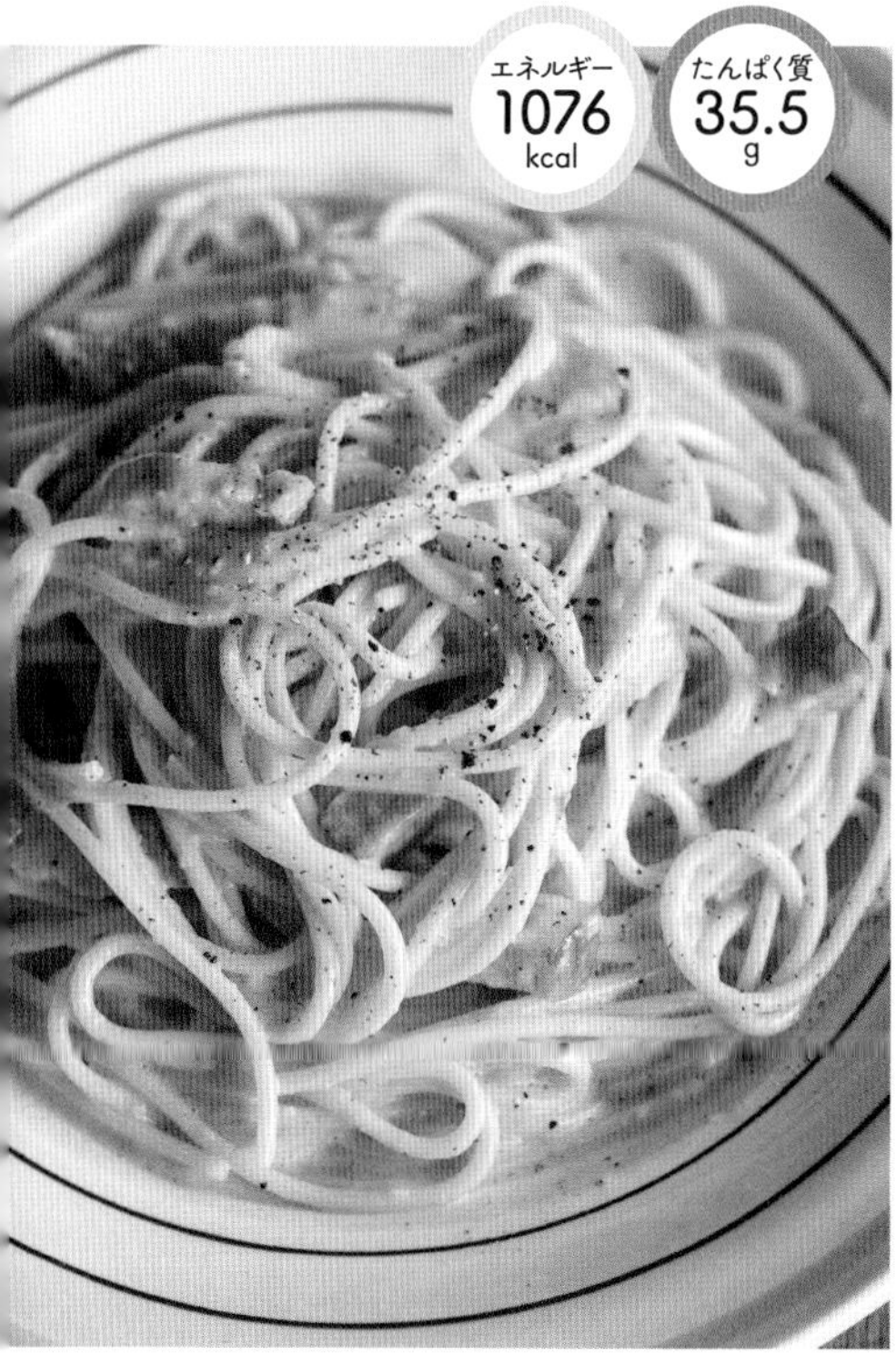
エネルギー
1076
kcal
たんぱく質
35.5
g

クリームとこしょうの香りが食欲をそそる

濃厚カルボナーラ

材料（1人分）

パスタ…80g

A
- ベーコン…40g（5mm幅に切る）
- オリーブオイル…10g
- にんにく…5g（みじん切り）

卵黄…1個
全卵…1個

B
- 生クリーム…60mℓ
- 粉チーズ…20g
- 黒こしょう…少々

作り方

1 鍋に水、塩（水に対して1%）を入れて沸騰させパスタをゆでる。別の鍋にAを入れて加熱し、ゆで汁を加える。

2 ボウルにBを入れて混ぜる。ゆでたパスタを加えてさらに混ぜる。

3 パスタをAを入れた鍋に移して加熱し、卵が固まる前に火から外す。黒こしょう、粉チーズ（ともに分量外）を振る。

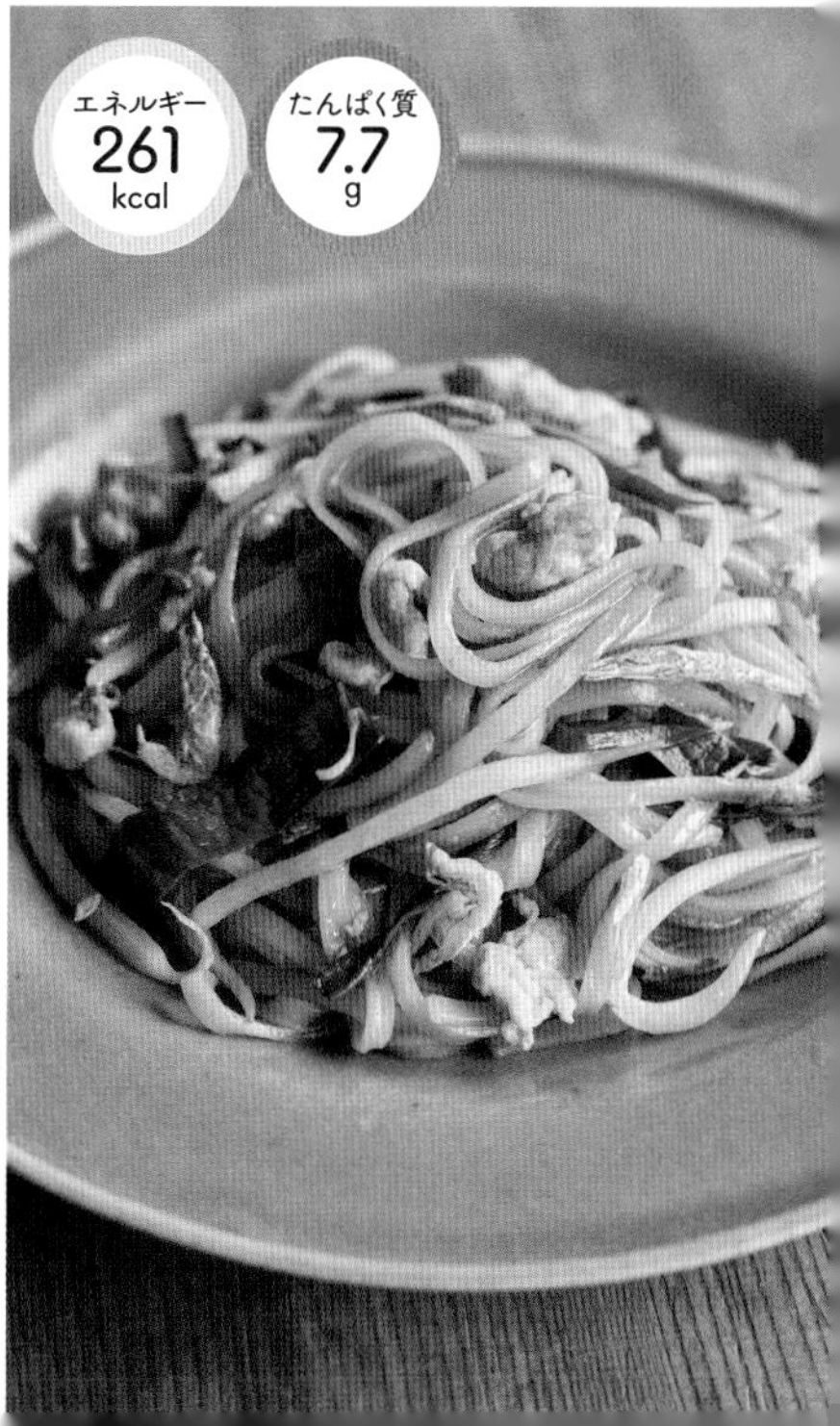
エネルギー
261
kcal
たんぱく質
7.7
g

タイの味を家庭でも

もやしとにらのパッタイ

材料（2人分）

フォー…100g
卵…1個

A
- もやし…½袋
- にら…½束（3cm長さに切る）
- 桜えび…5g
- にんにく…1片（みじん切り）

B
- オイスターソース…大さじ1
- しょうゆ…大さじ1

ごま油…大さじ2

作り方

1 フォーをゆで、水気を切る。

2 フライパンにごま油大さじ1を熱し、溶いた卵を入れる。かき混ぜながら加熱する。卵が固まってきたら取り出す。

3 フライパンに残りのごま油を熱してAを炒める。フォーと卵を入れてさらに炒める。混ぜ合わせたBを回しかけて味を調える。

お米と卵

しょうゆ餡のとろとろ天津飯

とろ〜り餡にふわふわ玉子。そこにたけのこのシャキッと感が現れ絶妙なバランスを呼び起こします。

材料（1人分）

温かいごはん…茶碗1杯分（150g）
卵…2個
塩・こしょう…各少々
A［かに風味かまぼこ…30g（細切り）
　水煮たけのこ…25g（細切り）］
ごま油…小さじ1
B［中華スープの素（顆粒）…小さじ1
　薄口しょうゆ…小さじ1
　ごま油…小さじ1
　酒…大さじ1
　水…150㎖］
片栗粉…大さじ1（大さじ2の水で溶く）

作り方

1 ボウルに卵を割り入れ、塩・こしょうを加えて混ぜる。フライパンにごま油を中火で熱し、卵液を流し入れて素早くかき混ぜる。火が通ったらごはんの上に乗せる。

2 フライパンに**A**と**B**を入れ、中火で混ぜ合わせる。煮立ったら水で溶いた片栗粉を加える。とろみがついたら卵にかける。

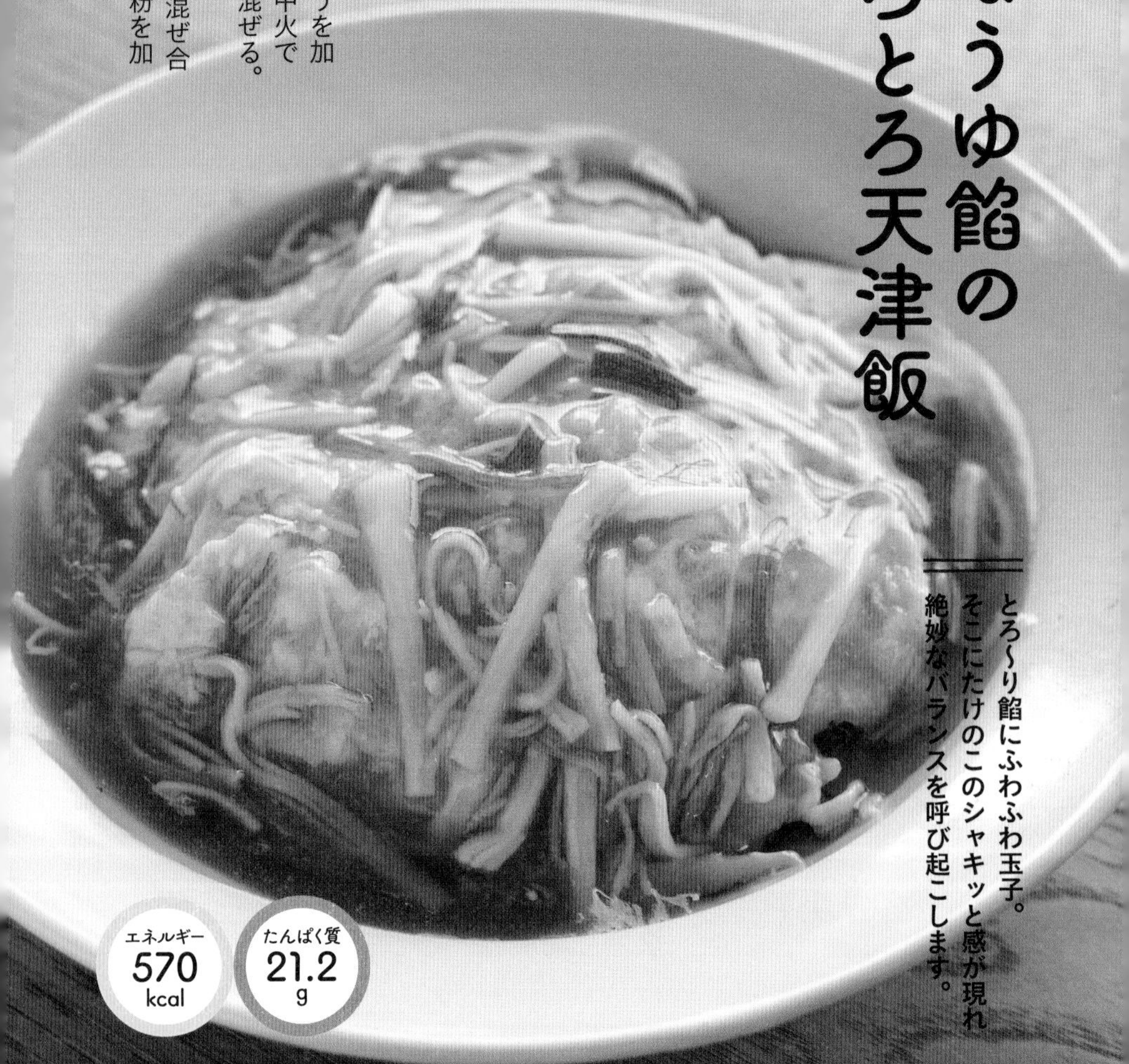

エネルギー 570kcal
たんぱく質 21.2g

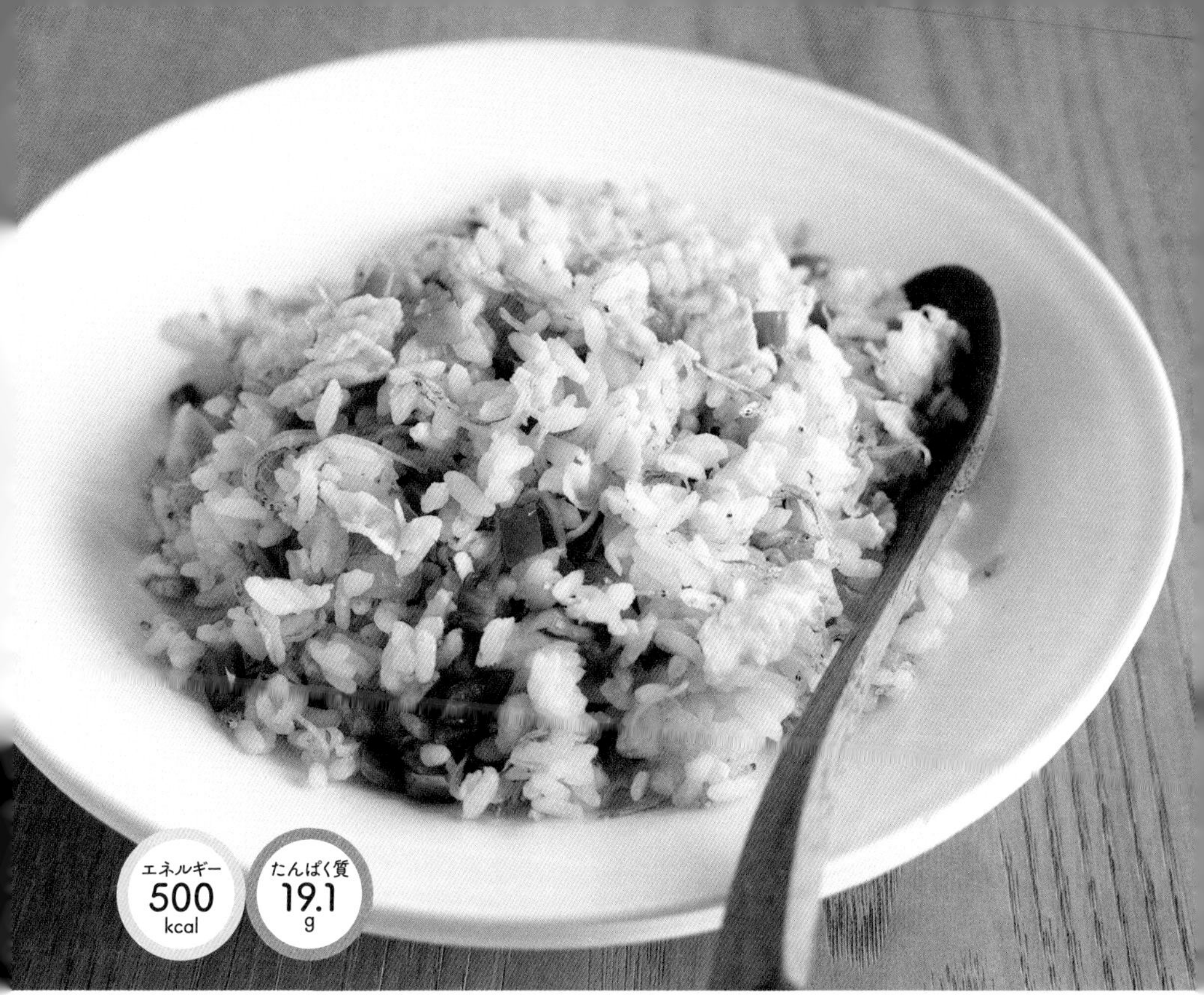

カリカリじゃこの旨味とピーマンの苦みがクセになる

しし唐とじゃこのチャーハン

材料（1人分）

温かいごはん…茶碗1杯分（150g）
ちりめんじゃこ…20g
卵…1個
A しし唐…2〜3本
A ピーマン…1〜2個
A 長ねぎ…7cm
B サラダ油…小さじ2
B ごま油…小さじ1
しょうゆ・塩…各少々

作り方

1 Aを粗みじん切りにする。
2 フライパンにBを熱する。ちりめんじゃこを入れ、薄く色づく程度に炒め、クッキングペーパーにとる。
3 フライパンに残った油で1を炒める。火が通り始めたら溶いた卵を加える。卵の半量が固まったら、温かいごはんを加え、絡めながら炒める。しょうゆ・塩で味を調える。
4 器に盛り付け、炒めたちりめんじゃこを振りかける。

栄養のちょこっと豆知識

ちりめんじゃこに含まれる亜鉛は、味覚を正常に保つのに必要な栄養素です。

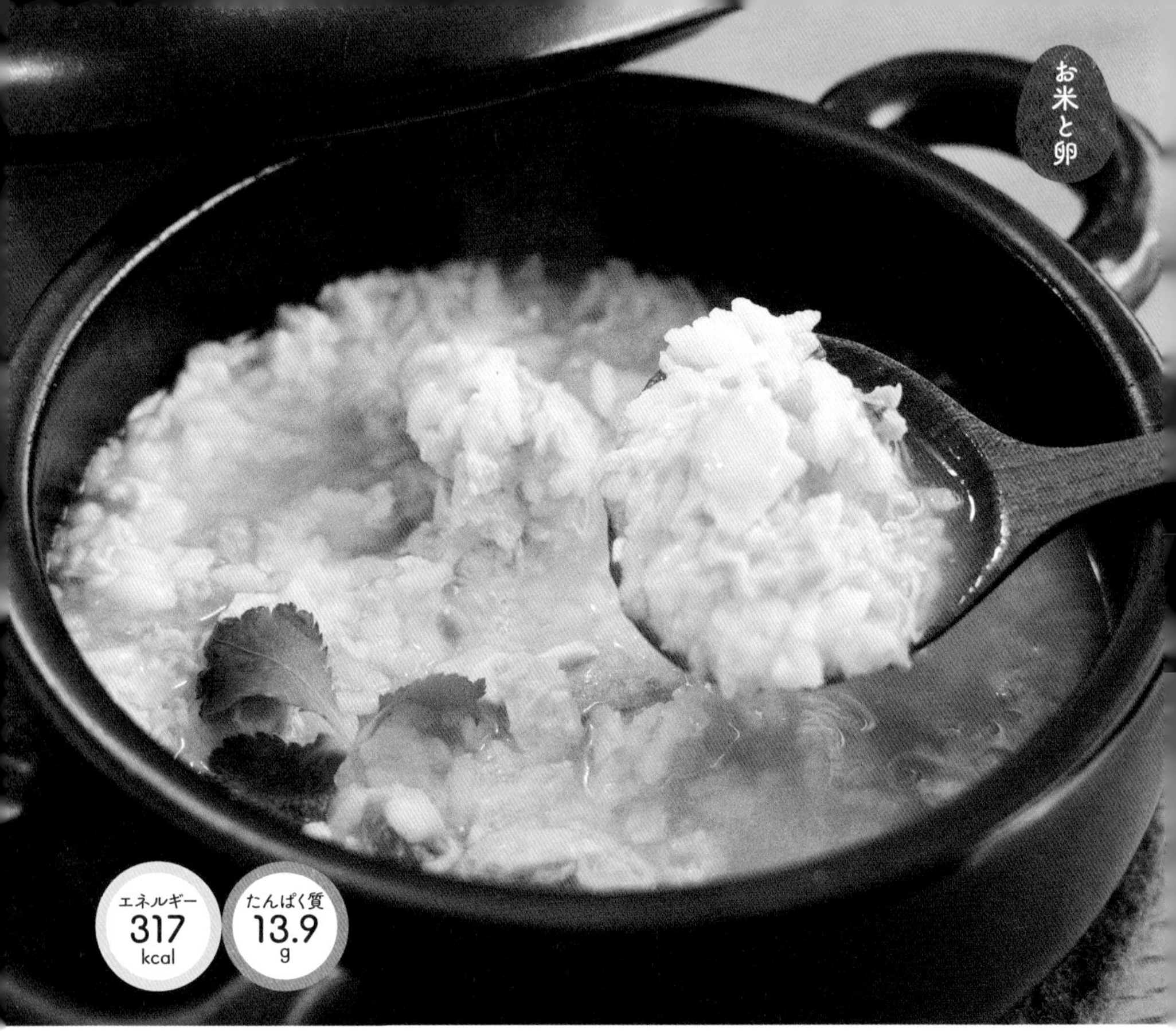
お米と卵
エネルギー
317
kcal
たんぱく質
13.9
g

ふわふわ玉子がほっこりやさしい

玉子雑炊

材料（2人分）

ごはん…160g
鶏もも肉…100g
卵…1個
A みりん…大さじ1
　酒…大さじ2
塩…少々
しょうゆ…適量
水…350㎖
三つ葉…適量

●お好みで
酒を増量（大さじ5など）したり、酒をめんつゆ（適量）にしてもOKです。

作り方

1 鶏肉を1㎝角に切る。水を入れた鍋に**A**とともに入れる。中火で沸騰させ、5分程度煮る。ごはんを加えて弱火にし、さっと煮る。

2 しょうゆを加えてひと煮立ちしたら、溶きほぐした卵を回し入れて火を止める。ふたをして、しばらく蒸らす。

3 器に盛り付け、三つ葉を添える。

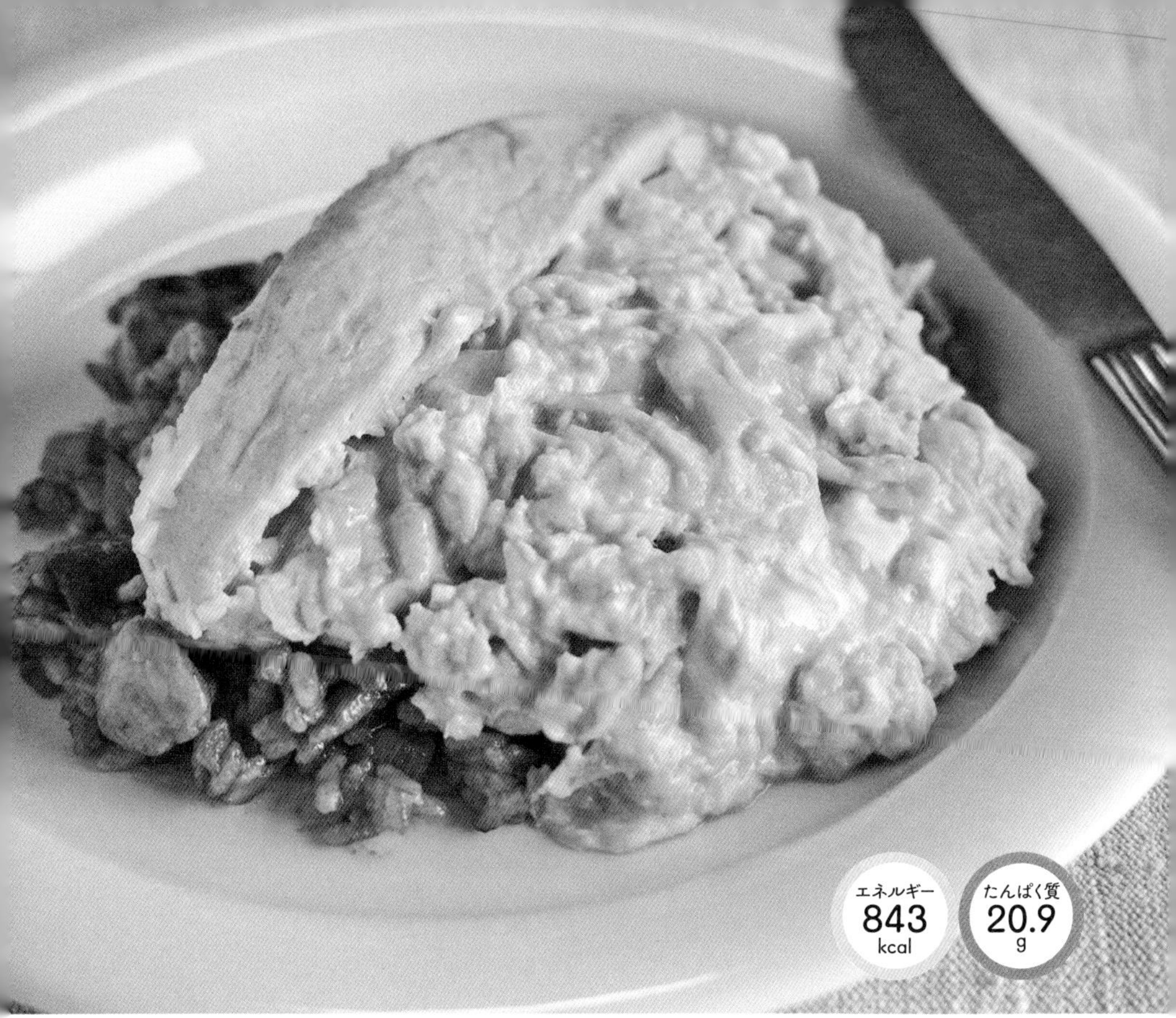

チキンライスの酸味をまろやかで濃厚なオムレツが包み込む

たんぽぽオムライス

材料（1人分）

●チキンライス
ごはん…175g
ウインナー…2本
玉ねぎ…⅛個
ピーマン…½個
オリーブオイル…小さじ1
トマトケチャップ…大さじ3

●オムレツ
卵…2個
A［マヨネーズ…大さじ1
　塩・こしょう…各少々
サラダ油…適量

作り方

1 チキンライスを作る。ウインナーを薄切り、玉ねぎとピーマンを粗みじん切りする。フライパンにオリーブオイルを中火で熱し、炒める。トマトケチャップを加えて炒め、ごはんを加えてほぐしながら全体を混ぜ、塩・こしょう（分量外）で味を調える。

2 オムレツを作る（作り方→P.97）。ボウルに卵を割り入れて溶きほぐし、**A**を加えて混ぜる。フライパンに油を熱し、卵液を流し入れて焼く。

3 チキンライスを器に盛り付ける。フライパンを返すようにしてオムレツを乗せる。

デザート

なめらかプリン

卵デザートの本命！　プリンの食感の分かれ道は加熱にあり。成功すればぷるんとなめらかな食感が叶います。

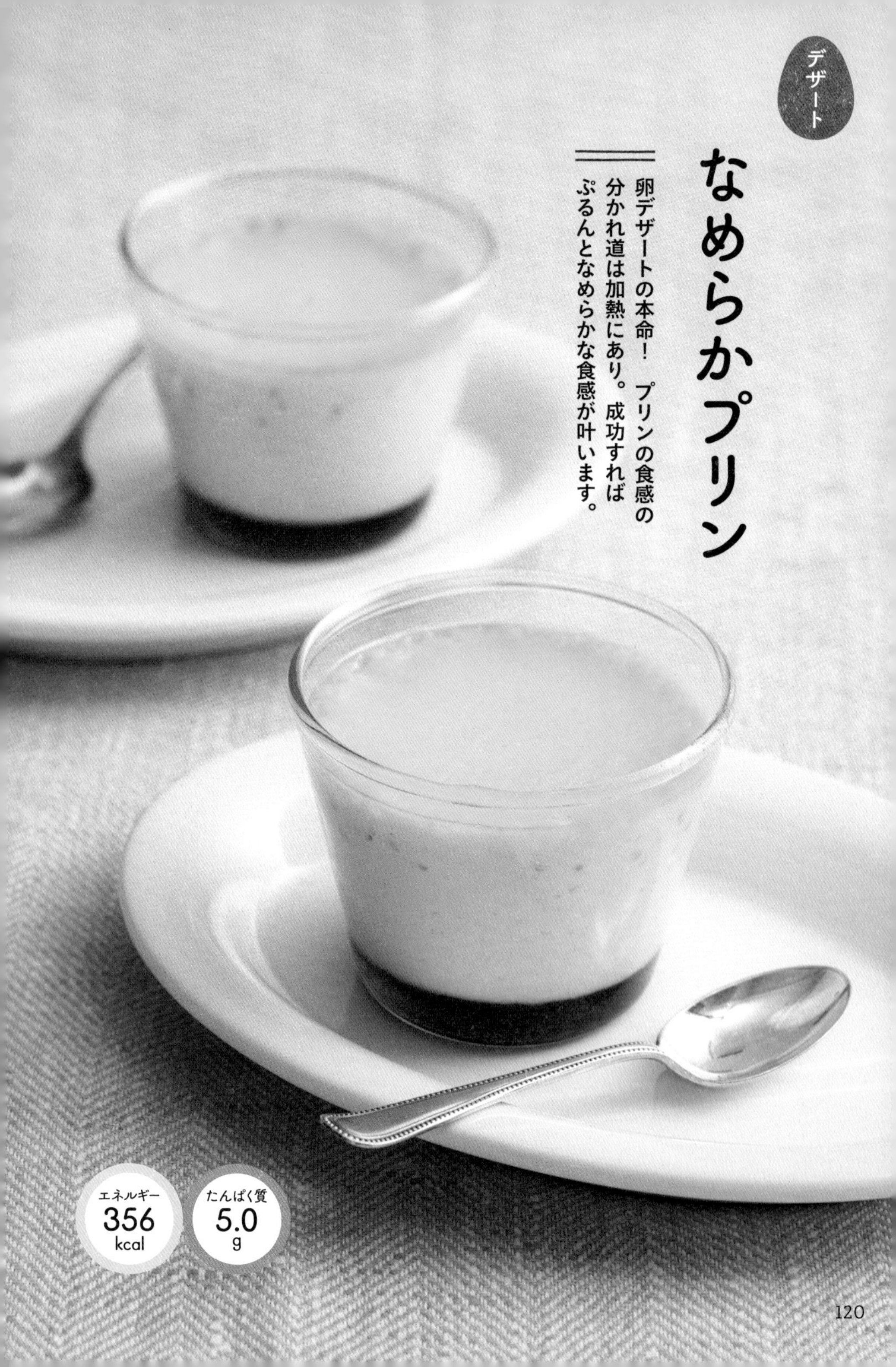

エネルギー 356 kcal

たんぱく質 5.0 g

材料（容量150㎖のプリン型4個分）

●プリン

A「卵黄…3個分
「グラニュー糖…45g

牛乳…175㎖

生クリーム…175㎖

●カラメル

B「グラニュー糖…30g
「水…大さじ1と½

湯…大さじ1と½

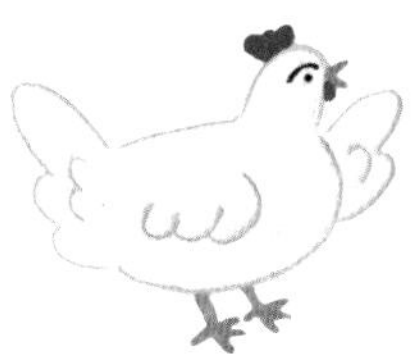
なめらかさを追求した末に
生まれたレシピ！
研究の歴史が生んだ
味を体験して！

作り方

1 カラメルを作る。鍋に**B**を入れて熱し、カラメル色になるまで煮詰めたら火を止める。湯を加えて伸ばして（跳ねによるやけどに注意）、型に流し入れる。

2 ボウルに**A**を入れる。泡立て器で泡立てないように混ぜる。40〜50℃に温めた牛乳に生クリームを加えて混ぜ、ザルでこす。

3 **1**の型に**2**を流し入れる。アルミホイルでふたをし、オーブンの天板に乗せる。器の半分が浸かる高さまで天板に湯（分量外）を入れ、160℃のオーブンで45〜50分蒸し焼きにする。

4 粗熱がとれたら冷蔵庫で冷やす。

●**オーブンがない場合は**
蒸し器を使い、ふたをずらしながら弱火で15分蒸します。

●**湯せんのコツ**
天板に入れる湯の量が、容器の高さの半分以下にならないよう注意する。天板が浅い場合は、天板の中に深めのバットを入れ、そこに湯を入れるようにする。

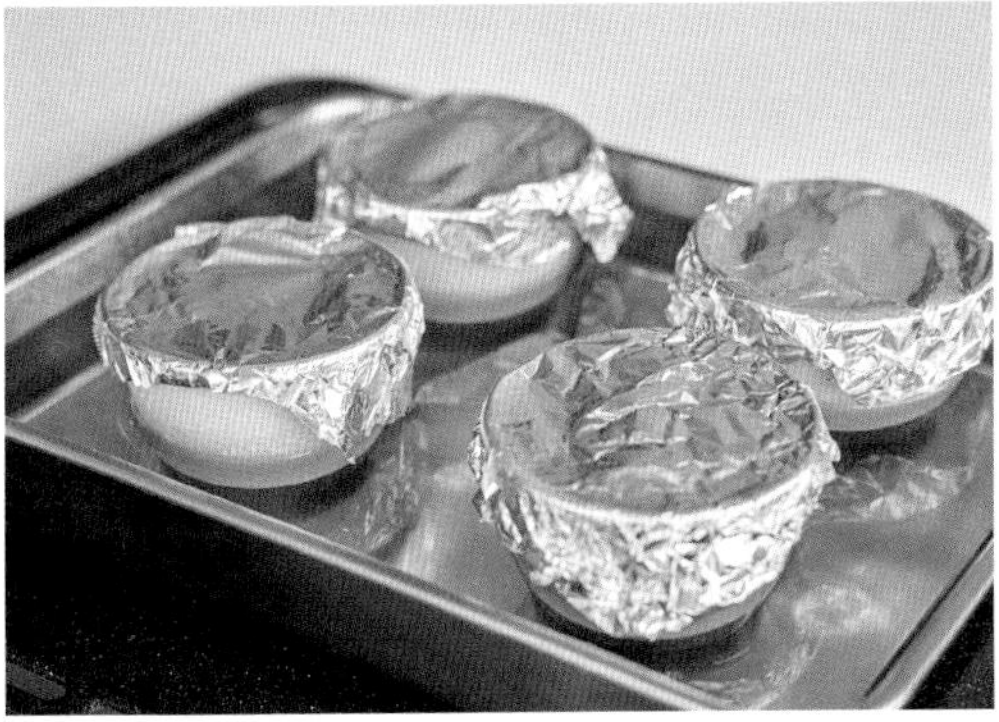

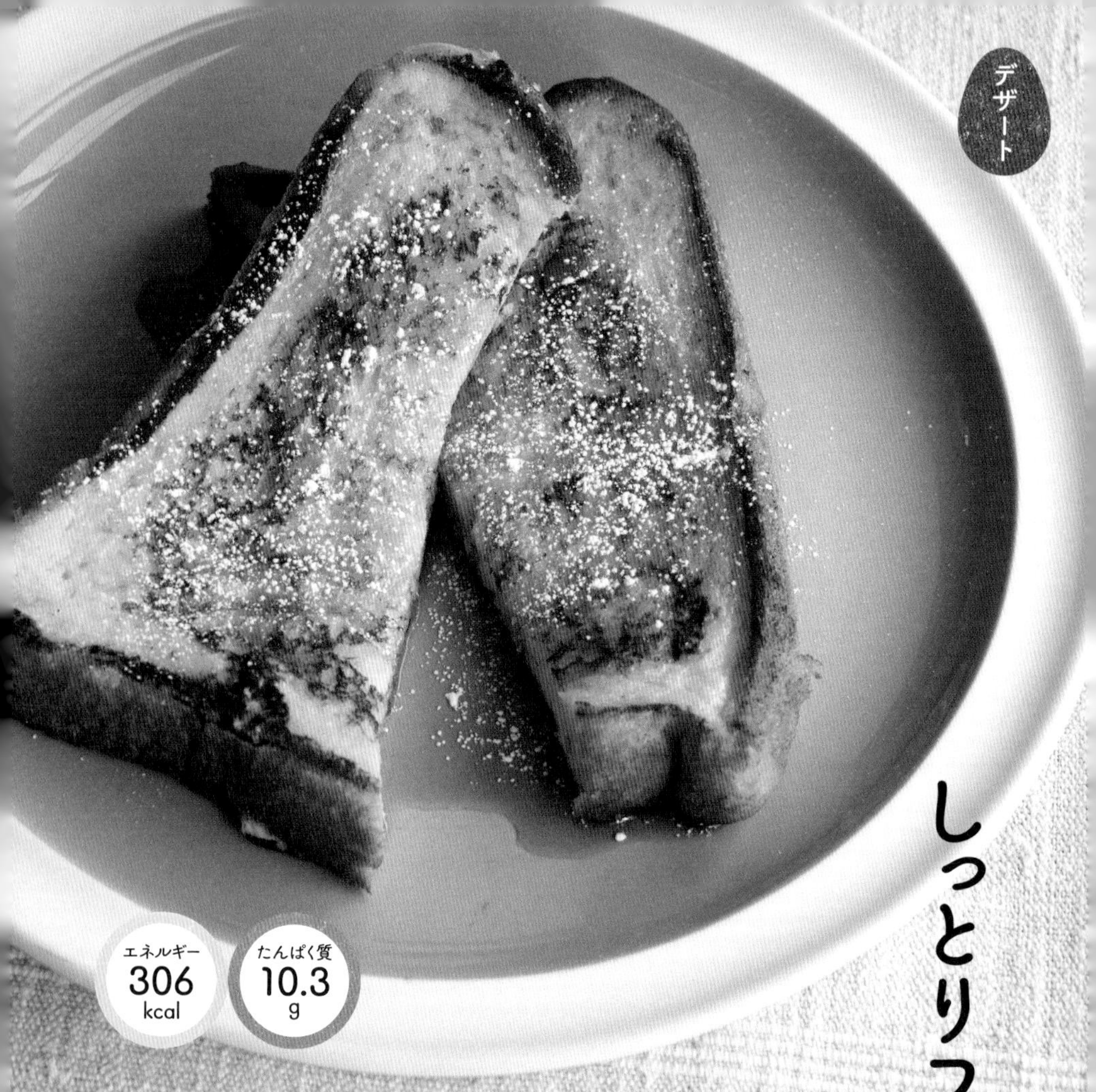

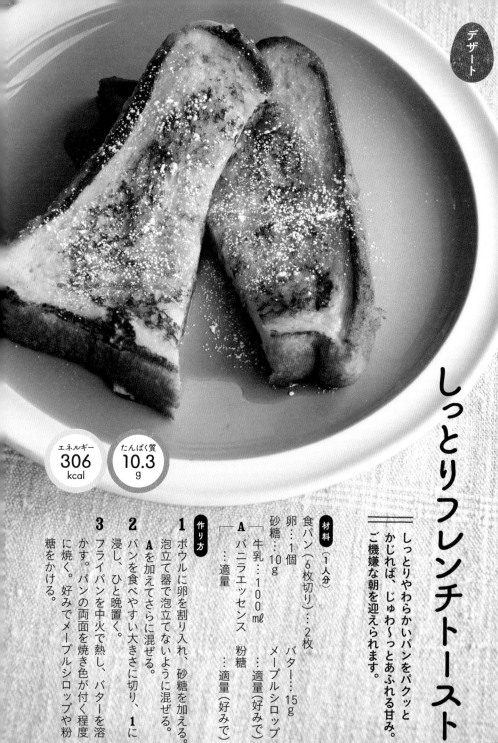

デザート

しっとりフレンチトースト

しっとりやわらかいパンをパクッとかじれば、じゅわ〜っとあふれる甘み。ご機嫌な朝を迎えられます。

エネルギー 306 kcal
たんぱく質 10.3 g

材料（1人分）
食パン（6枚切り）…2枚
卵…1個
砂糖…10g
A 牛乳…100㎖
バニラエッセンス…適量
バター…15g
メープルシロップ…適量（好みで）
粉糖…適量（好みで）

作り方

1 ボウルに卵を割り入れ、砂糖を加える。泡立て器で泡立てないように混ぜる。**A**を加えてさらに混ぜる。

2 パンを食べやすい大きさに切り、**1**に浸し、ひと晩置く。

3 フライパンを中火で熱し、バターを溶かす。パンの両面を焼き色が付く程度に焼く。好みでメープルシロップや粉糖をかける。

ふわふわ スフレパンケーキ

ふくらませるのが難しいスフレパンケーキも、レモン汁を使えばメレンゲが安定。バッチリふくらみます。

材料（2～3枚分）

ホットケーキミックス…50g
A
- 卵黄…2個分
- 牛乳…小さじ2

卵白…3個分
B
- レモン汁…小さじ1
- グラニュー糖…大さじ2
- 片栗粉…大さじ1

水…大さじ1
サラダ油…適量
粉糖…適量
生クリーム…適量（ホイップしたもの）

作り方

1. ボウルにAを入れ、泡立て器で混ぜる。ホットケーキミックスを加え、粉っぽさがなくなるまで混ぜる。
2. 別のボウルにBを入れ、ハンドミキサーで角が立つまでしっかり泡立てる。
3. 1に2を⅓量加え、全体がなじむように混ぜる。2のボウルに全量を戻し、へラで底からすくい上げるようにさっくり混ぜる。
4. フライパンにサラダ油を薄く引き、お玉1杯分の生地を2～3ヵ所に置く。
5. 水をフライパンのフチに沿わせるように回し入れる。ふたをし、中火で加熱する。水が沸騰したら弱火にし、3分程度蒸し焼きにする。
6. 生地を裏返し、ふたをして6分程度蒸し焼きにする。
7. 器に盛り付け、粉糖を振る。好みで生クリームを添える。

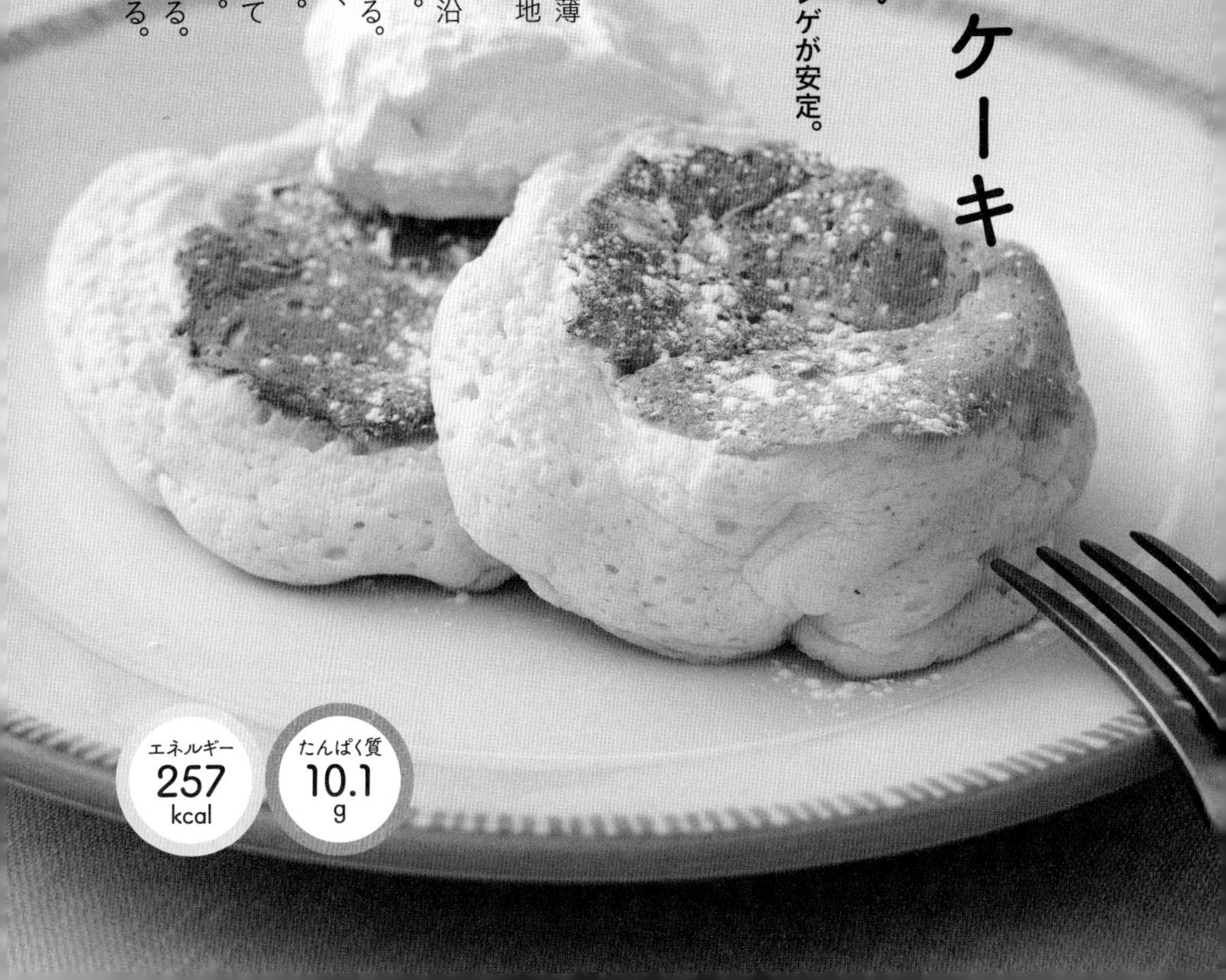

エネルギー 257 kcal
たんぱく質 10.1 g

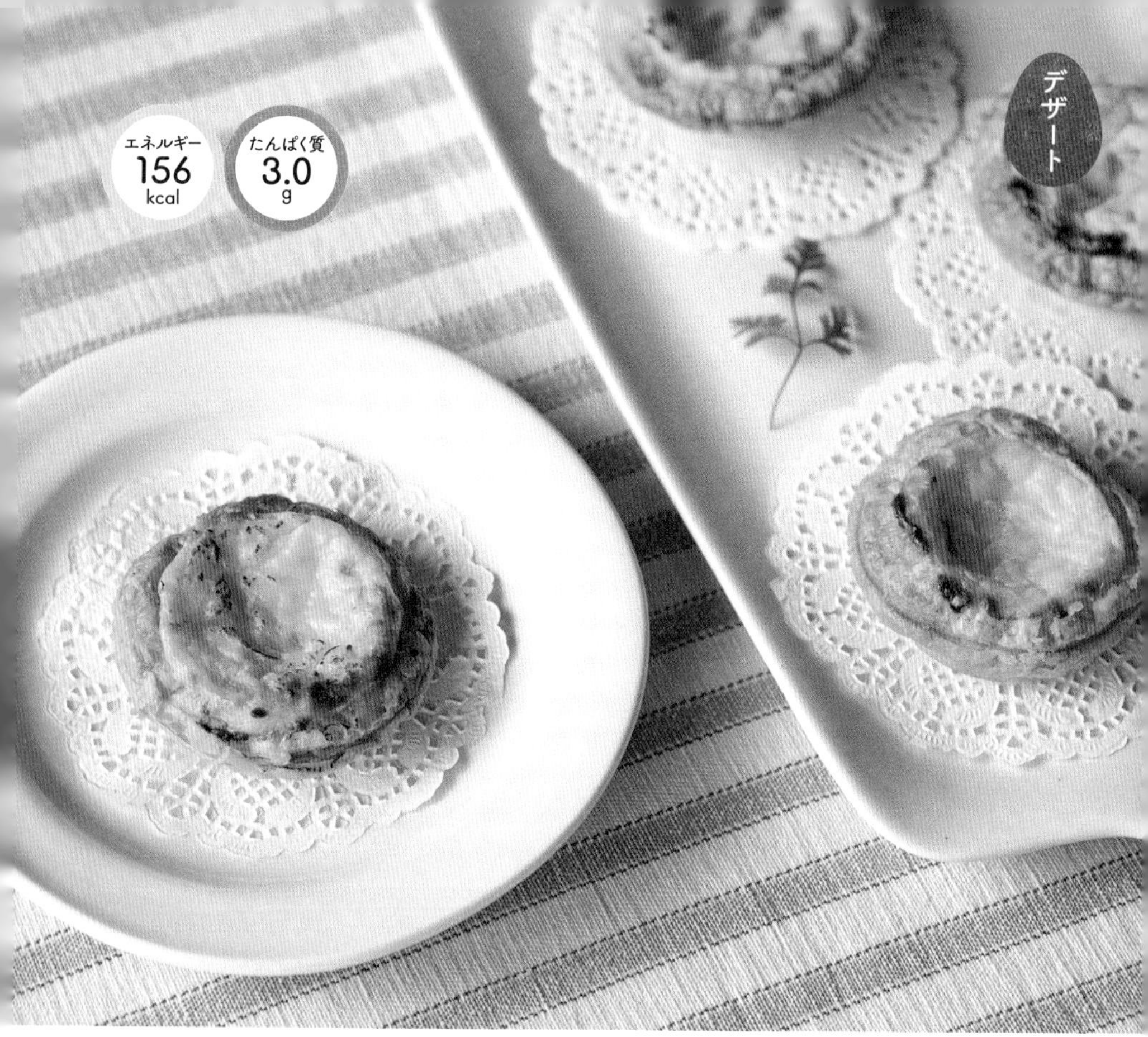
エネルギー
156
kcal
たんぱく質
3.0
g
デザート

サクとろ食感は一度食べ始めると手が止まらない！

エッグタルト

材料（直径6.5㎝の型：6〜8個分）

A
- 卵黄…1個分
- 砂糖…25g

バニラエッセンス…適量
薄力粉…8g
牛乳…100㎖
冷凍パイシート…適量

作り方

1 冷凍パイシートを薄く伸ばしてピケをし（フォークで細かい穴を開ける）、型に敷き込む。重石を乗せ、200℃に予熱したオーブンで10分空焼きする。

2 ボウルにAを入れ、すり合わせる。バニラエッセンス、薄力粉、牛乳の順に加え、混ぜ合わせる。ラップをして電子レンジで2分温め、泡立て器で混ぜる。その後も電子レンジで30秒〜1分ずつ温めて混ぜ、とろみがつくまで繰り返す。

3 1の生地に2を流し入れ、200℃に予熱したオーブンで15分程度焼き色が付くまで焼く。

飲み物でたんぱく質をとりたいときにおすすめ

豆乳のエッグノック

材料（1人分）

卵…1個
A ┌ 調整豆乳…125mℓ
　└ 砂糖…大さじ1
B ┌ バニラエッセンス…適量
　└ シナモンパウダー…適量
ラム酒…少々

●お好みで
スパイスはナツメグやクローブ、お酒はブランデーなどでもOKです。

作り方

1 ボウルに卵を割り入れる。Aを入れてよく混ぜ、Bを加える。鍋に入れて弱火にかける。沸騰しないように鍋底からよく混ぜ、とろみがつくまで加熱する。

2 ラム酒を加える。

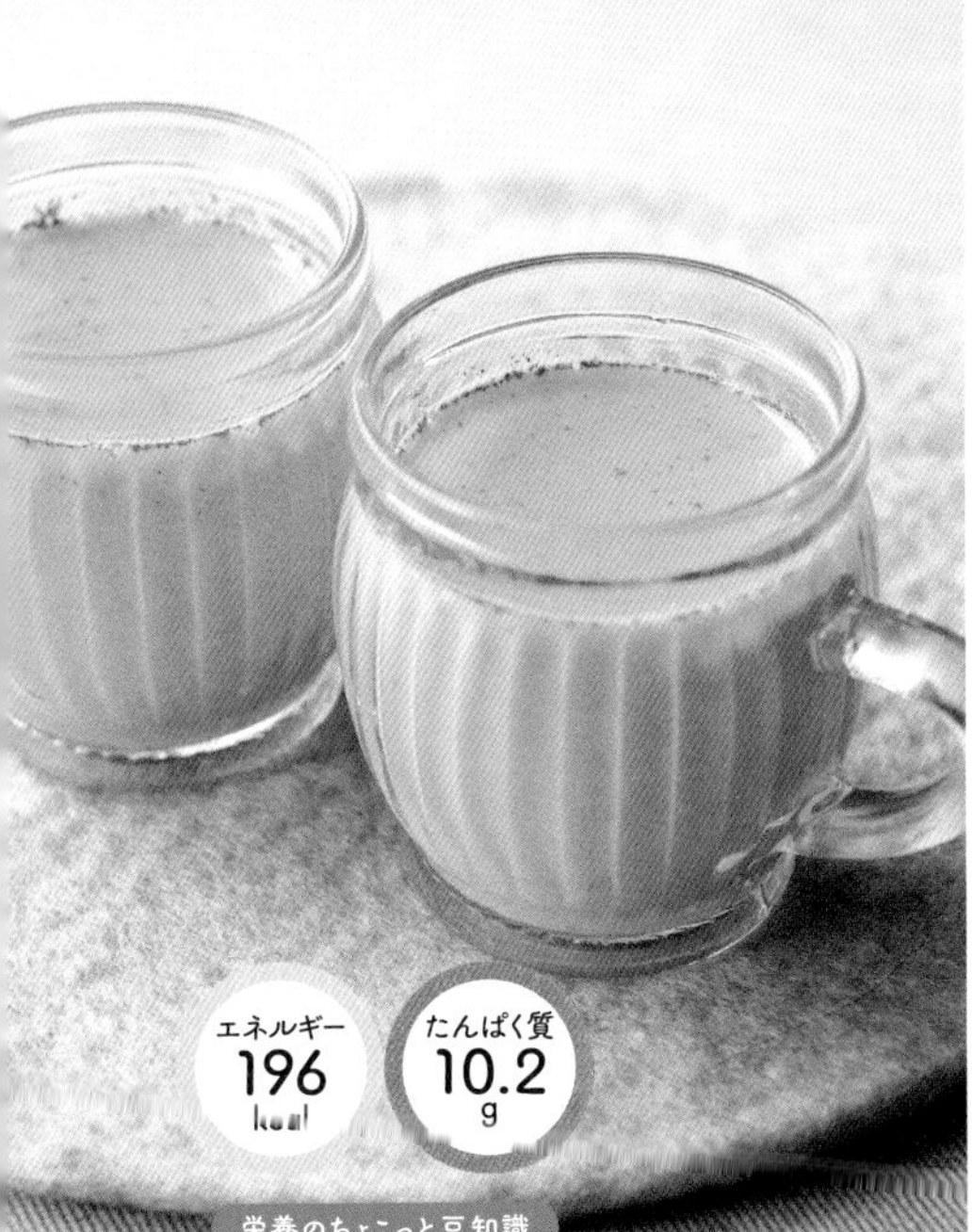

エネルギー 196 kcal
たんぱく質 10.2 g

栄養のちょこっと豆知識

豆乳に含まれる大豆イソフラボンは、女性の骨の成分の維持に役立ちます。

雪解けのような舌触りに芳醇なバニラと卵の香り

アイスパルフェ

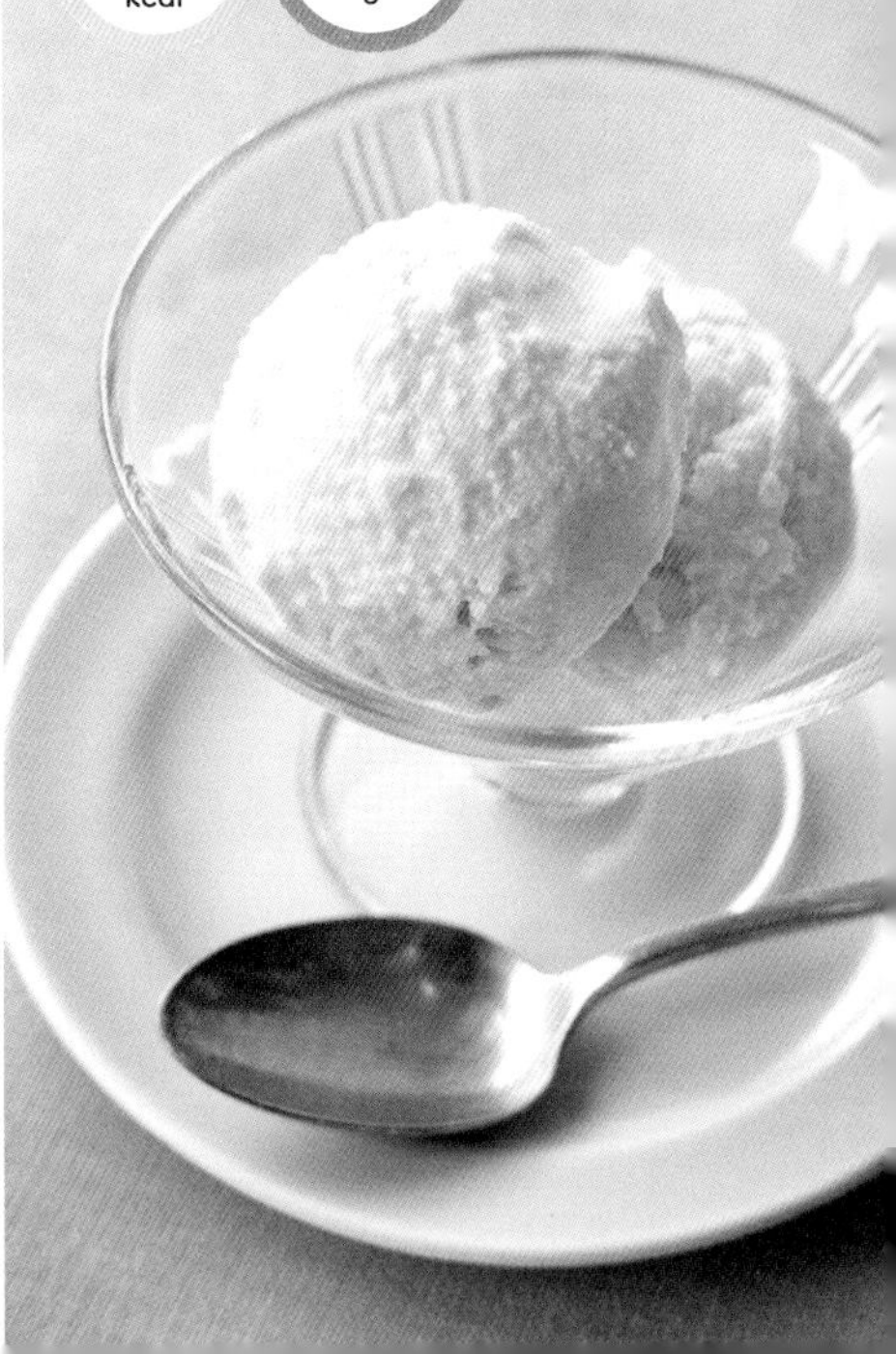

エネルギー 197 kcal
たんぱく質 3.3 g

材料（6〜8個分）

卵黄…2個分
砂糖…50g
バニラエッセンス…適量
牛乳…300mℓ
生クリーム…150mℓ

●おいしいアイスのコツ
生臭さを取り、クリームの分離を防ぐには80〜82℃で工程**2**の加熱を止めるのがポイントです。

作り方

1 ボウルに卵黄と砂糖2/3量を入れ、白っぽくなるまで泡立て器で泡立てる。

2 鍋に牛乳と残りの砂糖を入れて温め、**1**に少しずつ加えながら混ぜる。鍋に戻し、82℃まで加熱したらこして冷やす。バニラエッセンスを入れて混ぜる。

3 生クリームをホイップし、**2**に混ぜ合わせる。好みの型に流し入れ、冷凍庫で凍らせる。

おわりに

最後まで読み進めてくださり、ありがとうございます。タマゴが栄養的に極めて優れた食品であること、多様な料理に使われていることを、改めて実感いただけたと思います。タマゴは私たちになくてはならない大切なものといえます。

「科学的に正しいか」の判断は読者の皆様には難しい場合もあり、専門家でさえ意見が分かれることもあります。だからこそ、タマゴ科学研究会は中立的な立場で、タマゴのよい点も悪い点も読み解いて最新情報の発信を続けています。

最後に読者の皆様に重ねてお伝えしたいのは、食事全体としてバランスよく食べることです。好き嫌いや偏った価値観にとらわれて極端な食生活にならないよう、バランスよく食べ、少し長い目で見て偏りを減らしていくことです。

タマゴ料理は作って楽しく、食べておいしく、そして毎日が健やかになる。まさに〝タマゴはマルチプレーヤー〟です。

この本が皆様にとってなくてはならない一冊となり、末永く皆様の健康の一助になればタマゴ科学研究会として望外の喜びです。

タマゴ科学研究会

著者 タマゴ科学研究会

鶏卵は栄養的に極めて優れた食品であるにもかかわらず、消費者の間に蔓延する「コレステロール恐怖症」により、「タマゴは1日1個まで」が合言葉のように親から子へと受け継がれてきました。このような状況はわが国を始め世界の国々でもみられますが、科学的事実と消費者の理解との乖離がこの状況をもたらしているものと考えられます。

そこで、鶏卵に関する研究や情報が集まる学術的で中立的な場をつくりたいとの要望があり、2013年2月に「タマゴ科学研究会」が設立されました。

タマゴ科学研究会では、年に1度タマゴシンポジウムを開催し、鶏卵の魅力、すなわち「健康・栄養」「おいしさ」「機能・物性」「安全性の研究」の幅広い視野で、産業の発展や消費者の健康増進に貢献する活動をしております。

タマゴシンポジウムの開催に加えて、関連学会や食育イベントへの参加、出版物の発行も目的としています。鶏卵に関わる学問の確立と進展、科学的に正しい情報を消費者に届ける組織として活性化することを目指しています。

理事長	菅野 道廣	九州大学名誉教授　熊本県立大学名誉教授
理　事	阿部 啓子	東京大学大学院特任教授
	宇都宮 一典	東京慈恵会医科大学総合健診・予防医学センター　センター長・臨床専任教授
	大石 祐一	東京農業大学教授
	近藤 和雄	お茶の水女子大学名誉教授 介護老人保健施設あかしあの里施設長
	局 博一	東京大学名誉教授
	濱千代 善規	キユーピー株式会社取締役上席執行役員
	松村 康生	京都大学特任教授
	峯木 眞知子	東京家政大学大学院　特命教授
顧　問	和田 義明	東京農工大学理事・客員教授

参考文献

1) Kim JE *et al.*, Am J Clin Nutr. 2015, 12: 75-83.

2) Zhong V. W. *et al.*, Associations of Dietary Cholesterol or Egg Consumption With Incident Cardiovascular Disease and Mortality. JAMA. 2019; 321: 1081-1095.

3) Shirouchi B. *et al.*, Alleviation of Metabolic Syndrome with Dietary Egg White Protein. J Oleo Sci. 2019; 68: 517-524.

4) Matsuoka R. *et al.*, Lactic-fermented egg white improves visceral fat obesity in Japanese subjects-double-blind, placebo-controlled study. Lipids Health Dis. 2017; 16: 237.

5) J. S. Vander Wal *et al.*, Egg breakfast enhances weight loss. J. Obes., 2008, 32: 1545-1551.

6) Oe M *et al.*, Egg white hydrolyzate reduces mental fatigue: randomized, double-blind, controlled study. BMC Res Notes. 2020; 13: 443.

（その他）

渡邊乾二（2019）『まるごとわかる－タマゴ読本』農山漁村文化協会.

菅野道廣ほか（監）（2019）『タマゴを読み解く－正しい知識で健康に』タマゴ科学研究会.

菅野道廣（監）（2020）『タマゴの魅力－タマゴ博士とタマゴの秘密を解き明かそう！』［第4版］タマゴ科学研究会.

【医学監修】

近藤和雄（こんどう・かずお）

お茶の水女子大学名誉教授。介護老人保健施設あかしあの里施設長。1979年東京慈恵会医科大学卒、メルボルンのベーカー医学研究所留学、防衛医大、国立健康・栄養研究所を経て、1999年お茶の水女子大学教授。医師、医学博士。専門：臨床栄養学、脂質代謝学。日本栄養・食糧学会学会賞、同功労賞受賞。元日本栄養・食糧学会会長。定年後、東洋大学教授を経て現職。

【栄養監修】

峯木眞知子（みねき・まちこ）

東北大学農学研究科生物資源専攻（後期博士課程）修了。博士（農学）・管理栄養士・専門官能評価士。専門分野は調理科学・応用栄養学。令和3年3月まで東京家政大学栄養学科教授。卵に関する研究論文で日本調理科学会および日本家政学会より学会賞受賞。卵のおいしさの研究を40年以上継続中。2021年4月より、東京家政大学大学院人間生活学総合研究科　キユーピー・東京家政大学　タマゴのおいしさ研究所　特命教授。

原稿協力	小宮千寿子
カバー・本文デザイン	蓮尾真沙子（tri）
DTP	中央制作社
本文イラスト	しらいしののこ
校正	株式会社ぷれす
撮影	加瀬健太郎
スタイリング	久保百合子
調理担当	荻ありす（Love Table Labo.）
調理補助	甲斐優美、丸野友香（Love Table Labo.）
編集協力	野秋真紀子、岡田直子（ヴュー企画）
協力	田中敏治、大江眞理子、王唯、上條文夏、河田尚暉、田中知珠（タマゴ科学研究会事務局）

まいにちタマゴ
専門家が教える最高の食べ方

著　者　タマゴ科学研究会
医学監修者　近藤和雄
栄養監修者　峯木眞知子
発行者　池田士文
印刷所　日経印刷株式会社
製本所　日経印刷株式会社
発行所　株式会社池田書店
〒162-0851
東京都新宿区弁天町43番地
電話 03-3267-6821（代）

ISBN978-4-262-12368-4

[本書内容に関するお問い合わせ]
書名、該当ページを明記の上、郵送、FAX、または当社ホームページお問い合わせフォームからお送りください。なお回答にはお時間がかかる場合がございます。電話によるお問い合わせはお受けしておりません。また本書内容以外のご質問などにもお答えできませんので、あらかじめご了承ください。
FAX：03-3235-6672
お問い合わせフォーム：当社ホームページから
https://www.ikedashoten.co.jp/

21015507